Adhäsiv-Fibel

Roland Frankenberger

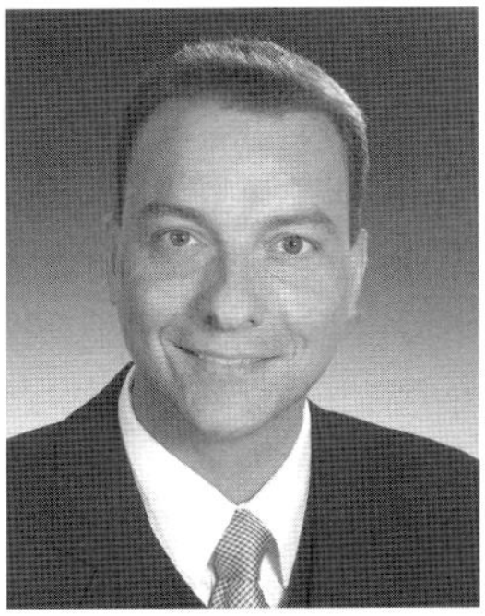

Prof. Dr. med. dent. Roland Frankenberger, geboren 1967 in Eichstätt (Bayern), studierte von 1987 bis 1992 Zahnheilkunde in Erlangen und promovierte dort 1993. Nach seiner Zeit als Stabsarzt kehrte er 1994 als wissenschaftlicher Assistent an die Universität Erlangen zurück, wo er bis zu seinem Forschungsaufenthalt als Visiting Assistant Professor an der Universität von North Carolina (USA) 1999 arbeitete. Dem schloss sich im Jahr 2000 seine Habilitation an. Bis 2006 lehrte er als Privatdozent an der Universität Erlangen, seit 2006 ist er als apl. Professor am dortigen Universitätsklinikum in der Abteilung für Zahnerhaltung und Parodontologie tätig.

Von 2000 bis 2004 war Prof. Dr. Frankenberger Generalsekretär der DGK und in den Jahren 2004/2005 Publications Committee Member der IADR. Seit 2002 gehört er dem Beirat der AG Keramik an, seit 2007 dem Wissenschaftlichen Beirat „Restaurative Zahnerhaltung" der DGZ. Er ist seit 2008 Mitglied des Advisory Board der DoooX, wissenschaftlicher Leiter des Curriculums „Restaurative Zahnmedizin" der Landeszahnärztekammer Hessen und Fortbildungsreferent der DGZ. Darüber hinaus ist er in den Editorial Boards folgender Wissenschaftsjournale aktiv: Journal of Dentistry, Journal of Adhesive Dentistry, American Journal of Dentistry, International Journal of Dentistry, Oralprophylaxe und Kinderzahnheilkunde, ZWR, Quintessenz, International Journal of Brazilian Dentistry, Ästhetische Zahnmedizin.

Prof. Dr. Frankenberger erhielt zahlreiche Auszeichnungen und dies mit großer Kontinuität, so den Jahresbestpreis der DGZ in den Jahren 1993 und 2001 und den Paffenbarger Award der Academy of Dental Materials 1997, beides als Koautor. Darauf folgten 1998 der Robert Frank Award der IADR-CED (Koautor), der Jahresbestpreis der DGK und als Nachwuchsreferent des Jahres der Espe Dental Talent Award, im Jahr 2001 Miller-Preis der DGZMK und Fellowship des International College of Dentists, im Jahr 2006 Fellowship der Academy of Dental Materials und Polish Science Award (Koautor), der 2. Preis des Austrian Dental Awards 2007, der Walkhoff-Preis der DGZ 2008 und im selben Jahr, als Koautor, der Deutsche Herdforschungspreis. Außerdem wurde Prof. Dr. Frankenberger von 2006 bis 2008 dreimal mit dem Preis für gute Lehre der Medizinischen Fakultät Erlangen ausgezeichnet.

An eigenen Publikationen in Fachjournalen hat er bisher 150 Artikel vorgelegt, hinzu kommen 30 Buchbeiträge und DVDs. Auf Kongressen und Fortbildungsveranstaltungen hat Prof. Dr. Frankenberger inzwischen 350 Vorträge gehalten.

Praxisorientiertes und praxiswirksames Expertenwissen für Zahnärzte

Roland Frankenberger

Adhäsiv-Fibel

Adhäsive Zahnmedizin – Wege zum klinischen Erfolg

spitta

Fachinformationen

Korrespondenzadresse:
Prof. Dr. med. dent. Roland Frankenberger, FICD, FADM
apl. Professor, Oberarzt, Akademischer Rat
Universitätsklinikum Erlangen, Zahnklinik 1
Zahnerhaltung und Parodontologie
Friedrich-Alexander-Universität Erlangen-Nürnberg
Glückstraße 11
D-91054 Erlangen
E-Mail: frankbg@dent.uni-erlangen.de

Hinweis
Der wissenschaftliche Fortschritt in Medizin und Zahnmedizin führt zu immer neuen Erkenntnissen. Autor und Verlag haben große Mühe darauf verwendet, dass das Buch dem Wissensstand bei der Abfassung entspr cht. Änderungen sind jedoch grundsätzlich möglich. Der Leser wird daher gebeten, Therapieempfehlungen und Behandlungsverfahren zu prüfen. Die Entscheidung für eine bestimmte Therapie liegt letztendlich in der Verantwortung des behandelnden Arztes und Zahnarztes.

Bibliografische Information der Deutschen Bibliothek
Die Deutsche Bibliothek verzeichnet diese Publikation in der Deutschen Nationalbibliografie;
detaillierte bibliografische Daten sind im Internet über http://dnb.ddb.de abrufbar.

Ammonitenstraße 1, 72336 Balingen, http://www.spitta.de
Printed in Germany

Covergestaltung: Johannes Kistner
Lektorat: Volker Hanisch, Leipzig
Satz: Petra Freudenmann, Jungingen
Druck: Kessler Druck + Medien, 86399 Bobingen
ISBN: 978-3-938509-69-2

Inhalt

Vorwort

Liebe Kolleginnen und Kollegen, liebe – studentische – Jungkolleginnen und Jungkollegen,

als ich gefragt wurde, ob ich ein Buch über Adhäsivtechnik schreiben wolle, hatte ich spontan zwei Gedanken:

1. Es gibt doch schon so viele Bücher!
2. Warum eigentlich nicht? Ich habe nun über 300 Vorträge über Adhäsivtechnik gehalten, und die Unklarheiten und Fragen der Zuhörerschaft betreffen eigentlich immer dasselbe: Hypersensitivitäten, Approximalkontakt, Farbauswahl, Haltbarkeit.

Ich dachte also an eine Adhäsiv-Fibel als klinischen Leitfaden auf der Basis unserer präklinischen und klinischen Studien, die wir in den letzten 15 Jahren auf den Weg brachten. Je länger ich darüber nachdachte, desto mehr war ich von der Fibel-Idee angetan. Ich dachte auch an unsere Studenten, die sich über so eine Hilfestellung sicher freuen würden. Jedoch kamen mir spontan mehrere andere Bücher mit ähnlicher Thematik in den Sinn und mir wurde klar, dass es Sinn machen würde, sich davon abzugrenzen, denn das „Rad der Adhäsivtechnik“ war ja bereits erfunden. Und obwohl ich bestimmt viel Erfahrung auf dem Gebiet der adhäsiven Zahnheilkunde habe, kamen mir einige Illustrationen in anderen Büchern anhand ihrer ästhetischen Perfektion manchmal eher abschreckend als motivierend vor.

Ziel dieses Buches ist es daher *nicht*,

- Ästhetik-Freaks mit noch besseren, absolut perfekten Restaurationen zu ärgern,
- den längsten Roman über adhäsive Zahnmedizin zu schreiben,
- alle 52.898 publizierten Studien (Stand: August 2008) zur Adhäsivtechnik zu erörtern,
- neueste Produkte überschwänglich zu loben, ohne klinische Daten dazu zu haben,
- sich in wissenschaftlichen Details zu verzetteln,
- über die Versorgung kleiner Schneidekantendefekte mit Veneers zu plaudern oder

- die schönsten Kompositfüllungen der Welt nach einer Woche Liegedauer zu präsentieren.

Ziel dieses Buches soll es *vielmehr* sein,

- einen Durchblick im Dschungel der Adhäsive zu vermitteln,
- praktische Schlussfolgerungen aus wissenschaftlichen Studien zu ziehen,
- das klinisch Machbare aus der Sicht des „wet finger dentist" darzustellen,
- Möglichkeiten und Grenzen der Adhäsivtechnik offen darzulegen und
- objektive Analysen zur Dauerhaftigkeit der Adhäsivtechnik zu vermitteln.

Das sind genau die Dinge, mit denen wir uns in unserer Arbeitsgruppe über mehr als ein Jahrzehnt detailliert und intensiv beschäftigt haben. Daher bekommen Sie die Information aus erster Hand – als Quintessenz aus über 100 Studien und 80 Doktorarbeiten auf dem Gebiet der adhäsiven Zahnmedizin.

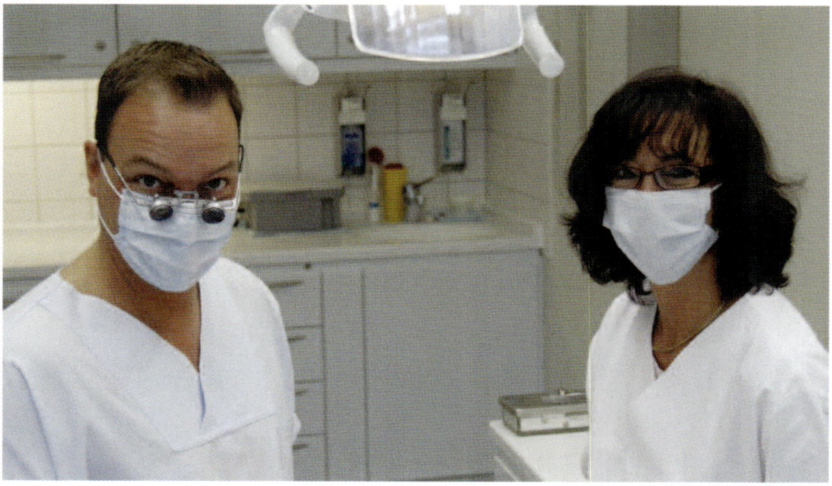

Ich würde mir wünschen, dass der Leser nach der Lektüre dieses Buch als „kurz und knapp, auf das Wesentliche reduziert, übersichtlich und lehrreich“ beurteilt. Das wäre das schönste Kompliment.

Viel Spaß beim Lesen.

Ihr

Roland Frankenberger

Erlangen, im Sommer 2008

1 Thematik und Problematik

Gestiegenes ästhetisches Bewusstsein

Adhäsivtechnik ist in aller Munde. Kam ein Patient vor 15 Jahren in die Praxis, interessierte ihn vor allem, ob er Schmerzen haben würde oder wie teuer ihn die Restauration zu stehen käme. Heute müssen Füllungen zuerst zahnfarben und ästhetisch sein, andere Probleme haben sich unterzuordnen. Und das betrifft auch die Ansprüche der Zahnärzte selbst.

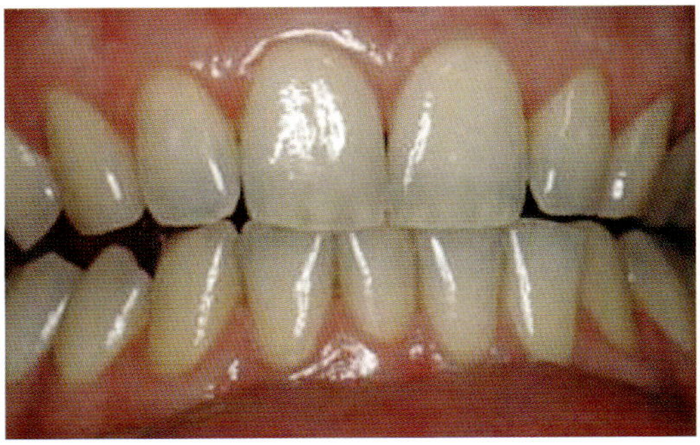

Abb. 1.1
Gebiss des Autors im Jahr 1999

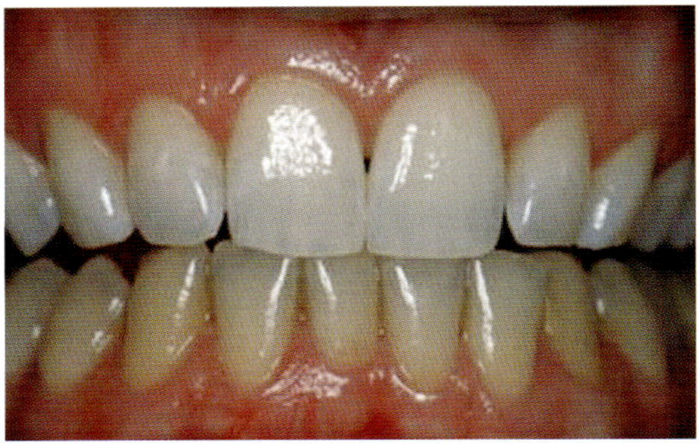

Abb. 1.2
Gebiss des Autors im Jahr 2000

Die Abbildungen zeigen mein eigenes Gebiss vor meinem Forschungsaufenthalt in den USA 1999 und danach, nachdem eine Assistentin zu mir gesagt hatte: „Roland, you are a nice guy, but I think we have to bleach your teeth!"

Es wäre jedoch grundfalsch, diese Tendenz in die Kosmetikecke abzuschieben. Die konsequente Umstellung in Richtung Adhäsivtechnik hat unserem Berufsstand wesentlich mehr genützt als geschadet, und die Arbeit ist auch befriedigender geworden.

Das Hauptproblem in Deutschland ist nach wie vor, dass die meisten Kollegen (ich selbst inklusive) in ihrem Studium z. B. über Kompositfüllungen im Seitenzahnbereich nie etwas gelernt haben – außer dass man das nicht macht. Das meiste Wissen musste erst im Rahmen von Fortbildungsveranstaltungen erworben werden, und da hört man sehr oft recht widersprüchliche Aussagen, die – während man sich bereits im Dschungel der unterschiedlichen Adhäsivsysteme auf dem Markt zurechtzufinden hat – noch zusätzlich verwirren.

Fehlende Ausbildung

Vielfalt an Systemen und Fachmeinungen

Ziel dieses Buches soll es zuallererst sein, dieses Chaos nicht noch weitergehend zu verstärken, sondern anhand klarer Aussagen klinisch umsetzbare Empfehlungen auszusprechen. Und dazu gehört, mit vielen Vorurteilen und Gerüchten aufzuräumen und so manche Marketingaussage aus Werbeprospekten zu relativieren.

!

Wussten Sie zum Beispiel, wie man ein Nasenspray korrekt anwendet? Seine vorschriftsgemäße Applikation dauert 3 Minuten – länger, als man gemeinhin annimmt. Mit der Adhäsivtechnik verhält es sich genauso. Hier gibt es ebenso viele versteckte Informationen, die es sich zu merken lohnt, wenn man klinisch Erfolg haben möchte. Es geht doch nicht um bei 10-facher Vergrößerung völlig unsichtbare Restaurationen! Viel wichtiger ist es, dass der Patient keine Beschwerden hat und der Zahn vital bleibt. Was macht es schon, wenn am oberen 7er eine Füllung zu hell geworden ist? Brauchen Kompositrestaurationen an Seitenzähnen gemalte Fissuren? Das habe ich bisher nur bei Kollegen als Patienten erlebt.

Beispiel: Nasenspray

Wichtiges und Unwichtiges

Viele Kollegen weinen dem Amalgam noch ein bisschen nach. Ich verstehe das gut, habe ich doch in meiner Zeit als wehrpflichtiger Zahnarzt bei der Bundeswehr über 800 Amalgamfüllungen gelegt.

Amalgamfüllungen

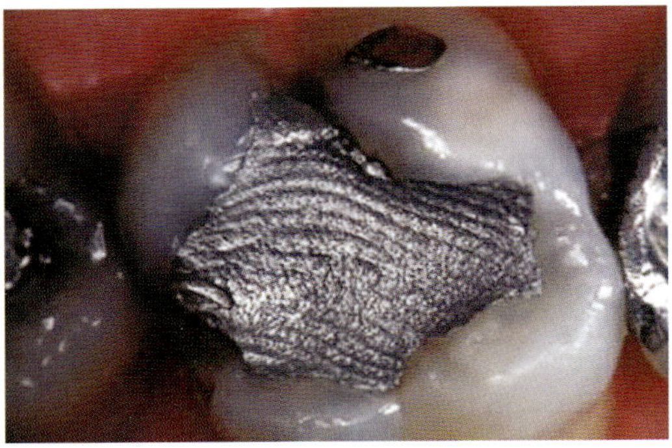

Abb. 1.3
Amalgamfüllung nach 10 Jahren; das „Stopfinstrument" ist noch erkennbar

!

Mit Amalgam war so manches leichter ... aber auch besser?

Komposit ist keine Amalgamalternative

Und um es gleich auf den Punkt zu bringen: Komposit ist keine Amalgamalternative. Dazu ist das Prozedere viel zu andersartig. Natürlich fällt es bei einer Amalgamfüllung viel leichter, den Approximalkontakt zu gestalten als bei einer Kompositfüllung. Aber trotzdem kann dies auch bei Komposit funktionieren!

Glasionomerzemente

Sind Glasionomerzemente eine Amalgamalternative? Sicher nein. Klinische Ergebnisse nach bereits 2 Jahren sehen so aus wie auf der folgenden Abbildung:

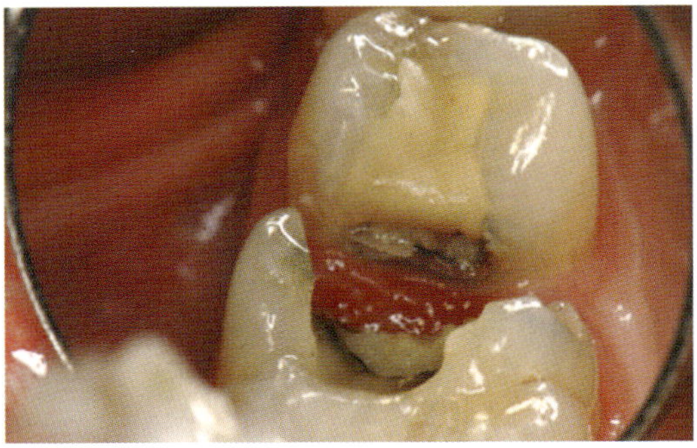

Abb. 1.4
Randkaries an Klasse-II-Glasionomerzementfüllung nach 2 Jahren

Gefahr von Kompositfüllungen?

Geht von Kompositfüllungen eine Gefahr aus? Nein – weder vom Material noch vom Bonding, wenn ein paar Vorsichtsmaßnahmen eingehalten werden. Aber: Eine Gefahr birgt die unsachgemäße Verarbeitung: Werden Kompositfüllungen so verarbeitet wie die Amalgamfüllung aus Abb. 1.3, ist Sekundärkaries nur eine Frage der (sehr kurzen) Zeit.

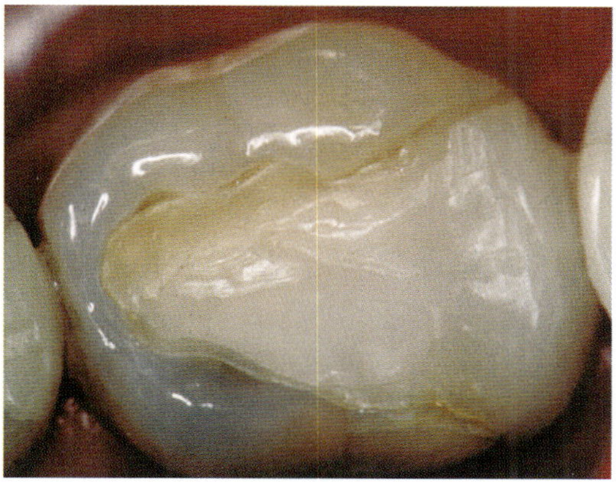

Abb. 1.5
Kompositfüllung nach weniger als einem Jahr Liegedauer

Im Bereich der Anwendungstechnologie war und ist der mit Abstand größte Feind der erfolgreichen Adhäsivtechnik das Zeitsparen: Sparen bei der Applikationszeit, Sparen bei der Zahl der Inkremente und Sparen bei der Polymerisationszeit führen einzeln und zusammen zu schlechteren klinischen Resultaten. Im Angloamerikanischen hat unsere Arbeitsgruppe dieses Phänomen beschrieben mit dem Terminus „The cost of saving time“.

Zeitsparen bringt schlechtere klinische Resultate

> Eine Gefahr für Zahnhartsubstanz und Endodont besteht, wenn eine Kompositfüllung ohne Beachtung der fundamentalen Grundregeln der Adhäsivtechnik gelegt wird.

!

Dabei ist es eigentlich ganz einfach, und die Grundregeln der Adhäsivtechnik werden in diesem Buch erörtert. Sie seien als „Eyecatcher“ aber schon mal vorweggenommen:

!

Grundregeln der Adhäsivtechnik

- Verwende Adhäsive mit guten Labordaten oder besser klinisch erprobter Effektivität.
- Ätze den Schmelz (und gerne auch das Dentin) mit Phosphorsäure.
- Verinnerliche Wet bonding und Re-wetting.
- Halte die Kompositinkremente kleiner als 3 mm.
- Beachte den C-Faktor jedes Inkrements.
- Achte auf ausreichende Polymerisationszeiten, polymerisiere lieber länger als kürzer.
- Nimm nie eine „Abkürzung“.
- Erfolgreiche Adhäsivtechnik kostet Zeit und somit Geld und ist nicht „auf Kasse“ zu machen.

2
Was ist Adhäsivtechnik?

Erklärung stetig wiederkehrender Begriffe

Begriffsklärungen

Bevor in den folgenden Kapiteln genauer auf die adhäsive Zahnmedizin eingegangen wird, seien hier vorab die wichtigsten stetig wiederkehrenden Begriffe und Abkürzungen kurz erklärt:

Adhäsiv	das eigentliche Adhäsivsystem inklusive aller Komponenten
All-in-one	Adhäsive, welche in *einer* Flüssigkeit Etchant, Primer und Bonding Agent vereinen
Bonding	Synonym für Adhäsiv
Bonding Agent	das hydrophobe Kunstharz bei Mehrflaschenadhäsiven (z. B. Heliobond), wird im Angloamerikanischen in der Regel „Adhesive" genannt
CLSM	konfokales Laserrastermikroskop (Confocal Laser Scanning Microscope)
Composite	ursprünglich englische Bezeichnung für Komposit (lat. componere/compositum), wird genauso ausgesprochen und nicht etwa „Kompos*ai*t"
Etch-and-rinse	Phosphorsäureätzung von Schmelz und Dentin (früher: „total etch"): Schmelz 30 Sekunden, Dentin maximal 15–20 Sekunden. Da das oft nicht umzusetzen ist – im Zweifelsfall Schmelz und Dentin 15–20 Sekunden
Etchant	Ätzmittel, z. B. Phosphorsäure
Primer	Imprägnierungsmittel für demineralisiertes Dentin, charakterisiert durch amphiphile Moleküle (z. B. TEGDMA, HEMA)

REM Rasterelektronenmikroskop

Re-wetting Da das Wet bonding fast nicht umsetzbar ist, empfiehlt es sich, das Dentin nach dem Ätzen und Absprayen erst kontrolliert zu trocknen und dann gezielt mit Bürstchen und Leitungswasser wieder anzufeuchten.

Selective-Etch selektives Ätzen der Schmelzränder mit Phosphorsäure

Self-Etch Schmelz- und Dentinkonditionierung ohne Phosphorsäure

TEM Transmissionselektronenmikroskop

Wet bonding Feuchtbelassen der Dentinoberfläche nach Phosphorsäureätzung und Absprayen

Komposite

Spektakulärer Aufstieg

Bis vor 15 Jahren war die Kompositfüllung in Deutschland nur für den Frontzahnbereich akzeptiert, und selbst da nur mit Unterfüllung und reiner Schmelzätzung. Neben dem Erfolg der Implantologie verlief wohl nur der Aufstieg der Komposite ähnlich spektakulär.

> Die Evolution der Adhäsivtechnik gleicht einer Revolution. Wer dachte schon vor 20 Jahren, dass Komposite im Seitenzahnbereich so erfolgreich sein würden?

Definition

Komposite (lat. componere = zusammenfügen) sind definitionsgemäß zusammengesetzte Werkstoffe. Einer organischen Matrix werden anorganische Füllkörper zugesetzt, um die Polymerisationsschrumpfung von ca. 10–15 % der reinen Matrix auf ca. 3 % zu reduzieren und um die Materialeigenschaften für den Einsatz als Füllungsmaterial zu optimieren.

Entwicklungsanfänge

Bis-GMA

Der Anfang der historischen Entwicklung der Komposite war von autopolymerisierenden Varianten geprägt. Das erste Komposit mit Glasfüllern war das epiminbasierte Produkt Cadurit (3M Espe, Seefeld) im Jahr 1959. 1962 führte Bowen das als „Bowen-Molekül" bekannte 2,2-bis[4-(2-Hydroxy-3-Methacryloyloxypropyl)Phenyl]Propan (Bis-GMA) ein, das aus Bisphenol A und Glycidylmethacrylat synthetisiert wird (Abb. 2.1). Das bifunktionelle Bis-GMA verleiht dem Komposit durch seine Viskosität gute Materialeigenschaften.

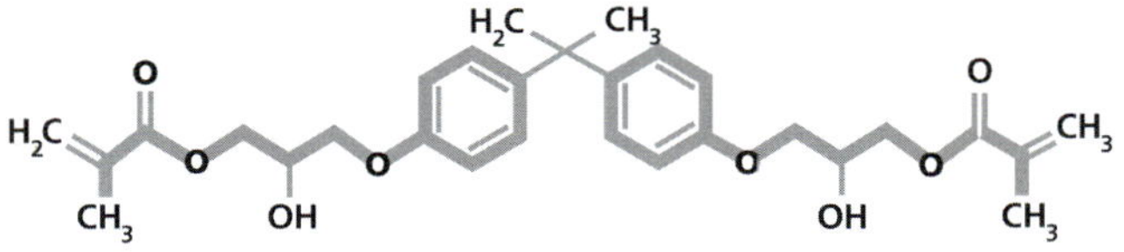

Bis-GMA
Bisphenol-A-diglycidyl-methacrylat

2,2-bos[4-(2-Hydroxy-3-Methacryloyloxypropyl)Phenyl]Propan

Abb. 2.1
Bis-GMA

Bis-GMA ist noch immer Hauptbestandteil der Komposite.

Hohe Viskosität

TEGDMA als Verdünner

Daraufhin konnte sowohl die Polymerisationsschrumpfung reduziert als auch durch die höhere Hydrophobie die Farbstabilität von Kompositfüllungsmaterialien optimiert werden. Das erste Paste-Paste-System auf Bis-GMA-Basis war Adaptic (3M, St. Paul, MN, USA), das durch seine gute Anwenderfreundlichkeit innerhalb kurzer Zeit marktführend wurde. Noch heute ist Bis-GMA in fast jedem handelsüblichen Komposit enthalten. Durch die hohe Viskosität des Bis-GMA ist jedoch im Rahmen der Produktion ein Verdünner notwendig, um den Füllstoffgrad hoch genug einstellen zu können. Hierfür wird meist das ebenfalls bifunktionale Triethylenglykol-dimethacrylat (TEGDMA) (Abb. 2.2) verwendet, welches es den Herstellern erlaubt, die Viskosität des angestrebten Endprodukts individuell einzustellen.

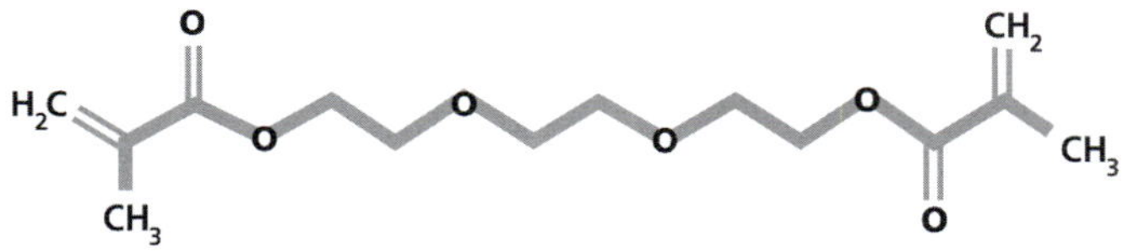

TEGDMA
Triethylenglykol-dimethacrylat

(1,2-Ethandiyl-bis(oxy-2,1-ethandiyl bis (2-methyl-2-propenoat)

Abb. 2.2
TEGDMA

UDMA

1974 stellten Foster und Walker mit Urethandimethacrylat (UDMA) ein weiteres bifunktionales Molekül vor (Abb. 2.3). Im Vergleich zum Bis-GMA wird bei der industriellen Herstellung jedoch kein Viskositätsverdünner benötigt, um die organische Matrix füllen zu können.

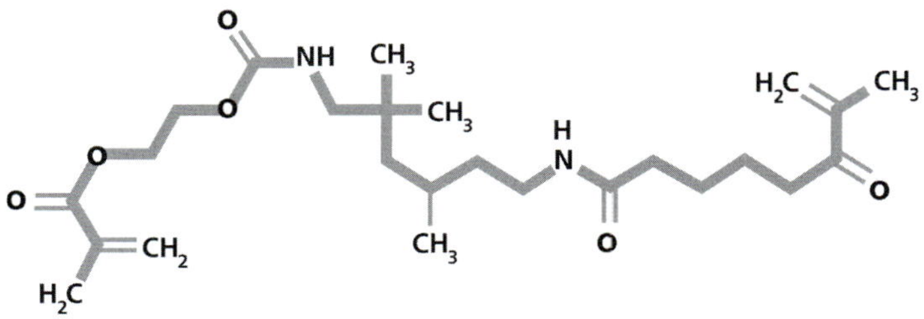

UDMA
Urethandimetharcylat
Urethan(-ethylenglykol-)dimethacrylat

1,6-bis[2-Methacryloyloxyethoxycarbonylamino]-2,4,4-Trimethylhexan

Abb. 2.3
UDMA

Inhibitoren und Stabilisatoren notwendig

Freie Radikale durch sichtbares Licht

Dieser Vorteil muss aber mit einer höheren Polymerisationsschrumpfung bezahlt werden. Prozentual geringe, für den klinischen Einsatz jedoch notwendige Ingredienzien sind Inhibitoren und Stabilisatoren. Die Startreaktion wird mithilfe von zugesetzten Initiatoren eingeleitet. Bei den Autopolymerisaten werden die benötigten freien Radikale aus Benzoylperoxid und aromatischen tertiären Aminen gewonnen. Bei den später auf dem Markt erschienenen UV-Licht-aktivierten Photopolymerisaten spaltet das UV-Licht (Wellenlänge 365 nm) Methyläther in freie Radikale auf, während bei den heute marktüblichen Kompositen sichtbares Licht (468 nm) zu einer Spaltung von Kampferchinon führt, das wiederum mit einem aliphatischen tertiären Amin freie Radikale bildet.

!

Noch immer wird fälschlicherweise behauptet, dass Komposite mit UV-Licht ausgehärtet werden. Es ist aber sichtbares, blaues Licht.

Zusatz von Füllkörpern

Die für den Einsatz als Füllungsmaterial zu fordernden Eigenschaften Dimensionsstabilität, Abrasionsresistenz, reduzierte Polymerisationsschrumpfung, Röntgenopazität und optimierte mechanische Eigenschaften werden erst durch den Zusatz von Füllkörpern erreicht [1]. Sowohl der Füllertyp als auch der Füllstoffgehalt bestimmt maßgeblich das klinische Verhalten des Kunststoffs. Die Größe der Füllerpartikel variiert bei den zahnärztlichen Kompositen zwischen 0,04 und 100 µm. Übliche Füllstoffe sind kristallines Quarz und Gläser wie z. B. Barium-Aluminium-Silikate, die im Jahr 1969 von Bowen und Cleek patentiert wurden.

!

In Analogie zur Größe der Füllkörper werden die Komposite in Makrofüller-, Mikrofüller- und Hybridkomposite unterteilt (Tab. 2.1) [1].

Durchschnittliche Füllkörpergröße	**Kategorie**
> 100 µm	Megafüller
10–100 µm	Makrofüller (in den ersten Kompositen verwendet)
1–10 µm: < 5 µm Feinpartikelkomposite > 3 µm Feinpartikelkomposite	Midifüller (überwiegend 1–3 µm durchschnittliche Partikelgröße)
0,1–1 µm	Minifüller oder Submikrometerfüllkörper
0,01–01 µm	Mikrofüller
0,005–0,01 µm	Nanofüller

Tab. 2.1
Klassifikation der Komposite

Makrofüller enthalten 1–100 µm große Partikel (Durchschnitt: 15 µm), wodurch eine Hochglanzpolitur nicht möglich ist. Wurden die anfangs großen Makrofüller durch mechanische Beanspruchung aus der Matrix gerissen, potenzierte sich die Oberflächenrauigkeit und Abrasion des Materials. Makrofüller werden heute aufgrund dieser Nachteile nicht mehr als Füllungsmaterialien vermarktet.

Makrofüller …

… nicht mehr vermarktet

Um die Polierbarkeit einem klinisch akzeptablen Niveau zuzuführen, wurden als nächste Entwicklungsstufe die **Mikrofüller** mit einer durchschnittlichen Partikelgröße von 0,04 µm vorgestellt, die heute aufgrund des leicht zu erreichenden Hochglanzes noch immer für den Einsatz im Frontzahnbereich favorisiert werden.

Mikrofüller …
… im Frontzahnbereich favorisiert

Eine Mischvariante stellen die Hybride dar, welche die positiven Eigenschaften der ersten beiden Entwicklungsstufen in sich vereinen. Die Polierbarkeit und die optimierten mechanischen Eigenschaften lassen den Gebrauch in allen Indikationsklassen zu, wobei sich aufgrund der klinischen Erfolge die modernen Feinpartikelhybridkomposite auf dem Markt durchgesetzt haben [1–13].

Feinpartikelhybridkomposite

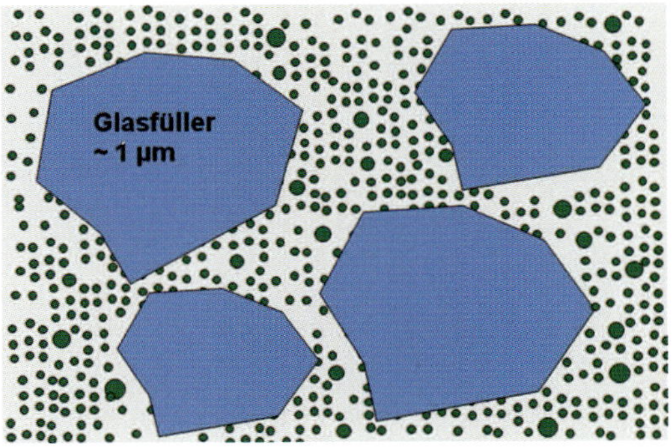

Abb. 2.4 Komposittechnologie: Füllkörper mit Matrix

!

Nach über 50 Jahren Entwicklung bestehen Komposite noch immer aus Matrix und unterschiedlich großen Füllkörpern.

Weiterentwicklungen, aber:

Weiterentwicklungen fanden in den letzten Jahren auf beiden Ebenen statt, sowohl bei der Matrix als auch bei der Füllkörpertechnologie der Komposite: Erste Komposite mit modifizierter Matrix (statt immer nur Bis-GMA/UDMA verdünnt mit TEGDMA) waren die Ormocere (organically modified ceramics), wobei es von jeher Wunschdenken war, Komposite als plastische Keramiken zu bezeichnen. Aber gerade marketingtechnisch funktionierte diese Bezeichnung sehr gut, obwohl sie eine contradictio in se ipso darstellt. Ormocere waren ein vielversprechender Ansatz, jedoch misslang der Durchbruch aufgrund übertriebener Außendarstellung gründlich, sodass Ormocere heute lediglich ein Schattendasein führen [12, 14, 15].

Komposite sind keine plastischen Keramiken

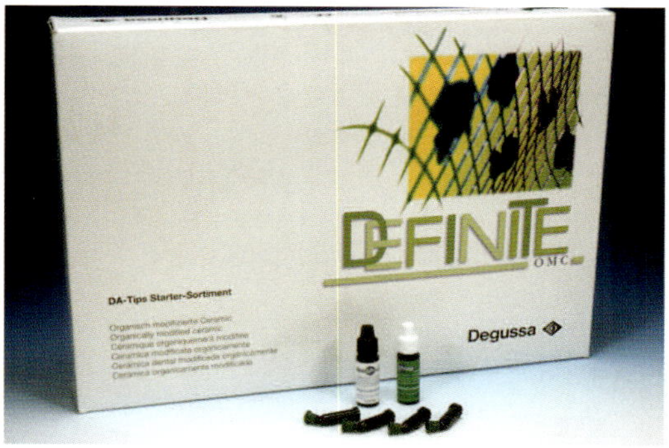

Abb. 2.5
Definite war das erste verfügbare Ormocer.

Nanofüllerkomposit

Neuentwicklungen auf dem Sektor der Füllkörpertechnologie hatten in den letzten Jahren zunehmend zum Ziel, anhand konsequenter Weiterentwicklungen die Polierbarkeit der Mikrofüller mit der werkstoffspezifischen Belastbarkeit der Hybride zu vereinen. Hierzu wurden von mehreren Firmen Anstrengungen unternommen, Nanofüller in ihre Komposite einzubauen. Das bislang einzige reine Nanofüllerkomposit bleibt Filtek Supreme XT (3M Espe), bei dem es durch Clusterbildungen gelungen ist, einen ausreichend hohen Füllstoffgehalt zu erzielen [16, 17].

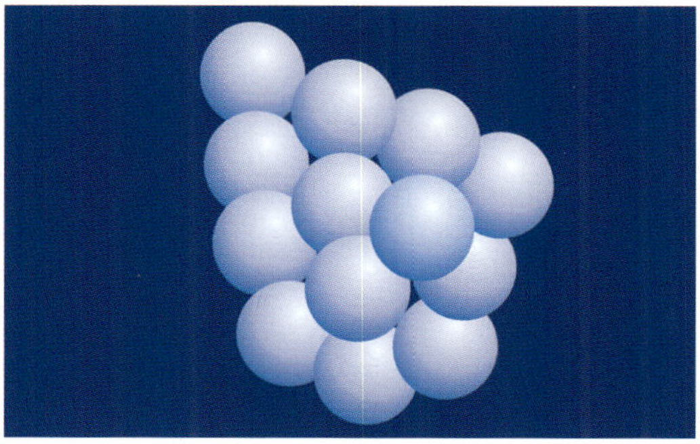

Abb. 2.6
Clusterbildung bei Filtek Supreme XT (Nanofüller)

Füllkörpersystem	Beispiele
SiO_2 (singuläre Primärpartikel und Agglomerate)	Isosit/Ivoclar Vivadent
SiO_2 (singuläre Primärpartikel und Agglomerate) + Präpolymerisate mit [SiO_2 in Form singulärer Primärpartikel und Agglomeraten]	Durafill/Kulzer, Silux Plus, 3M
Quarz + SiO_2	Pertac II/ESPE
Kompakte Glaskeramikfüllkörper + SiO_2	TPH Spektrum/Dentsply, Charisma/Kulzer etc.
Kompakte Glaskeramikfüllkörper + SiO_2 + sphärische, gesinterte Mischoxide	Tetric Ceram/Vivadent
Poröse Gläser + kompakte Glaskeramikfüllkörper + SiO_2	Solitaire/Kulzer, Solitaire 2/Kulzer
Fasern + kompakte Glaskeramikfüllkörper + SiO_2	Alert/Jeneric Pentron
Ionenfreisetzende Füllkörper + kompakte Glaskeramikfüllkörper + SiO_2	Ariston pHC/Ivoclar Vivadent
Kompakte Glaskeramikfüllkörper + SiO_2 + sphärische, gesinterte Mischoxide + Präpolymerisate mit [kompakten Glaskeramikfüllkörpern + SiO_2 + sphärischen, gesinterten Mischoxiden]	Tetric EvoCeram/ Ivoclar Vivadent
Multimodale, sphärische Füllkörper nach dem Sol-Gel-Verfahren hergestellt	Palfique Estelite/Tokuyama Dental, P60/3M, Z100/3M, Z250/3M
Nanofüller-Primärpartikel + calcinierte Nanofüller-Agglomerate	Filtek Supreme (XT)/3M ESPE
Nanofüller-Primärpartikel + kompakte Glaskeramikfüllkörper	Grandio, Voco

Tab. 2.2
Füllkörpersysteme bei Kompositen

Silorane

Neueste Errungenschaft auf dem Sektor der Komposittechnologie sind zweifelsohne die Silorane (Filtek Silorane, 3M ESPE). Hier ist es durch Implementierung einer kationischen Polymerisation erstmals gelungen, sich von der konventionellen Methacrylatchemie abzuwenden. Quittiert wurde dies mit einer Polymerisationsschrumpfung von ca. 1 %. Klinische Daten fehlen jedoch noch.

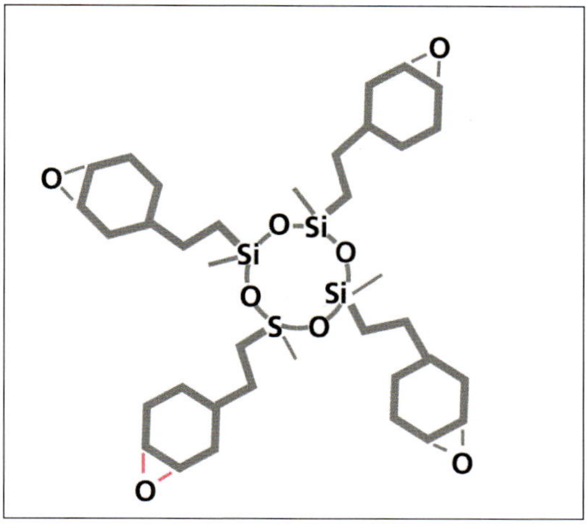

Abb. 2.7
Siloran-Molekül

1936	Patent für den ersten methacrylatbasierten Prothesenkunststoff (Produkt: Paladon, Kulzer)
1955	Schmelz-Ätz-Technik (Buonocore 1955)
1962	Bowen-Monomer (Patent, Bowen 1962)
1963	Erstes Komposit mit Quarzfüllern (Bowen 1963)
1970	Lichthärtung als Idee (Buonocore 1970)
1974	Komposite mit Mikrofüllern (flammenpyrolytisch hergestelltes Siliziumoxid)
1977	Lichthärtung kommerziell verfügbar
1980	Hybridkomposite (Literatur)
1985	Hybridkomposite kommerziell
1991	Beschreibung der Hybridschicht (Nakabayashi)
1993	Kompomere (Matrix mit zusätzlichen Carboxylgruppen, erstmals Verarbeitung ohne Kofferdam freigegeben)
1998	Ormocere (Makromoleküle mit Si-O-Si-Grundgerüst, Methacrylatgruppen zur Lichtpolymerisation)
2007	Silorane (Ringöffnende Monomere, kationische Polymerisation, neues Matrixsystem, Komponenten nicht mehr mit Methacrylatkomponenten kombinierbar)

Tab. 2.3
Meilensteine der Komposittechnologie

Adhäsive

Adhäsion

Adhäsion (lat. adhaerere) bedeutet „Haften unterschiedlicher Substanzen" im engen Kontakt, wobei als Adhärens die aufnehmende Fläche und als Adhäsiv die bedeckende Seite bezeichnet wird. Adhäsion durch molekulare Anziehung erfolgt lediglich in engem Kontakt (0,1 nm). Dieser enge Kontakt ist die fundamentale Voraussetzung für eine dauerhafte Verbindung. Da sich Körper oder Flächen jedoch immer nur an gewissen Punkten berühren, werden dünnfließende Lösungen als Adhäsiv eingesetzt, welche die Adhärenden möglichst gut benetzen sollen [16–20]. Im Idealfall ist das Adhäsionssubstrat durch eine hohe Oberflächenenergie charakterisiert und das Adhäsiv niedrigviskös, das heißt, die Oberflächenspannung des Adhäsivs sollte geringer als die Oberflächenenergie des Substrats sein (Bonding auf geätztem Schmelz). Hinzu kommt als weiterer Faktor die Rauigkeit des Substrats, welche eine Oberflächenvergrößerung bewirkt. Durch Ausfüllen der Unregelmäßigkeiten auf der Oberfläche entsteht mikromechanische Retention [21–23].

Enger Kontakt für dauerhafte Verbindung

Rauigkeit des Substrats

!

Mikromechanische Retention beruht auf dem effizienten Ausfüllen von Mikroporositäten.

Chemische Haftung

Von chemischer Haftung spricht man, wenn zwei Atome gemeinsame Elektronen nutzen. Wasserstoffbrückenbindungen und Anziehung polarer Gruppen zählen zur physikalischen Haftung bzw. Adhäsion. Damit chemische Adhäsionskräfte wirksam werden, müssen Moleküle auf mindestens 0,7 nm angenähert werden, bei sekundären chemischen Kräften auf mindestens 3 nm [21–23].

Adhäsionsfördernde Substanzen

Scheidet aufgrund der Zusammensetzung von Adhärenden eine chemische Haftung aus, liegt der Einsatz adhäsionsfördernder Substanzen nahe. Hier sind unterschiedliche Modelle denkbar, ein Adhäsiv kann z. B. mit beiden Adhäsionssubstraten reagieren oder die Substratoberfläche eines Adhärens derart verändern, dass im zweiten Schritt die Haftung etabliert werden kann [21, 24–27].

Ohne Vorbehandlung der Kavität wird eine gute Adaptation an die Zahnhartsubstanzen neben dem ungünstigen Wärmeausdehnungskoeffizienten vor allem durch die Polymerisationsschrumpfung der Komposite verhindert, was eine klebende Verankerung zwingend erforderlich macht [21, 24–27]. Da Komposite keine Eigenadhäsion zu Schmelz und Dentin besitzen wie z. B. die Glasionomerzemente, würden sich bereits im Zuge der Polymerisation Spalten an den Füllungsrändern bilden [28–34]. Die konsekutiv auftretende Sekundärkaries wird noch heute als potenzieller Hauptnachteil von Kunststofffüllungen, vor allem im kaulasttragenden Seitenzahnbereich, angesehen. So stellte die Integration adhäsiver Konzepte den Durchbruch bei der klinischen Anwendung von Kompositen dar. Erst durch die adhäsive Verankerung gelang es, einen Antagonismus zur Polymerisationsschrumpfung zu etablieren mit der Möglichkeit, dauerhafte Restaurationen anzufertigen [6, 11, 12, 35–40].

Polymerisationsschrumpfung der Komposite

Integration adhäsiver Konzepte

> Die Polymerisationsschrumpfung ist der Hauptnachteil von Kompositmaterialien.

!

Der Grundstein jeglicher Adhäsion in der zahnmedizinischen Füllungstherapie wurde 1955 mit der Einführung der Schmelz-Ätz-Technik durch Buonocore gelegt [18, 19, 41]. Die Haftung am Schmelz wird daher heute bezüglich ihrer klinischen Eignung durchweg positiv eingeschätzt [2–4, 35, 42–48]. Ätzen mit 30–40%iger Phosphorsäure schafft eine ideale Oberflächenmorphologie für die mikromechanische Verankerung von Kunststoffen. Durch die unterschiedliche Säurelöslichkeit der Schmelzprismen im Zentrum und in der Peripherie entsteht eine raue Struktur, die ungefüllten und gefüllten Adhäsiven das Einfließen ermöglicht und via Photopolymerisation zu einer innigen Verflechtung mit dem Zahnschmelz führt. Die dadurch entstehende Haftung ist ausreichend, um den durch die Polymerisationsschrumpfung erzeugten Kräften wirksam entgegenzutreten.

Schmelz-Ätz-Technik

Ideale Oberflächenmorphologie

> 1955 übernahm Buonocore die Ätzung von Metalloberflächen als Vorbild und ätzte Zähne für 120 Sekunden mit 85%iger Phosphorsäure. Die Schmelz-Ätz-Technik war erfunden.

!

Kavitätenpräparation

Komposit-Schmelz-Haftung

Komposit-Dentin-Haftung

Dentinadhäsionsstrategien

Klinische Konsequenz daraus war früher ein Abdecken der Dentinareale der Kavität mit konventionellen Unterfüllungsmaterialien wie z. B. Zinkphosphatzement, um den Pulpa-Dentin-Komplex zu schützen und postoperativen Hypersensitivitäten entgegenzuwirken. Danach wurden die Schmelzränder der Kavität mit Phosphorsäure konditioniert, um das Einfließen eines ungefüllten Haftvermittlers zum Komposit zu ermöglichen. Diese Vorgehensweise aber bedeutete für den Seitenzahnbereich, dass die mikroretentive Verankerung der Füllung lediglich auf die Schmelzränder begrenzt war. Um jedoch die ganze Fläche der präparierten Kavität zur Retention des Komposits nutzen zu können, wäre eine ähnlich effektive Dentinhaftung wünschenswert. Die adhäsive Verbindung von hydrophoben Kompositmaterialien und Dentin gestaltet sich im Vergleich zum Schmelz jedoch erheblich schwieriger [28, 32, 33, 44, 49–57]. Durch die tubuläre Mikrostruktur, die intrinsische Feuchtigkeit und den höheren Gehalt an organischem Material sind deutlich ungünstigere Voraussetzungen vorhanden [5, 36, 39, 48, 58–70]. Daher stellten sich erste Erfolge erst Jahrzehnte später ein. Die Entwicklung probater Dentinadhäsionsstrategien ist anhand unterschiedlicher Entwicklungsstufen nachvollziehbar, welche früher auch als „Generationen“ bezeichnet wurden [71–73].

!

Adhäsion am Dentin ist weitaus schwieriger zu bewirken als Schmelzhaftung.

Problem: niedrige Oberflächenenergie des Dentins

Beim Aufbau jeglicher Haftung zum Dentin besteht das Problem, dass die Oberflächenenergie des Dentins nach der Konditionierung relativ niedrig ist [71–73]. Dadurch haben die ersten beiden Generationen nie das Potenzial für die klinische Anwendung erreicht. Im Rahmen dieser ersten Entwicklungsstufen wurde nur ein Ankoppeln an die das Dentin nach der Präparation bedeckende Schmierschicht angestrebt [74]. Diese Schmierschicht besteht aus einem Brei zermahlener Dentinreste, Bakterien und Wasser.

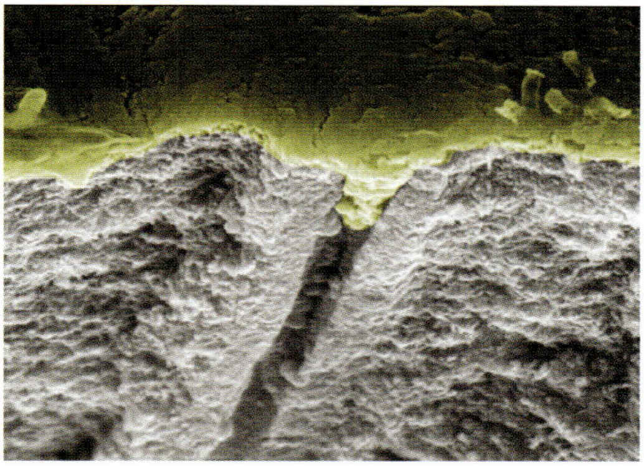

Abb. 2.8
Nach der Präparation ist die Dentinoberfläche von einer Schmierschicht aus Bakterien, zermahlenem Dentin und Wasser bedeckt (REM, 1:5000).

Entwicklungsstand der ersten beiden Generationen

Mit den Adhäsiven der ersten beiden Generationen erreichte man zwar eine gute Infiltration der Schmierschicht – die Dentinhaftung des Komposits wurde aber durch die zu geringe Haftung der Schmierschicht auf dem darunterliegenden Dentin limitiert. Ferner wurde der Verbund auch ohne mechanische Krafteinwirkung durch hydrolytische Zersetzungsprozesse in der nicht eliminierten Schmierschicht beeinträchtigt.

Polymerisationsschrumpfung ohne Ausgleich

So war mit den beiden initialen Generationen noch kein Mittel gefunden worden, um der Polymerisationsschrumpfung des Komposits einen suffizienten Antagonisten entgegenzusetzen [74].

Frühe Bestrebungen, Komposite direkt an die Schmierschicht zu kleben, waren völlig erfolglos.

Erfolge der dritten Generation

Klinisch-prospektive Studien dokumentieren erst ab der dritten Generation – die sich einer anderen Herangehensweise bedient – Erfolge. Der Schmelzrand der Kavität wird konventionell mit 30–40%iger Phosphorsäure geätzt, das Dentin soll dabei aber ursprünglich ausgespart werden.

Condi-Primer

Mithilfe sogenannter „Condi-Primer“, also selbstätzender Primerlösungen mit Zugabe schwach dosierter Säuren wie z. B. 1–4%iger Maleinsäure, wird die Schmierschicht aufgelöst und darüber hinaus das darunterliegende Dentin oberflächlich demineralisiert [48, 53, 56, 75–77].

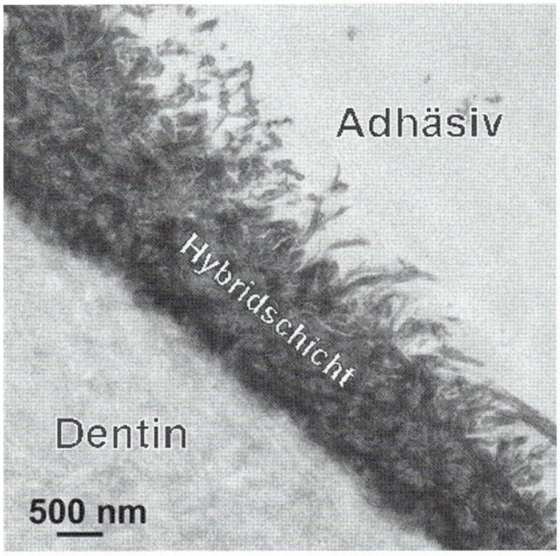

Abb. 2.9
Einzelne Kollagenfibrillen innerhalb der Hybridschicht (oben) (TEM, 1: 28.000)

Netzwerk aus Kollagenfasern

Die anorganischen Phosphate und das Hydroxylapatit werden aus dem Dentin gelöst und zurück bleibt ein schwammartiges Netzwerk aus Kollagenfasern. Durch die im Primer enthaltenen amphiphilen Moleküle, z. B. Hydroxyethylmethacrylat (HEMA) oder TEGDMA, werden die Kollagenfasern imprägniert und für das Umfließen mit einem konventionellen Bondingharz vorbereitet [25, 68, 69, 78,79]. Diese Primer werden in der Regel nur verblasen, um die enthaltenen Lösungsmittel verdampfen zu lassen, das heißt, die gelösten Bestandteile der Schmierschicht und des Dentins werden in die Verbundzone zwischen Komposit und Dentin mit einbezogen. Das daraufhin applizierte Bondingharz fließt in die nanoskopischen Zwischenräume des Kollagennetzwerks und erzeugt so eine Mischzone aus demineralisiertem Dentin und ungefülltem Kunststoff [80, 81]. Diese Zone des kunststoffinfiltrierten, entmineralisierten Dentins wird Hybridschicht genannt und bildet den Schlüsselfaktor für ein erfolgreiches Dentinbonding (Abb. 2.9) [25, 68, 69, 78, 79].

Schlüsselfaktor: Bondingharz erzeugt Hybridschicht

!

Wenn die Penetration der demineralisierten Dentinoberfläche mit Adhäsiven gelingt, entsteht die Hybridschicht aus Kollagen und Kunststoff.

Die klinische Anwendung der dritten Generation im ursprünglichen Sinn ist jedoch diffizil. Das selektive Ätzen der oft dünnen Schmelzränder ist nicht immer umzusetzen, oft passiert ein unbeabsichtigter Mehraustritt an Phosphorsäure aus der Applikationsspritze [72, 73, 82, 83]. Vor allem in kleinen Kavitäten bei Primärläsionen erscheint ein simultanes Konditionieren beider Zahnhartsubstanzen wünschenswert. Diesem Wunsch wurde mit der Einführung der vierten Generation Rechnung getragen. Hier ist die gleichzeitige Ätzung von Schmelz und Dentin mit Phosphorsäure („total etching") vorgesehen, wodurch die Applikation in die Kavität deutlich erleichtert wird. Der Primer hat dann lediglich die Aufgabe, mithilfe amphiphiler Moleküle den Brückenschlag von der hydrophilen Unterlage Dentin zum hydrophoben Kunststoff zu gewährleisten. Im Vergleich zum Vorgehen im Rahmen der dritten Generation jedoch wird das Dentin nach der Säurekonditionierung abgespült, was das Eliminieren sämtlicher gelöster anorganischer Bestandteile zur Folge hat [80, 81].

Vierte Generation: gleichzeitige Ätzung

Abspülen des Dentins

Die selektive Schmelzätzung ist klinisch nicht immer korrekt umzusetzen.

!

Durch das klinisch notwendige Trocknen der Schmelzränder zur Visualisierung der kreidig-opaken Erscheinung eines suffizienten Schmelzätzmusters wird dem empfindlichen Kollagennetzwerk Feuchtigkeit entzogen, und es droht ein Kollaps dieser Zone mit erheblich reduzierter Möglichkeit der Penetration [84]. Daraus entstand der Begriff des „wet bonding", demzufolge die Dentinoberfläche nach der Kontrolle des Schmelzätzmusters erneut angefeuchtet werden soll („re-wetting"). Damit kann durch Aufquellen des kollabierten Kollagenschwamms die Penetration der amphiphilen Moleküle und folglich die Vorbereitung des demineralisierten Dentins gewährleistet werden [54, 24, 73, 84, 85].

Feuchtigkeitsentzug im Kollagennetzwerk

Re-wetting zum Aufquellen

Wird das Dentin mit Phosphorsäure geätzt, ist meist ein Re-wetting erforderlich.

!

Eine insuffiziente Penetration hat nanoskopische Undichtigkeiten zur Folge, welche als „Nanoleakage" wissenschaftlich dokumentiert sind. Unter Berücksichtigung der notwendigen Kautelen sind in der Literatur für die vierte Generation die höchsten Haftwerte dokumentiert.

Nanoleakage

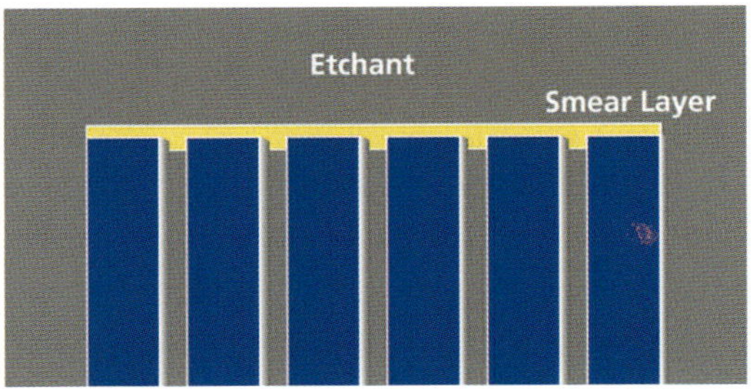

Abb. 2.10
Schema der Dentinoberfläche mit Schmierschicht vor Angriff des Etchants

Trennung von Primer und Bonding Agent

Charakteristisch für die Adhäsivsysteme der dritten und vierten Generation ist die Trennung von Primer und Bonding Agent. Der dünnflüssige Primer ist bezüglich der Penetrationsfähigkeit optimiert, während das Bondingharz als nach der Polymerisation mechanisch belastbarer Verbindungsmediator konzipiert ist [21, 71–73].

!

Aus der Trennung von Primer und Bonding Agent resultieren stets tragfähigere Verbundstrukturen.

Fünfte Generation: Einflaschenhaftvermittler

Die Trennung der unterschiedlich funktionalen Komponenten ist jedoch in der Praxis für viele Zahnärzte kompliziert und teilweise verwirrend. Die aus der Praxis abgeleitete Forderung an die Hersteller war daher, ein Bondingsystem aus *einer* Flasche für *beide* Zielsetzungen, Penetration und Verbindung, bereitzustellen. Diesem Wunsch wurde mit der Markteinführung der fünften Generation („one bottle bonds") entsprochen.

!

Vielen Kollegen war die getrennte Anwendung von Primer und Bonding zu kompliziert, daher wurden mehr und mehr „One bottle bonds" vermarktet.

Bondingsystem in einer Flasche

Erste Erscheinungsform dieser neuesten Gruppe von Adhäsiven war das Kompomerbonding Dyract-PSA, das aufgrund der gewaltigen Akzeptanz in nur leicht modifizierter Form (Prime&Bond 2.0) auch für Komposite vorgestellt wurde. Bei den Einflaschenhaftvermittlern finden sich alle Eigenschaften der beiden Vorgängergenerationen wieder [21, 71–73]. Charakteristisch für die Materialien ist, dass das eigentliche Bondingsystem (unabhängig von der zu applizierenden Säure) immer in einer Flasche vorzufinden ist. Obwohl in der Literatur wiederholt von im Vergleich zu den aufwendigeren Systemen schlechteren Resultaten berichtet wird [54, 24, 73, 84, 85], sind diese Adhäsive aufgrund der zumindest suggerierten einfacheren Anwendung klare Marktführer geworden. Am Anfang der Entwicklung wurden von den Herstellern meist mehrere Schichten Adhäsiv empfohlen, was die Anwendung gegenüber Mehrflaschensystemen nicht beschleunigte [72, 86–88].

> Viele vereinfachte Adhäsivsysteme müssen mehrfach appliziert werden. Dadurch wird insgesamt recht wenig Zeit eingespart.

!

Kompromiss der Vereinigung von Primer und Bonding

Die faktische Unmöglichkeit der Verwechslung jedoch stellte den kommerziellen Erfolg sicher. Aus werkstoffkundlicher Sicht hingegen ist es plausibel, dass die Vereinigung der Eigenschaften Penetrationsfähigkeit und mechanische Stabilität im Vergleich zu den Generationen drei und vier einen Kompromiss darstellt, da nicht beide Eigenschaften gleichwertig repräsentiert sein können. Entsprechend fallen auch die in vitro gewonnenen Daten unter Anwendung der fünften Generation von Adhäsivsystemen meist ungünstiger aus [31, 32, 48, 53, 54, 62, 76, 77, 89–92].

> Immer gilt: Vereinfachung bedeutet geringere Effektivität und schlechteres Bonding.

!

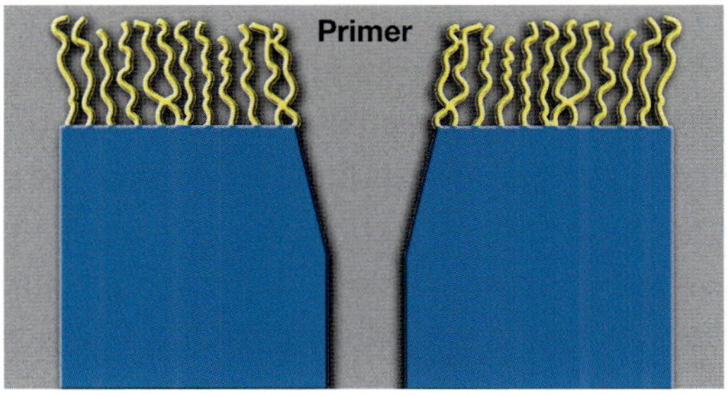

Abb. 2.11
Wirkmechanismus des Primers: molekulare Imprägnierung der denudierten Kollagenfasern nach der Ätzung mit z. B. Phosphorsäure für 15 Sekunden

In den letzten Jahren machten Systeme von sich reden, mithilfe derer die Phosphorsäureätzung umgangen werden soll. Diese werden im funktionellen Teil näher erläutert.

Frühere Erfahrungen mit adhäsiv verarbeiteten Kompositfüllungen

Seitenzahnrestaurationen

Frühere Erfahrungsberichte mit Seitenzahnrestaurationen aus Komposit waren einerseits durch insuffiziente Parameter der Materialien selbst, andererseits aber vor allem durch die noch mangelnden Erkenntnisse innerhalb der Adhäsivtechnik unbefriedigend. Die anfangs schlechte Abrasionsresistenz der Komposite führte schnell zum Verlust der anatomischen Form. Eine aktuelle Zehnjahresstudie von Raskin et al. beschreibt für das veraltete Komposit Occlusin hohe Verlustraten durch okklusale wie approximale Abrasionsphänomene. Die schlechte Kompensation der Polymerisationsschrumpfung hat wiederholt zu inakzeptabel hohen Raten an Sekundärkaries geführt [11, 12, 24, 72, 79, 93–96].

Abrasionsphänomene

Sekundärkaries

!

Noch vor 15 Jahren waren kaulasttragende Kompositfüllungen an den meisten deutschen Universitäten undenkbar.

Mittelfristige Erfahrungen vielversprechend

Langzeiterfahrungen mit aktuellen Kompositen unter Anwendung moderner Haftvermittlersysteme sind momentan noch nicht verfügbar, mittelfristige Resultate aus klinisch-prospektiven Studien zeigen jedoch vor allem im Hinblick auf die Abrasion und die gefürchtete Sekundärkaries vielversprechende Aspekte. Auch bei Füllungen, die bezüglich des Volumens über die reine Primärversorgung hinausgehen, sind bei Anwendung moderner Materialphilosophien gute klinische Resultate dokumentiert. Einer erfolgreichen Adhäsivtechnik kommt im Rahmen dieser Füllungsvariante die zentrale Bedeutung zu, da total mit der Kavität verklebte Restaurationen ohne Unterfüllung aufgrund der Gesamtstabilität der Füllung zu favorisieren sind [97].

Gesamtstabilität der Füllung

Van Meerbeek beschreibt in einem Übersichtsreferat, dass auf dem Sektor der adhäsiven Kompositrestauration erhebliche Fortschritte erzielt worden seien, eine 100%ig randdichte Füllung aufgrund der

Polymerisationsschrumpfung der Komposite mit den momentan verfügbaren Materialien jedoch noch nicht zu garantieren ist [72].

Merke: Ohne Adhäsion ist alles nichts!

!

3
Bonding an Schmelz und Dentin

Schmelzhaftung

Polymerisationsschrumpfung

Grundlegender Gegenspieler einer guten Adaptation an die Zahnhartsubstanzen ist, wie bereits einführend gesagt, neben dem ungünstigen Wärmeausdehnungskoeffizienten der Kompositmaterialien vor allem die Polymerisationsschrumpfung, welche eine klebende Verankerung zwingend erfordert. Da Komposite keine Eigenadhäsion zu Schmelz und Dentin besitzen wie z. B. die Glasionomerzemente, würden sich bereits im Zuge der Photopolymerisation Spalten an den Füllungsrändern bilden. Die dadurch potenziell auftretende Sekundärkaries wird noch heute als klinischer Hauptnachteil von Kunststofffüllungen eingeschätzt [95, 96, 98, 99].

Adhäsive Verankerung

Daher stellte die Integration adhäsiver Konzepte einen Durchbruch bei der klinischen Anwendung von Kompositen dar. Erst durch die adhäsive Verankerung gelang es, das Problem der Polymerisationsschrumpfung erfolgreich auszugleichen und so eine Möglichkeit für dauerhafte Restaurationen zu etablieren [72, 79, 100–103].

!

Der Stellenwert der Schmelz- und Dentinhaftung ist wesentlich höher als der des verwendeten Komposits.

Schmelz-Ätz-Technik

Der Grundstein jeglicher Adhäsion in der zahnmedizinischen Füllungstherapie wurde 1955 mit der Einführung der Schmelz-Ätz-Technik durch Buonocore gelegt. Eigentlich hatte 1948 bereits der Schweizer Chemiker Oskar Hagger einen ähnlichen Entwurf vorbereitet, an Zahnhartsubstanzen zu kleben [104] – die eigentliche Erfindung der Schmelzätzung geht jedoch auf Buonocore zurück [41].

Ideale Oberflächenmorphologie

Die Haftung am Schmelz wird heute bezüglich ihrer klinischen Eignung durchweg positiv eingeschätzt: Ätzen mit 30–40%iger Phosphorsäure schafft eine ideale Oberflächenmorphologie für die mikromechanische Verankerung von Kunststoffen [37, 44, 46, 47, 105–107].

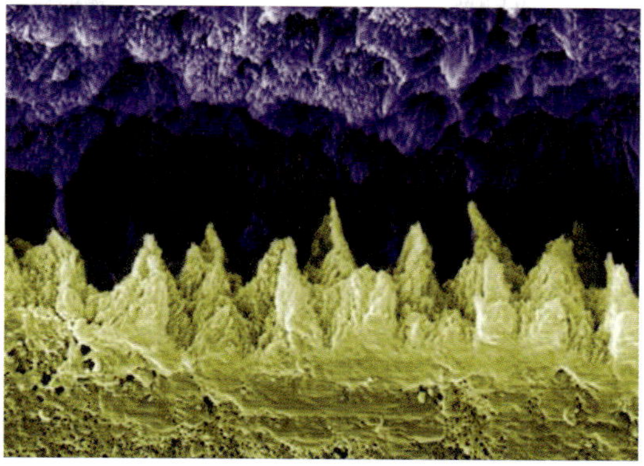

Abb. 3.1
Mikroretention an geätztem Schmelz (REM, 1:3000). Gelb: Zotten (Tags) aus Bonding Agent fließen in Mikroporositäten ein (blau: geätzter Schmelz)

Durch die unterschiedliche Säurelöslichkeit der Schmelzprismen im Zentrum und in der Peripherie entsteht eine vergrößerte Oberfläche, die ungefüllten und gefüllten Adhäsiven das Einfließen ermöglicht und via Photopolymerisation zu einer innigen Verflechtung mit dem Zahnschmelz führt. Dadurch kann auch eine Stabilisierung der im Zuge der Präparation geschwächten Zahnhartsubstanz erzielt werden [37, 44, 46, 47, 105–107]. Die Notwendigkeit der Schmelzabschrägung im Seitenzahnbereich wird immer wieder diskutiert. Obwohl In-vitro-Resultate die Überlegenheit der Anschrägung belegen [108], gibt es klinisch keinen Beweis für dieses Paradigma [109]. Auf jeden Fall sollen nach durchgeführter Etch-and-rinse-Technik separate Dentinprimer nicht länger als 15 Sekunden in die geätzte Schmelzoberfläche einmassiert werden, da sich die Haftungsprognose dadurch verschlechtert [46].

Photopolymerisation

Schmelzabschrägung im Seitenzahnbereich

!

Die durch die Schmelz-Ätz-Technik produzierte Schmelzhaftung ist ausreichend, um den durch die Polymerisationsschrumpfung des Komposits erzeugten Kräften wirksam entgegenzutreten.

Im Zuge der Vereinfachung der oft als kompliziert empfundenen Adhäsivtechnik haben sich in den letzten Jahren merkliche Entwicklungen vollzogen, um die *separate* Ätzung des Schmelzes mit Phosphorsäure zu umgehen, und sofort mit *einer* Adhäsivlösung Schmelz und Dentin vorzubehandeln. Der Beginn dieses Trends kam 1994 mit der Einführung der Kompomere, als die Hersteller versprachen, mit den systemimmanenten One-bottle-Adhäsiven (Einflaschenadhäsive) auch am

One-bottle-Adhäsive

Schmelz eine suffiziente Haftung aufbauen zu können [38, 39]. Diese Systeme zeigten zwar eine akzeptable Dentinhaftung, welche an klinisch dokumentierten Retentionsraten der Klasse V bestätigt wird. Die Schmelzhaftung stellte sich doch in einigen Untersuchungen als zu niedrig heraus, um den Kräften der Polymerisationsschrumpfung ohne Spaltbildung im Schmelz widerstehen zu können, klinisch beobachtete marginale Verfärbungen gerade im marginalen Schmelzanteil belegen dies eindrucksvoll [38, 39].

Schmelzhaftung zu gering

!

Aufgrund der belegten klinischen Zuverlässigkeit ist die Phosphorsäure für das Erreichen eines akzeptablen Schmelzverbunds die erste Wahl.

Hydroxylapatitkristalle

Schmelzätzmuster

Schmelzschmierschicht

Schmelz besteht zu 98 Gew.-% aus anorganischem Material (Hydroxylapatitkristalle). Die Kristallite errichten die Schmelzprismen, sind jedoch innerhalb der Prismen in unterschiedlichen Winkeln zu deren Längsachse angeordnet: Daher besitzen unterschiedliche Prismenbereiche unterschiedliche Säurelöslichkeit, wodurch das Schmelzätzmuster bei der Schmelzätzung erst entstehen kann. Die Querschnitte von Schmelzprismen sind in der Regel schlüssellochförmig, nur in der äußeren Schicht, die nicht abradiert wird, ist auch prismenloser Schmelz zu finden (z. B. an den Fissuren). Schmelz ist sehr hart (ca. Knoop 300), aber spröde. Ohne die Unterstützung des druckfesten Dentins wäre Schmelz allein nicht in der Lage, Kaukräften zu widerstehen. Die rotierende Präparation bewirkt auch auf dem Schmelz die Ausbildung einer Schmierschicht, welche die Adhäsion beeinflussen kann.

!

Auch auf der Schmelzoberfläche entsteht nach der rotierenden Präparation eine Schmierschicht.

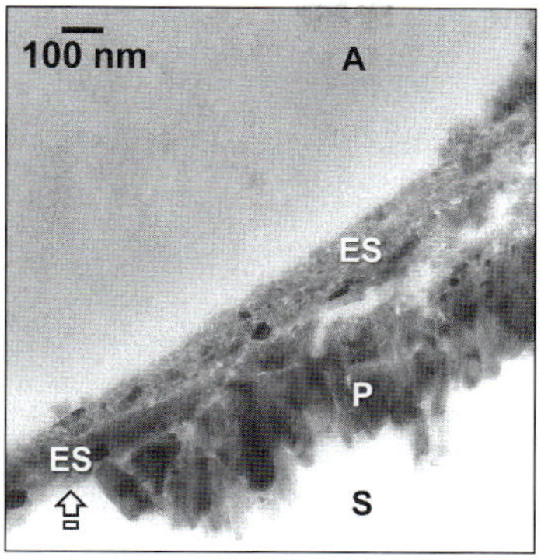

Abb. 3.2
Interaktionsmuster zwischen einem milden Self-Etch-Adhäsiv (iBond) und präpariertem Schmelz (TEM, 1:6000). Der Schmelz (S) ist oberflächlich schwach interkristallin penetriert (P), die Schmelzschmierschicht ist jedoch noch teilweise intakt (ES). An einer Stelle (Pfeil) hat keine Demineralisation der Schmelzoberfläche stattgefunden [48].

Mikromechanischer Haftkomplex

Die Schmelz-Ätz-Technik bedient sich der Veränderung der Schmelzoberfläche durch Säuren. Es wird eine energiereiche Oberfläche produziert, welche Mikroretention bereitstellt und die ein niedrigvisköser Kunststoff ausgießt, um nach Polymerisation zum mikromechanischen Haftkomplex zu führen. Zuerst werden ca. 10 µm der Schmelzoberfläche weggeätzt und darunter bis zu 50 µm Rautiefe erzeugt (Ätzmuster) [48].

Schmelzprismenlöslichkeit ausnutzen

Eine optimale Ausnutzung der selektiven Löslichkeit der Schmelzprismen erfolgt nur dann, wenn die Prismen z. B. durch Präparation oder Anschrägen quer angeschnitten sind. Bei längs verlaufenden Prismen kann das Adhäsiv lediglich seitlich in die gelockerten Prismenbereiche einfließen [48].

!

Wirkt die Phosphorsäure auf quer angeschnittene Schmelzprismen ein, ist das Ätzmuster deutlicher ausgeprägt als bei längs angeschnittenen Prismen.

Konzentration des Ätzgels

Die Konzentration des Ätzgels ist keinesfalls unwichtig. Hier zeigte sich, dass 30–40%ige Phosphorsäure am effektivsten arbeitet. Die dreidimensionale Tiefe nimmt mit höherer Säurekonzentration bis 40 % zu, darüber hinausgehende Konzentrationen lösen jedoch weniger Kalzium und führen zu flacheren Ätzmustern. Bei Konzentrationen unter 27 % entstehen weniger lösliche Präzipitate, daher ist es ein Irrglaube, dass niedrigere Konzentrationen „schonender“ und genauso effektiv sind [110, 111].

Ätzdauer

Als ideal stellten sich eine Konzentration von ca. 37 % bei 30 Sekunden Ätzdauer heraus, auch wenn 15 Sekunden nicht schlechter abschnitten; nur bei prismenlosem Schmelz (präventive Fissurenversiegelung, Diastemaschluss) sollte die Ätzdauer auf 60 Sekunden ausgedehnt werden [110, 111].

Schmelzverbund und Haftung

Der eigentliche Schmelzverbund wird über funktionelle Adhäsive bewerkstelligt (z. B. auf Basis von Bis-GMA, evtl. verdünnt mit TEGDMA). Die Haftung wird über Tags und interkristalline Retention aufgebaut [18, 19, 105, 110, 111].

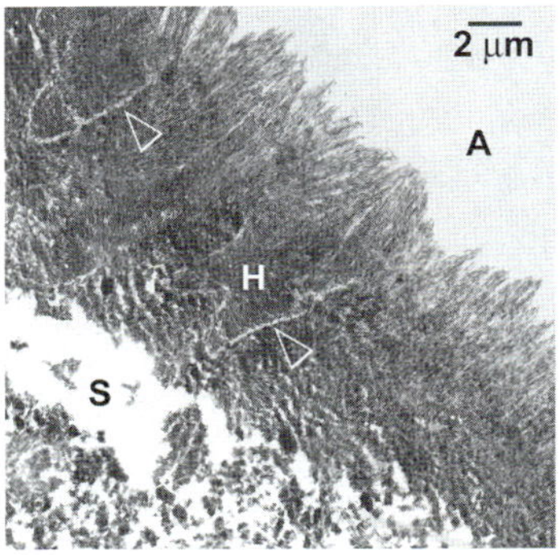

Abb. 3.3
Interaktionsmuster zwischen Schmelz nach Phosphorsäurekonditionierung und Bonding Agent (TEM, 1:5000). Eine deutlich ausgeprägte Hybridschicht (H) von > 10 µm ist erkennbar, auch mit interprismatischer Penetration (Pfeile) [48].

Self-Etch-Adhäsive ohne Phosphorsäure

Eindringtiefen

Blickt man auf die Verkaufszahlen, wird deutlich, dass sich Self-Etch-Adhäsive ohne Phosphorsäure wachsender Beliebtheit erfreuen. Diese Adhäsive enthalten saure Primer oder saure Monomermischungen, die mehrere Aufgaben gleichzeitig wahrnehmen (Auflösung der Schmierschicht, Demineralisation und Penetration). Die Eindringtiefen schwanken je nach pH-Wert der sauren Lösung zwischen ca. 0,1 µm bei milder Ätzwirkung (pH = 2) und 6 µm bei starker Ätzwirkung (pH < 1) [48, 112, 113].

Ätzmuster

Ätzmuster von Self-Etch-Adhäsiven sind immer schwächer ausgeprägt als nach Phosphorsäureätzung, der Effekt einer Schmelzrandabschrägung ist nach unseren Untersuchungen wesentlich ausgeprägter als bei der Phosphorsäureätzung.

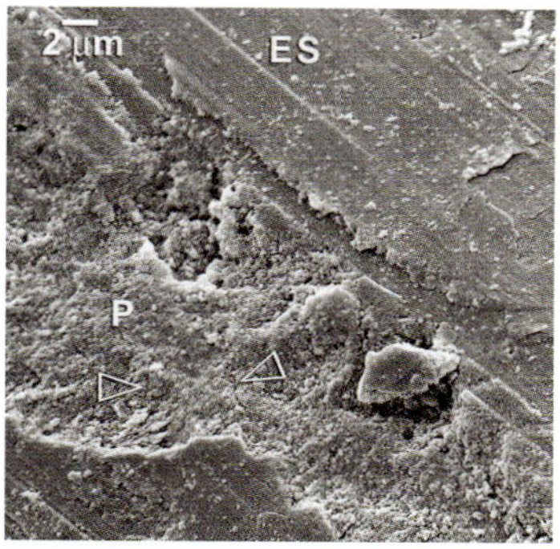

Abb. 3.4
Ätzeffekt eines milden Self-Etch-Adhäsivs (nach Abwaschen mit Aceton; TEM, 1:4000). Es ist sehr wenig Ätzeffekt zu erkennen, die Schmelzschmierschicht (ES) bedeckt fast die ganze Oberfläche, nur wenige Areale sind penetriert (P) [48].

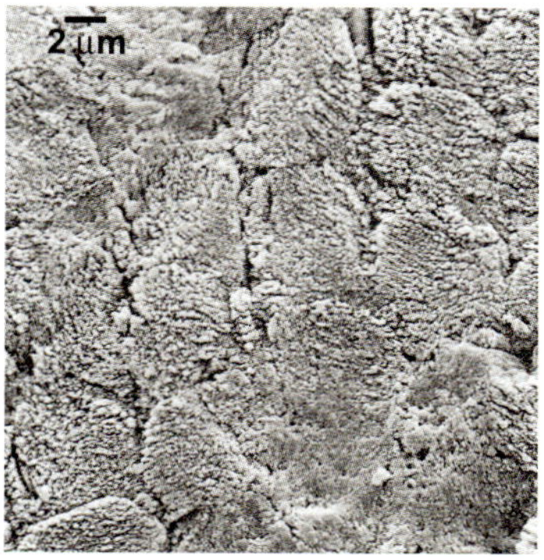

Abb. 3.5
Ätzleistung eines aggressiveren Self-Etch-Adhäsivs (Adper Prompt L-Pop; REM, 1:4000). Die Schmelzprismen sind deutlich zu erkennen [48].

> Der Effekt der Schmelzrandabschrägung ist bei Self-Etch-Adhäsiven viel ausgeprägter als bei Etch-and-rinse-Adhäsiven.

!

Die Effektivität und vor allem die Dauerhaftigkeit des über Self-Etch-Systeme generierten Schmelzverbunds sind in der Literatur umstritten. Ergebnisse aus unserem Labor sind für Self-Etch-Adhäsive immer schlechter als für Etch-and-rinse-Adhäsive [48].

Schlechtere Ergebnisse

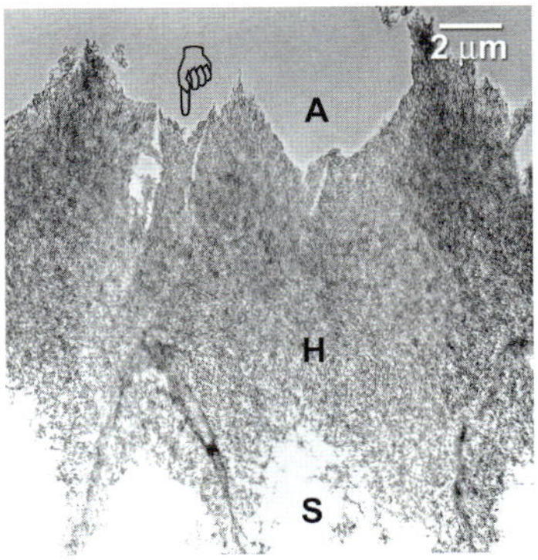

Abb. 3.6
Interaktionsmuster zwischen Schmelz nach Phosphorsäurekonditionierung und Bonding Agent (TEM, 1:5000). Eine deutlich ausgeprägte Hybridschicht (H) von > 10 µm ist detektierbar [48].

!

Die Effektivität der Self-Etch-Systeme am Schmelz ist immer limitiert und kann nicht mit der Phosphorsäurekonditionierung mithalten.

Dentinhaftung

Definitionen und Voraussetzungen

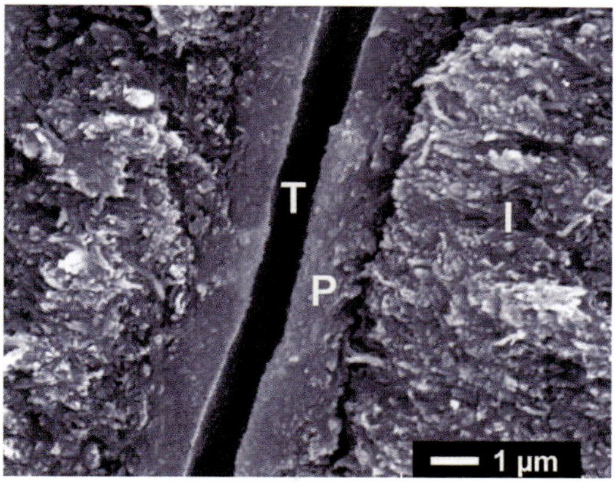

Abb. 3.7
Dentin im Bruchpräparat (REM, 1:4000). Um den Tubulus (T) ist das solidere peritubuläre Dentin (P) vom lockereren intertubulären Dentin (I) zu unterscheiden.

Schon bald nach der Entdeckung der Schmelz-Ätz-Technik wurden erste Resultate der Nutzung auch des Dentins als Bondingsubstrat publiziert [74]. Alle Versuche jedoch waren über Jahrzehnte nicht erfolgreich, da das Dentin im Vergleich zum Schmelz durch die intrinsische Feuchtigkeit (hydrophile Eigenschaft / Komposit ist hydrophob), die tubuläre Mikrostruktur und den höheren Anteil an organischen Verbindungen ein wesentlich ungünstigerer Haftungspartner ist [12, 33, 35, 44, 105, 114].

Dentin als Bondingsubstrat

Ungünstiger Haftungspartner

Außerdem ist das Dentin nach der rotierenden Präparation oder Kariesexkavation von einer charakteristischen Schmierschicht bedeckt, die den Aufbau einer möglichen Haftung weiter erschwert [21, 22, 33, 35, 44, 105, 114, 115]. Die Schmierschicht besteht aus einem Brei aus zermahlenen Dentinresten, Bakterien und Wasser.

Charakteristische Schmierschicht

Klinische Konsequenz aus den früheren Misserfolgen mit Kompositrestaurationen war das Abdecken der Dentinareale der Kavität mit konventionellen Unterfüllungsmaterialien wie z. B. Zinkphosphatzement. So ließ sich die Dentinwunde verschließen und postoperativen Hypersensitivitäten entgegenwirken, bevor die Schmelzränder der

Klinische Konsequenz: Abdecken der Dentinareale

Kavität mit Phosphorsäure konditioniert wurden, um das Einfließen eines ungefüllten Haftvermittlers zum Komposit zu ermöglichen.

!

Ein total-adhäsives Füllungskonzept sieht keine Zementunterfüllung vor.

Effektive Dentinhaftung angestrebt

Um jedoch die ganze Fläche der präparierten Kavität zur Verankerung des Komposits nutzen zu können, wurde eine zumindest ähnlich effektive Dentinhaftung immer angestrebt. Erste Erfolge stellten sich allerdings erst mehrere Jahrzehnte später ein. Die Entwicklung auf diesem Sektor ist anhand unterschiedlicher Entwicklungsstufen sichtbar, welche früher als Dentinbonding-Generationen bezeichnet wurden.

Historische Anfänge

Initiale Generationen klinisch nie erfolgreich

Die damals sogenannten Generationen eins und zwei konnten nie den Anforderungen für den klinischen Einsatz gerecht werden, da lediglich eine Bindung an die Schmierschicht erreicht wurde [21, 22, 44, 105, 114, 115]. Wie bereits dargelegt, erzielten die Vertreter dieser Entwicklungsstufen zwar eine gute Infiltration der Schmierschicht, die Haftung des Komposits wurde aber wiederum durch die zu geringe Adhäsion der Schmierschicht am Dentin eingeschränkt [21, 22, 105, 114, 115]. Außerdem ist die Schmierschicht hydrolytischen Degradationsprozessen ausgesetzt, was insgesamt dazu führte, dass die beiden initialen Generationen nie klinisch erfolgreich waren [71, 72].

Einteilung der Adhäsivsysteme

Einteilung nach Wirkmechanismus und Applikationsschritten

Während bis vor kurzem die chronologische Einteilung der Adhäsivsysteme nach Generationen üblich war, hält man diese Einteilung für mittlerweile nicht mehr tragfähig, da der Wirkmechanismus und die Anzahl der Applikationsschritte wichtiger als der Zeitpunkt der Markteinführung sind. Daher ist folgende Einteilung obligat:

1. Vier-Schritt-Selective-Etch

Phosphorsäure	Primer 1	Primer 2	Bonding Agent
Nur Schmelz	Schmelz/Dentin	Schmelz/Dentin	Schmelz/Dentin

Beispiel: Syntac (Etchant, Primer, Adhesive [2. Primer], Heliobond)

2. Drei-Schritt-Selective-Etch

Phosphorsäure	Primer 1	Primer 2	Bonding Agent
Nur Schmelz	Mischen und applizieren: Schmelz/Dentin		Schmelz/Dentin

Beispiel: A.R.T. Bond (Etchant, Primer A+B, Bond)

3. Vier-Schritt-Etch-and-rinse

Phosphorsäure	Primer 1	Primer 2	Bonding Agent
Schmelz/Dentin	Schmelz/Dentin	Schmelz/Dentin	Schmelz/Dentin

Beispiel: Syntac (Etchant, Primer, Adhesive [2. Primer], Heliobond)

4. Drei-Schritt-Etch-and-rinse

Phosphorsäure	Primer 1	Primer 2	Bonding Agent
Schmelz/Dentin	Mischen und applizieren: Schmelz/Dentin		Schmelz/Dentin

Beispiel: A.R.T. Bond (Etchant, Primer A+B, Bond)

Phosphorsäure	Primer	Bonding Agent
Schmelz/Dentin	Schmelz/Dentin	Schmelz/Dentin

Beispiele: Adper Scotchbond Multi-Purpose, Gluma Solid Bond, OptiBond FL

5. Zwei-Schritt-Etch-and-rinse

Phosphorsäure	Primer + Bond
Schmelz/Dentin	Schmelz/Dentin

Beispiele: XP Bond, Prime&Bond NT, Adper Scotchbond 1 XT, Gluma Comfort Bond, One-Step, Solobond M, Admira Bond, One Coat Bond, ExciTE

6. Zwei-Schritt-Self-Etch

Phosphorsäure	Primer	Bonding Agent
–	Schmelz/Dentin	Schmelz/Dentin

Beispiele: Hydrophobes Bond: AdheSE, Clearfil SE Bond, Clearfil Protect Bond, Resulcin Aquaprime + Monobond, One Coat SE Bond. Hydrophiles Bond: OptiBond Solo Plus SE, NRC+Prime&Bond NT

7. Ein-Schritt-Self-Etch (Mischpräparate)

Phosphorsäure	Etchant + Primer + Bond
–	Schmelz/Dentin

Beispiele: Adper Prompt, Futurabond NR, Xeno III, Etch&Prime 3.0, One Up Bond F Plus

8. Ein-Schritt-Self-Etch (Einflaschenpräparate)

Phosphorsäure	Etchant + Primer + Bond
–	Schmelz/Dentin

Beispiele: iBond SE, Futurabond M, Brush&Bond, G-Bond, Clearfil S3 Bond, AdheSE One

Adhäsive mit selektiver Schmelzätzung (Drei-/Vier-Schritt-Selective-Etch)

Erste klinische Erfolge

Erste klinische Erfolge wurden Ende der Achtzigerjahre des letzten Jahrhunderts erst von der damals sogenannten dritten Generation berichtet (z. B. Syntac classic, Vivadent; A.R.T. Bond, Coltene, Altstätten, Schweiz; Solobond Plus, Voco). Hier wird der präparierte Schmelz konventionell mit 30–40%iger Phosphorsäure konditioniert, das Dentin soll dabei im eigentlichen Sinne der dritten Generation aber ausgespart werden (selektive Ätzung) [5, 116].

Selektive Ätzung

!

Self-Etch-Primer (Primer mit z. B. 4%iger Maleinsäure) lösen die Schmierschicht auf und besitzen genügend Azidität, um auch das unter der Schmierschicht befindliche Dentin oberflächlich zu demineralisieren.

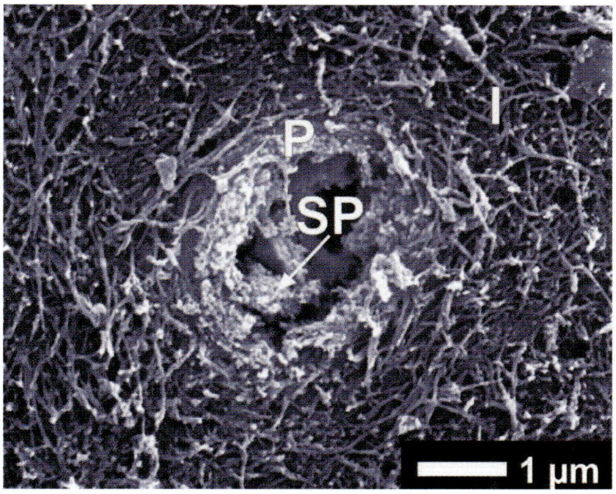

Abb. 3.8
Effekt von Syntac Primer (ohne Phosphorsäureätzung) auf die Dentinoberfläche (REM, 1:6000). Es kommt zu einer milden Demineralisation des intertubulären Dentins (I) mit weitgehender Freilegung der Kollagenfasern; in den Dentintubuli bleiben Reste der Schmierschicht zurück (SP = smear plugs), welche die Exsudation von Dentinliquor reduzieren. Der Effekt auf das peritubuläre Dentin (P) ist gering.

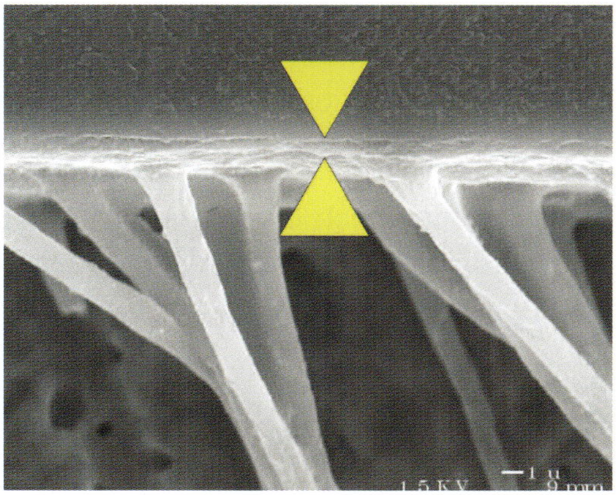

Abb. 3.9
Hybridschicht bei Anwendung von Syntac mit selektiver Schmelzätzung (REM, 1:3000). Die Hybridschicht (zwischen den Pfeilspitzen) ist weniger als 1 µm tief.

Hydroxylapatit und Phosphate werden aus der Dentinmatrix gelöst und nur organische Komponenten bleiben zurück. Dies führt dazu, dass ein instabiles Gefüge aus Kollagenfasern freigelegt wird. Primer beinhalten immer ein amphiphiles Molekül (z. B. HEMA oder TEGDMA), womit das Kollagen imprägniert und für die Bindung eines hydrophoben Materials wie Methacrylate empfänglich gemacht wird. Condi-Primer werden nach einer gewissen Einwirkperiode von in der Regel 30 Sekunden lediglich verblasen, um die enthaltenen Lösungsmittel (Aceton, Alkohol oder Wasser) zu verflüchtigen. Dadurch werden die aufgelöste Schmierschicht und die anorganischen Komponenten des dekalzifizierten Dentins wieder mit in den Verbund integriert [5, 116]. Das so aufgebrachte Bonding Agent dringt in die wie beschriebenen vorbehandelte Oberfläche ein und erreicht schließlich auch die interfibrillären Bereiche des Kollagen„schwamms". So wird eine Mischzone aus demineralisiertem Dentin und ungefülltem Kunststoff etabliert, die Hybridschicht genannt wird und im Vergleich zu den ersten beiden Versuchsgenerationen den entscheidenden Quantensprung für das erfolgreiche Dentinbonding bewirkte [24, 80, 85, 117–121].

Nutzung des Kollagennetzes

Condi-Primer

Hybridschicht

Kaum praxistauglich

In der Praxis ist die Konzeption der dritten Generation jedoch schwierig anzuwenden: Während für die ursprüngliche Indikation als Dentinversiegler bei zahnfarbenen Inlaysystemen noch große Kavitäten die Regel waren, ist ein selektives Ätzen der oft dünnen Schmelzränder bei kleinen Primärläsionen oft nicht zu bewerkstelligen. Vor allem im Hinblick auf minimalinvasive Vorgehensweisen ist ein gleichzeitiges Ätzen von Schmelz und Dentin erstrebenswert. Dies wurde schließlich bei der Entwicklung der vierten Generation in die Tat umgesetzt.

Total Etching

Bleibt lediglich noch die Frage, ob Adhäsive der dritten Generation auch mit Total Etching verarbeitet werden können. Die bisher publizierten Daten sagen ja.

!

Adhäsive wie Syntac oder A.R.T. Bond sollten besser mit Etch-and-rinse-Technik verarbeitet werden.

Drei-/Vier-Schritt-Etch-and-rinse-Adhäsive

Charakteristische Eigenschaft innerhalb dieser Entwicklungsstufe ist das simultane Ätzen beider Zahnhartsubstanzen mit Phosphorsäure (früher „total etching" – heute „etch-and-rinse"; z. B. Scotchbond Multi-Purpose, 3M; Gluma Solid Bond, Heraeus-Kulzer, Dormagen; OptiBond FL, Kerr, Orange, USA; cmf, Saremco, St. Gallen, Schweiz; aber auch Syntac, Ivoclar Vivadent und A.R.T. Bond, Coltene Whaledent, Altstätten, Schweiz). Dem Primer fällt dann im Unterschied zur Adhäsivklasse mit selektiver Schmelzätzung „nur" die Aufgabe der Modifikation der hydrophilen Oberfläche mithilfe enthaltener amphiphiler Moleküle zu.

Simultanätzung

!

Im Vergleich zur selektiven Schmelzätzung muss das geätzte Dentin abgesprayt werden, wodurch die im Zuge der Konditionierung gelösten anorganischen Komponenten komplett aus dem System eliminiert werden.

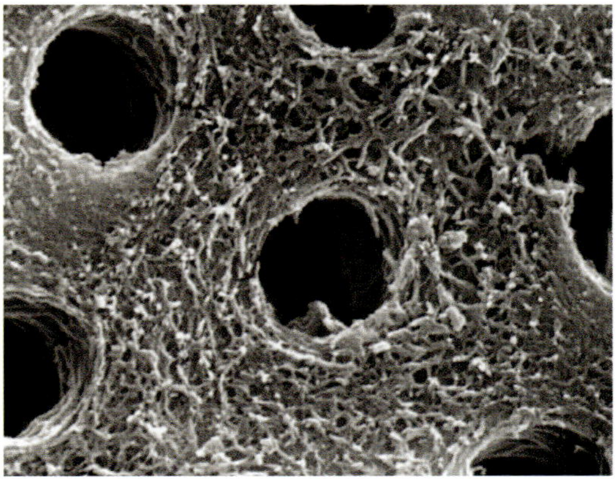

Abb. 3.10
Dentinoberfläche nach Ätzung mit 37%iger Phosphorsäure. Das Dentin ist ca. 5 µm demineralisiert, auf der Oberfläche befinden sich nur noch Kollagenfasern und keine Reste der Schmierschicht mehr.

Um den Erfolg der Schmelzätzung sichtbar zu machen, müssen zumindest die Schmelzränder getrocknet werden. Dadurch wird aber dem instabilen Kollagenfasergeflecht wichtige Feuchtigkeit entzogen, woraus ein Zusammenfallen und Verkleben des Kollagens resultiert, das nicht oder kaum penetriert werden kann.

Nachteil: Feuchtigkeitsentzug

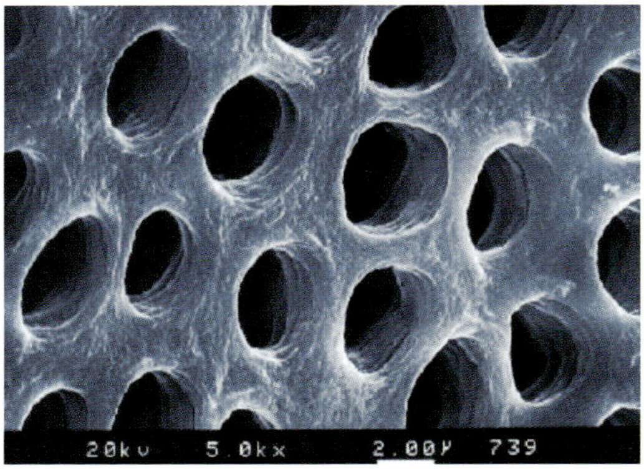

Abb. 3.11
Dentinoberfläche aus Abb. 3.10 nach dem Trocknen: Die freigelegten Kollagenfasern kollabieren sofort.

!

Trocknen der geätzten und gespülten Dentinoberfläche führt immer zum Kollagenfaserkollaps.

Wet bonding

Aus dieser misslichen Lage wurden die Idee und der Terminus des „wet bonding“ geboren, da das Belassen sichtbarer Feuchtigkeit auf der Dentinoberfläche diesen Kollagenkollaps verhindert und die Penetration in die interfibrillären Räume gewährleistet [84, 122, 123]. Die Problematik des „wet“ oder treffender „moist“ bonding muss jedoch vor dem Hintergrund der im Primer enthaltenen Lösungsmittel erläutert werden.

Lösungsmittel im Primer

Diese Lösungsmittel dienen dazu, die amphiphilen Moleküle an die geplante Wirkungsstätte zu transportieren und werden ausschließlich in Form von Aceton, Alkohol und Wasser zugefügt. Der Begriff des „wet bonding“ stammt jedoch aus Untersuchungen, die mit acetonbasierten Systemen (z. B. Prime&Bond NT) durchgeführt wurden [84, 122, 123].

Feuchtes Bonding undurchführbar

Bei Aceton als Lösungsmittel ist es in der Tat so, dass nur feuchtes Dentin als Bindungspartner für solche Systeme funktioniert. In der Praxis ist dieses feuchte Bonding jedoch nicht durchführbar, da der Schmelz zur Visualisierung des Ätzmusters immer getrocknet werden muss.

Re-wetting

Daher ist dann ein Wiederanfeuchten des Dentins notwendig („re-wetting“), um durch ein erneutes Aufquellen des kollabierten Kollagennetzwerks die Penetration der amphiphilen Moleküle zu erreichen [84, 122, 123]. Auf getrocknetem Dentin sind ethanol- oder acetonhaltige Primer daher signifikant weniger wirksam [84, 85, 122–125].

Innovatives Lösungsmittel

Eine begrüßenswerte Innovation ist die Inkorporation von tert-Butanol als weniger techniksensitives Lösungsmittel bei

XP Bond (Dentsply DeTrey, Konstanz). Trotzdem ist auch hier ein Re-wetting empfehlenswert [126].

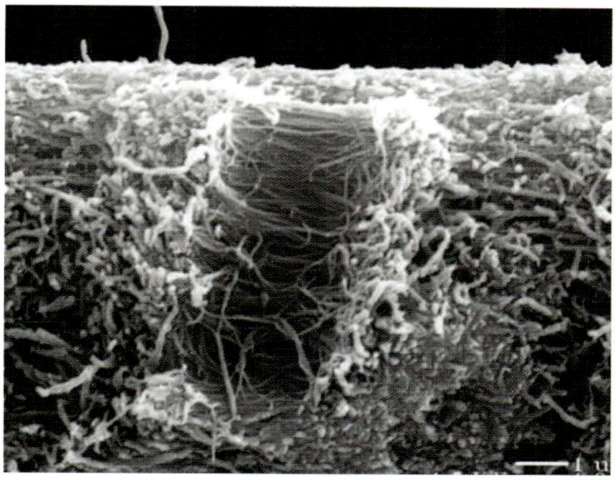

Abb. 3.12
Dentinoberfläche nach 15 Sekunden Ätzung mit Phosphorsäure (REM-Bruchpräparat; 1:7000). Die Demineralisationstiefe beträgt 5 µm.

!

> Wet bonding entstand durch die Verwendung acetonhaltiger Primer, die nach der Dentinätzung immer eine feuchte Oberfläche benötigen.

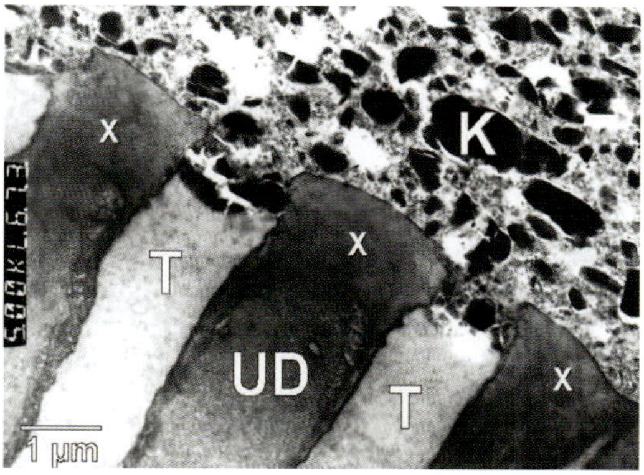

Abb. 3.13
Komposit-Dentin-Interface bei Missachtung von Wet bonding / Re-wetting (K = Komposit, UD = Dentin; TEM, 1:5000). Die durch die Phosphorsäure demineralisierten Bereiche (X) sind durch Trocknung kollabiert, das hier verwendete Adhäsiv (Prime&Bond NT) enthält kein Wasser, ist also nicht in der Lage, das kollabierte Kollagenfasergeflecht zu reexpandieren. Einziger Adhäsionsmechanismus ist die tubuläre Penetration (T) mit Adhäsiv. Eine Hybridschicht ist nicht detektierbar.

Nanoleakage

Die aus einem nicht durchgeführten Re-wetting resultierende unvollständige Penetration zieht nicht ausgefüllte Bereiche der nanoskopischen interfibrillären Räume nach sich, die als „Nanoleakage“

Postoperative Hypersensitivitäten

wissenschaftlich dokumentiert sind [25, 33, 48, 70, 127, 128]. Für den Kliniker viel wichtiger ist jedoch das dann auch vermehrte Auftreten postoperativer Hypersensitivitäten.

!

Durch ein nicht oder nur unzureichend durchgeführtes Wet bonding steigt die Gefahr postoperativer Hypersensitivitäten.

Abb. 3.14
Detailausschnitt aus Abb. 3.13, Blick auf kollabierte Kollagenfasern im Interface (TEM, 1:100.000)

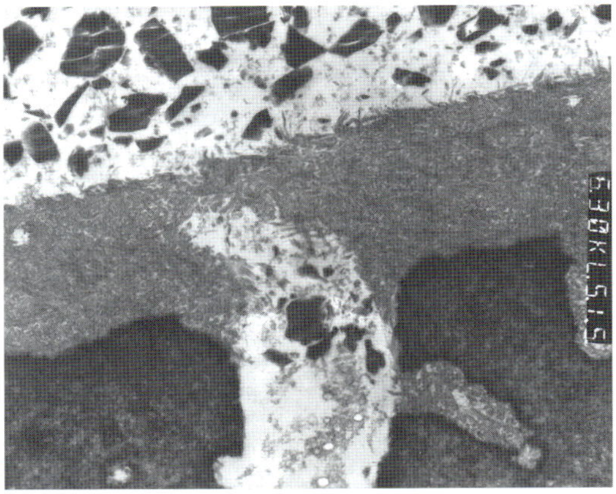

Abb. 3.15
Komposit-Dentin-Interface bei Beachtung von Wet bonding / Re-wetting (TEM, 1:5000). Die durch die Phosphorsäure demineralisierten Bereiche sind bei Trocknung kollabiert, aber danach durch gezieltes Re-wetting reexpandiert – das hier ebenfalls verwendete Adhäsiv Prime&Bond NT erreicht dann eine hochsignifikant bessere Penetration.

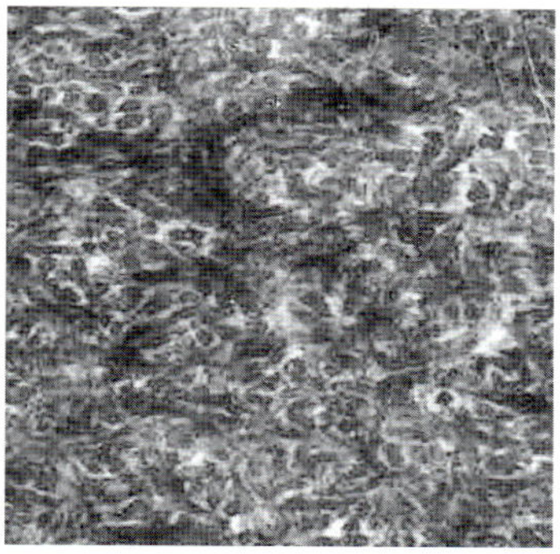

Abb. 3.16
Detailausschnitt aus Abb. 3.15, Blick auf vollständig hybridisierte Kollagenfasern im Interface (TEM, 1:100.000)

Weniger Anfälligkeit für die beschriebene Problematik zeigen die wasserbasierten (z. B. Scotchbond Multi-Purpose, 3M Espe) und wasser-/alkoholbasierten Systeme (z. B. OptiBond FL, Kerr, Orange, USA), da durch das im Primer enthaltene Wasser auch ohne Re-wetting eine akzeptable Rehydrierung erreicht wird [25, 33, 48, 70, 127, 128]. Vereinfacht lässt sich das Problem des Wassermanagements darstellen, wenn man sich vor Augen hält, dass alle Mehrflaschensysteme Wasser enthalten und alle Einflaschen-Total-Etch-Präparate nicht oder nicht in ausreichendem Maße. Das heißt, bei Mehrflaschensystemen kann das Re-wetting entfallen.

Wasserhaltige Primer/ akzeptable Rehydrierung

!

Alle Mehrflaschenadhäsive auf Etch-and-rinse-Basis enthalten so viel Wasser, dass ein Wet bonding oder Re-wetting nicht unbedingt durchgeführt werden muss. Daher sind diese Adhäsive entgegen der landläufigen Meinung weniger techniksensitiv als alle anderen Adhäsive.

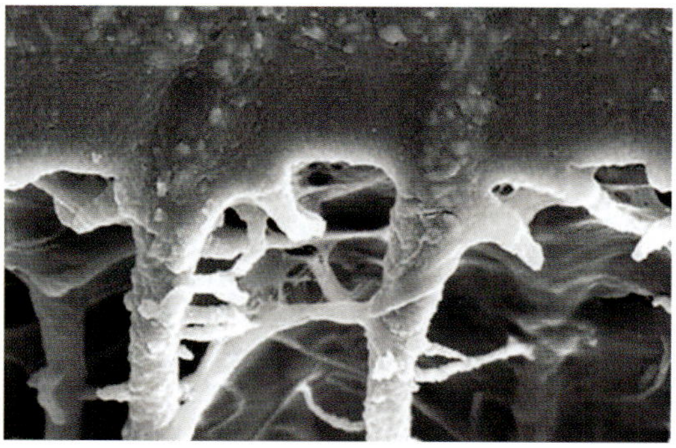

Abb. 3.17
Komposit-Dentin-Interface bei OptiBond FL (REM, 1:3000). Alle Interaktionsmuster sind intakt. Obwohl kein Re-wetting durchgeführt wurde, sorgt das im Primer enthaltene Wasser für ein perfektes Interface.

Höchste Haftwerte

Praktische Anwendungsprobleme

Unter Einhaltung dieser Gesichtspunkte werden in der relevanten Literatur für die vierte Generation der Adhäsivsysteme unter Anwendung von Total Etching die höchsten Haftwerte dokumentiert [55–57, 62, 92, 124, 125, 129, 130]. Der flüchtige Primer ist im Hinblick auf seine Aufgabe der Penetration amphiphil, das Bonding Agent dient nur als Haftvermittler mit guten mechanischen Eigenschaften und ist hydrophob. Diese Darreichungsform erscheint für viele Behandler aber kompliziert und manchmal verwirrend. Die Forderung an die Dentalfirmen lautete daher bald, Adhäsive aus einer Flasche zu vermarkten.

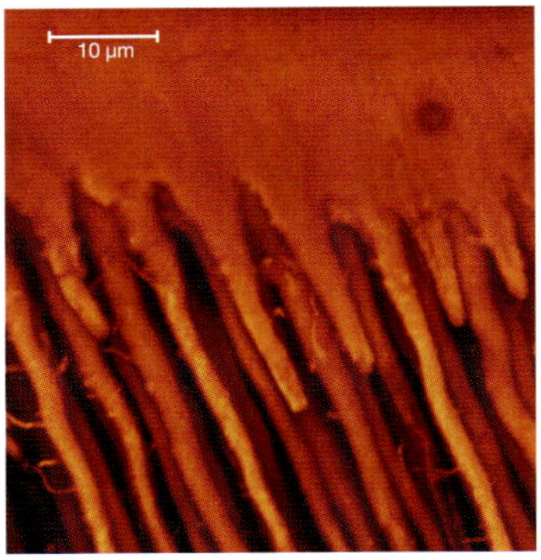

Abb. 3.18
Komposit-Dentin-Inteface bei Anwendung von Syntac nach Etch-and-rinse-Technik im CLSM. Die Hybridschicht inkl. trichterförmiger Erweiterung der Kanaleingänge ist klar detektierbar.

Zwei-Schritt-Etch-and-rinse-Adhäsive

„one bottle bonds“/ Einflaschenhaftvermittler

Die Darreichungsschwierigkeit letztgenannter Adhäsive führte rasch zur Präsentation der früher „fünfte Generation“ genannten Adhäsivklasse mit ihren „one bottle bonds“. Erste Erscheinungsform dieser neuesten Gruppe von Adhäsiven war das Kompomerbonding Dyract PSA, das aufgrund der gewaltigen Akzeptanz in nur leicht modifizierter Form (Prime&Bond 2.0) auch für Komposite vorgestellt wurde. Bei den Einflaschenhaftvermittlern finden sich alle Eigenheiten der beiden Vorgängergenerationen wieder. Es werden sowohl selbstkonditionierende (Prime&Bond NT, Dentsply DeTrey) als auch reine Total-Etch-Bondings (Scotchbond 1 XT, 3M Espe; One-Step Plus, Bisco, Itasca, USA, Solobond M, Voco; XP Bond, Dentsply DeTrey) dieser Klasse zugeordnet.

> Charakteristikum dieser Produkte ist, dass nach der Phosphorsäure nur noch *eine* Flasche zum Einsatz kommt.

!

Obwohl in der Literatur wiederholt von im Vergleich zu den aufwendigeren Systemen schlechteren Resultaten berichtet wird, sind diese Adhäsive aufgrund der zumindest suggerierten einfacheren Anwendung zwischenzeitlich klare Marktführer geworden. Am Anfang der Entwicklung wurden von den Herstellern meist mehrere Lagen Adhäsiv empfohlen, was die Anwendung meist nicht schneller gestaltete als bei Mehrflaschensystemen – die so vermiedene Gefahr der Verwechslung jedoch stellte den kommerziellen Erfolg sicher. Aus werkstoffkundlicher Sicht ist es hingegen plausibel, dass die Koinzidenz der Eigenschaften Penetrationsfähigkeit und mechanische Stabilität (im Vergleich zu Generation drei und vier) einen Kompromiss darstellt: Es können nicht beide Eigenschaften voll entwickelt sein. Entsprechend fallen auch die in vitro und in vivo gewonnenen Daten unter Anwendung dieser Generation von Adhäsivsystemen meist ungünstiger aus [55–57, 62, 92, 124, 125, 129, 130].

Cave! Schlechtere Resultate

Kompromiss aus werkstoffkundlicher Sicht

> Zwei-Schritt-Etch-and-rinse-Adhäsive enthalten kein oder kaum Wasser und müssen zur Vermeidung postoperativer Hypersensitivitäten *immer* mit Wet bonding / Re-wetting angewendet werden.

!

Da die Problematik des Wet bonding bei dieser Adhäsivklasse wesentlich ausgeprägter ist als bei den Mehrflaschenprodukten, wurden durch falsche Anwendung auch vermehrt Hypersensitivitäten beklagt. Das lag aber nicht an der Aggressivität der Phosphorsäure, sondern an suboptimalem Wassermanagement bei der Hybridisierung nach Total Etching.

Wassermanagement beachten

> Nicht die Phosphorsäure ist der Grund für postoperative Hypersensitivitäten, sondern fehlendes Verständnis für Wet bonding und Re-wetting.

!

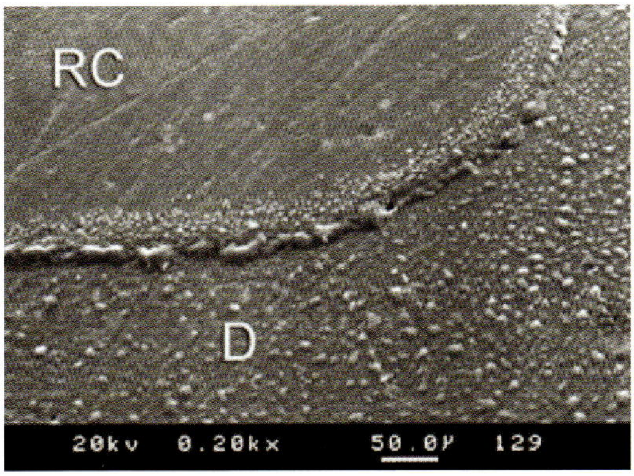

Abb. 3.19
Zervikaler Dentinrand einer Kompositfüllung, adhäsiv verankert mit einem Zwei-Schritt-Etch-and-rinse-Adhäsiv (Scotchbond 1). Die Permeabilität des Bondings zeigt sich klar durch die Quellung der Adhäsivschicht und die Transsudation aus der Hybridschicht [48].

All-in-one-Adhäsive

Verzicht auf Phosphorsäureätzung

Einflaschenpräparate

Das Problem der klinisch beobachteten Hypersensitivitäten bei One-bottle-Adhäsiven wurde unsinnigerweise auf die Phosphorsäure zurückgeführt. Daher machten anschließend die bereits im Rahmen der Schmelzhaftung erwähnten Systeme von sich reden, mithilfe derer die Phosphorsäureätzung umgangen wird. Erste Entwicklungsstufe waren die Mischpräparate (z. B. Adper Prompt L-Pop, Futurabond NR, Xeno III), heute werden aber auch schon Einflaschenlösungen angeboten (z. B. iBond SE, G-Bond, Xeno V, Futurabond M, Clearfil S3 Bond, AdheSE One usw.).

!

All-in-one-Bondingsysteme kommen ohne separate Phosphorsäureätzung aus, da der Schmelz mit demselben Adhäsivgemisch vorbehandelt wird wie das Dentin.

Vorteil und Nachteile

All-in-one-Adhäsive stellen eine Arbeitserleichterung dar, da nur *eine* Flüssigkeit appliziert werden muss. Es konnte aber gezeigt werden, dass das Problem der Techniksensitivität bei dieser Adhäsivklasse eher zu- als abgenommen hat [33, 48, 57, 69, 127, 131–134]. So müssen etwa die meisten Marktvertreter öfter aufgetragen werden, um wirklich Haftung zu generieren [32]. Das macht den zeitlichen Vorteil wieder zunichte.

All-in-one-Adhäsive weisen eine höhere Techniksensitivität auf als konventionelle Adhäsive mit Mehrschritt-Applikation.

!

Ein Problem, das vor allem mit All-in-one-Adhäsiven auftritt, ist die Permeabilität gegenüber Wasser. Es konnte in einer Reihe von Publikationen nachgewiesen werden, dass diese Adhäsive selbst nach der Photopolymerisation noch so hydrophil sind, dass Wasser oder Dentinliquor durchpenetriert und massive Nanoleakage dokumentiert ist, ein Phänomen, das auch für Schmelzoberflächen beschrieben ist [25, 32, 70, 133, 135]. Das bedeutet, je hydrophiler das applizierte Adhäsiv, desto ungünstiger die Prognose für einen dauerhaften Verbund zum Dentin. Hier zeigen die konventionellen Adhäsivsysteme ihre Stärken, da sie immer über ein hydrophobes Bonding Agent (z. B. Heliobond) verfügen [48, 55, 56, 127].

Permeabilität gegenüber Wasser

Dentinhaftungsdefizit

All-in-one-Adhäsive sind permeable Membranen, da sie selbst nach der Polymerisation noch Flüssigkeit passieren lassen und nie zu einer dichten Dentinversiegelung führen.

!

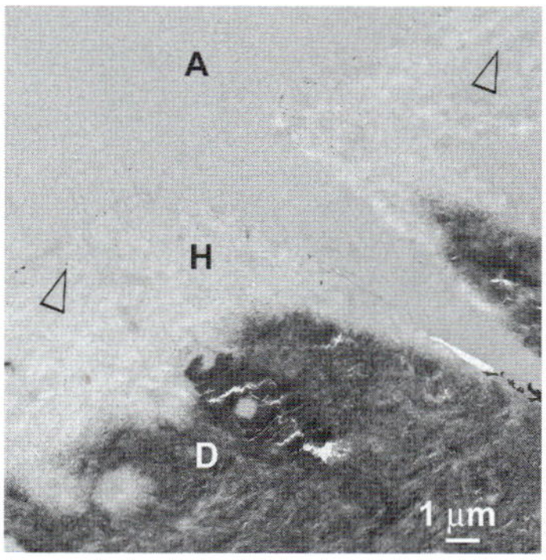

Abb. 3.20
Komposit-Dentin-Interface mit Adhäsivschicht (A) und Hybridschicht (Pfeile) D = Dentin). Bei Anwendung von Syntac sind keine Permeabilitätszeichen erkennbar [48].

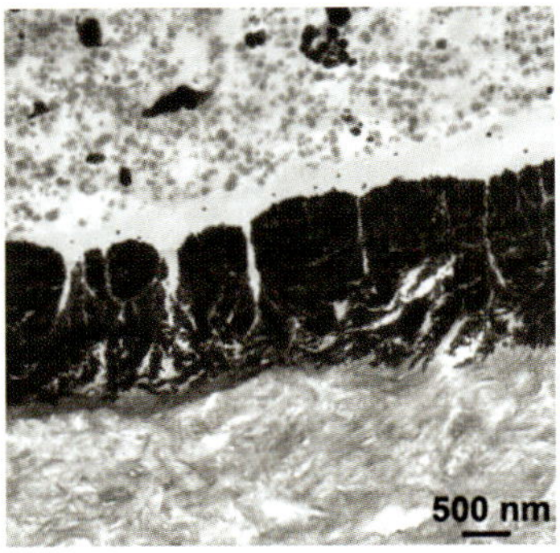

Abb. 3.21
Massive Wassereinlagerung im Komposit-Dentin-Interface nach Anwendung eines All-in-one-Adhäsivs [48]

Zwei-Schritt-Self-Etch-Adhäsive

Komplettierung durch hydrophobes Adhäsiv

Obwohl diese Adhäsivklasse eigentlich vor den All-in-one-Systemen stehen müsste, sind die meisten Entwicklungen auf diesem Sektor jünger als die All-in-one-Adhäsive. Auch hier wird unter Anwendung eines sauren Primers komplett auf die Phosphorsäure verzichtet, das Prozedere wird jedoch durch ein hydrophobes Adhäsiv (Bonding Agent) komplettiert. Diese Tatsache ist dafür verantwortlich, dass die Effektivität dieser Adhäsive bezüglich der Dentinhaftung als sehr gut einzuschätzen ist. Dies spiegelt sich in der klinischen Anwendung in niedrigen Raten postoperativer Hypersensitivitäten wider.

!

Zwei-Schritt-Self-Etch-Adhäsive weisen eine hervorragende Dentinhaftung auf. Postoperative Hypersensitivitäten sind nachgewiesenermaßen sehr selten.

Problematik des dauerhaften Schmelzverbunds

Die Problematik des dauerhaften Schmelzverbunds ohne Phosphorsäure stellt sich aber bei diesen Adhäsiven ebenso wie bei den All-in-one-Systemen. Ein Ausweg wäre jedoch hier eine selektive Schmelzätzung mit Phosphorsäure, die jedoch klinisch nicht immer einfach durchzuführen ist. Während aber bei Syntac oder A.R.T. Bond eine Phosphorsäureätzung des Dentins eher förderlich war, wird die Dentinhaftung bei AdheSE oder Clearfil SE Bond durch Phosphorsäure kompromittiert [136, 137].

!

Alle Self-Etch-Adhäsive sind im Schmelzrandbereich schlechter als Etch-and-rinse-Adhäsive. Zwei-Schritt-Self-Etch-Adhäsive sind zwar in den meisten Fällen besser als All-in-one-Bondings, an Phosphorsäurekonditionierung reichen sie jedoch allesamt nicht heran.

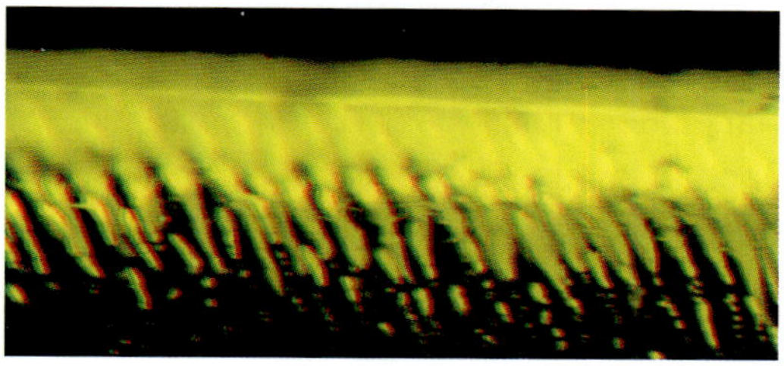

Abb. 3.22
Gute Dentinversiegelung mit einem Zwei-Schritt-Self-Etch-Adhäsiv (CLSM, 1:2000)

Gefüllte Adhäsive

Unabhängig von der Zugehörigkeit zu den neueren Adhäsivklassen wurde eine bestimmte Modifikation der Bonding Agents lange favorisiert. Durch Zugabe größerer Mengen von anorganischen Füllkörpern (z. B. 48 % bei OptiBond FL und 26 % bei OptiBond Solo, Kerr) gelang es, das adhäsive Potenzial noch zu steigern [35, 48].

Zugabe anorganischer Füllkörper

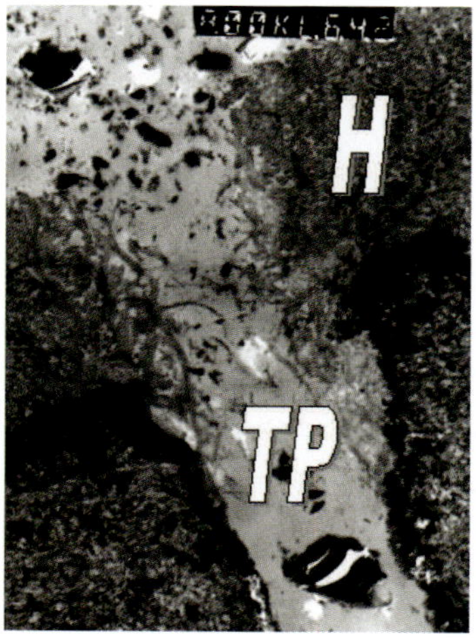

Abb. 3.23
Komposit-Dentin-Interface nach Anwendung von OptiBond FL (TEM, 1:6000). Neben der Hybridschicht (H) und der tubulären Penetration (TP) sind auch die Füllkörper im Adhäsiv zu erkennen.

!

> Durch die Addition von Füllern wird eine merkliche Viskositätserhöhung des Bondingharzes bewirkt, welche im Zuge des Verblasens dazu führt, dass die Schichtstärke des Bondings nicht zu dünn wird und besser polymerisierbar bleibt.

Gutes Randverhalten

Dadurch wird eine potenziell elastischere Verbundzone geschaffen, die in diversen In-vitro-Untersuchungen zu weniger Randspalten geführt hat. Eine ähnliche Wirkung kann auch mit der sogenannten Lining-Technik erreicht werden, da durch eine intermediäre Schicht mit geringerem Elastizitätsmodul die auf die Grenzfläche einwirkenden Polymerisationskontraktionsspannungen offensichtlich reduziert werden können, was sich positiv auf das Randverhalten auswirkt [35, 48]. Unseren In-vitro-Ergebnissen zufolge kann jedoch bei der Verwendung eines gefüllten Adhäsivs auf die Lining-Technik (und umgekehrt) verzichtet werden. In unseren Labortests konnte ein positiver Effekt gefüllter Adhäsive bislang nicht nachgewiesen werden. Für diese Tatsache spricht auch eine Studie, im Rahmen derer bei OptiBond FL die Füllkörper weggelassen wurden und die Ergebnisse trotzdem gut waren [138]. Daher scheint OptiBond FL als Repräsentant der Mehrschritt-Etch-and-rinse-Adhäsive primär ein hervorragendes Adhäsiv zu sein, was jedoch nicht nur auf den Füllkörpergehalt zurückzuführen ist.

Studie zu OptiBond FL

!

> OptiBond FL ist ein sehr gutes Adhäsiv. Das liegt aber nicht nur daran, dass es Füllkörper enthält, sondern an der chemischen Zusammensetzung. Laut unserer Daten unterscheidet es sich in der Wirksamkeit nicht von Syntac oder A.R.T. Bond.

Dentinbonding optimal

Werden die aufgeführten Probleme bei der Anwendung moderner Dentinadhäsive berücksichtigt, bietet das Dentinbonding eine hervorragende Erweiterung des Spektrums der zahnfarbenen, adhäsiven Restauration. Es wird eine so dichte Versiegelung der Dentinwunde erreicht wie mit keinem Unterfüllungsmaterial vorher. Dies wirkt sich positiv auf den Tragekomfort des Patienten aus, da die früher gefürchteten und oft bei Kompositfüllungen beklagten Hypersensitivitäten auf ein Minimum reduziert werden können. Eine klinische Studie an unserer Klinik mit den Kombinationen Syntac/Tetric und EBS/Pertac zeigt nach mittlerweile 10 Jahren Beobachtungsdauer 100 % Retention und 0 % Hypersensitivitäten, was den Erfolg minimalinvasiver Techniken unter kompromissloser Anwendung der Adhäsivtechnik ohne Unterfüllung (Total bonding) eindrucksvoll bestätigt.

Syntac empfehlenswert

Eine Langzeitstudie bewies: keine Hypersensitivitäten, aber vollkommene Retention bei minimalinvasiver Technik mit Adhäsivsystem ohne Unterfüllung.

!

Kritische Wertung unterschiedlicher Adhäsivklassen

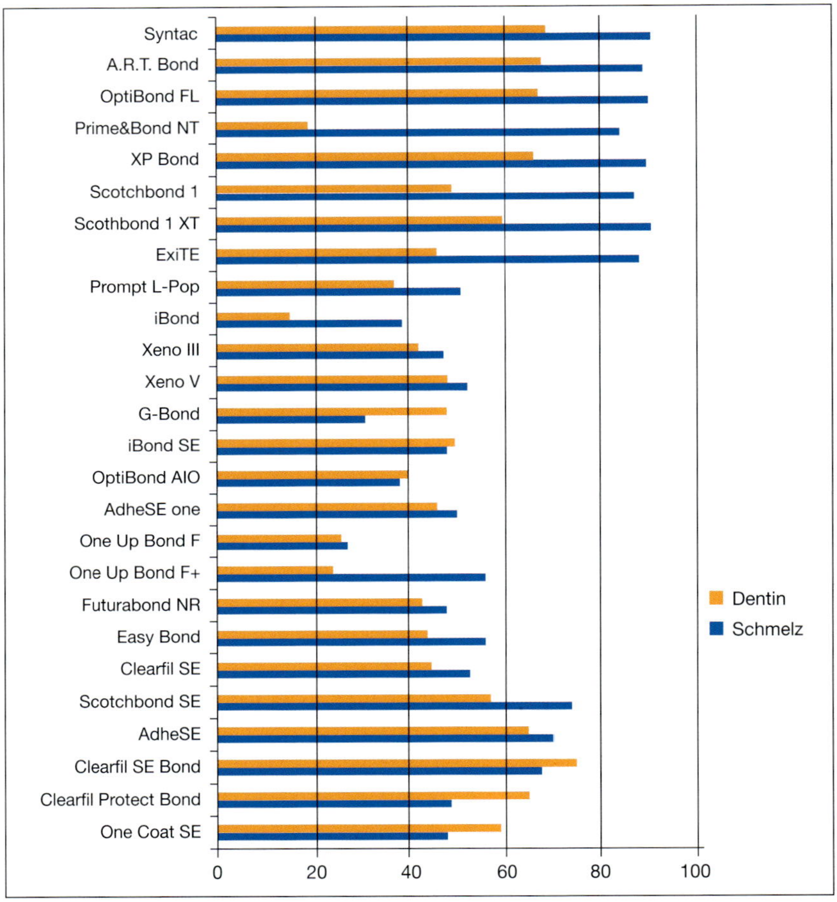

Abb. 3.24
Übersicht über Resultate aus Randqualitätsvermessungen im Schmelz (blau) und im Dentin (orange) in vitro nach thermomechanischer Belastung im Erlanger Kausimulator

Erst Verschlechterung

Wie die grafische Darstellung unserer In-vitro-Randspaltanalysen aus 14 Jahren deutlich zeigt, sind die Adhäsivsysteme über die Jahre erst einmal tendenziell schlechter geworden.

!

Die Resultate zeigen **die essenziellen Fakten** ganz eindeutig:

1. Vereinfachung (= Zeitsparen) bedeutet immer schlechtere Effektivität.
2. Self-Etch-Adhäsive sind bezüglich ihrer Schmelzbondingqualität überschätzt.
3. OptiBond FL und Syntac sind der „Goldstandard“ für Schmelz und Dentin.
4. Für die Schmelzrandqualität ist eine Phosphorsäureätzung stets von Vorteil.

Probleme bei der Anwendung

Dentinbonding techniksensitiv

Cave! Behandlungsfehler

Viele zu berücksichtigende Faktoren auf dem Weg zur klinisch ausreichenden Haftung und somit zur Vermeidung postoperativer Hypersensitivitäten weisen darauf hin, dass das Dentinbonding anders als die Schmelzhaftung einer erheblichen Techniksensitivität unterworfen ist [54, 139]. Eine Studie von Bouillaguet konnte belegen, dass die Anwendung identischer Adhäsive durch unterschiedliche Operateure zu Ergebnissen geringer Prädiktabilität führten [140]. Peschke konnte für OptiBond FL den Effekt von Behandlungsfehlern in vitro ebenso beweisen wie eine ähnliche Studie aus unserer Klinik mit Syntac und anderen Adhäsiven [54, 139]. Alle Abweichungen vom geforderten Behandlungsprotokoll verschlechterten die Resultate katastrophal. Als relevante und täglich passierende Behandlungsfehler zu nennen sind zu langes Ätzen des Dentins, zu langes Trocknen und verkürzte Einwirkzeiten vor allem der Primerlösungen.

!

Jede Abweichung vom Herstellerprotokoll führt zu schlechteren Ergebnissen.

Überätzen des Dentins

Erhöhte Randundichtigkeit

Das Überätzen des Dentins führt zu tieferen Demineralisationszonen und erlaubt es dem Primer bzw. Bonding Agent dann nicht, die länger gewordene Strecke bis zum unveränderten, nicht demineralisierten Dentin zurückzulegen. Resultat ist vor allem nach längerer Zeit ist eine zunehmende hydrolytische Zersetzung der nicht von Bonding Agent umhüllten organischen Strukturen mit der Folge einer erhöhten Randundichtigkeit – klinisch durch das Auftreten von Hypersensitivitäten lange vor dem definitiven Versagen der Restauration angekündigt. Anhand der Schilderung der klinischen Situation ist dieses Dilemma jedoch leicht aufzuzeigen: Die Kavität wird komplett mit Phosphorsäure geätzt, es soll aber darauf geachtet werden, dass der Schmelz für mindestens 30 Sekunden und das Dentin für maximal 15 Sekunden konditioniert wird, um optimale Voraussetzungen für das komplette Verkleben mit beiden Zahnhartsubstanzen zu schaffen.

> Kein Mensch kann Schmelz für exakt 30 Sekunden und Dentin für exakt 15 Sekunden ätzen. Daher empfiehlt sich ein Ätzen von peripher nach zentral, um diese Zeiten annähernd einhalten zu können. Das bedeutet, dass immer 15–20 Sekunden nach der Benetzung des Dentins mit Phosphorsäure abgesprayt wird. Ob der Schmelz dann 18 oder 24 Sekunden geätzt ist, spielt klinisch keine Rolle.

!

Zu hoher Säureaustritt

Tritt aber, wie klinisch oft beobachtet, mehr Säure aus als gewünscht, ist innerhalb weniger Augenblicke die Kavität mit Phosphorsäure vollgefüllt und das eigentliche Vorhaben ist gescheitert. Da es kaum als praxisnaher Tipp betrachtet werden kann, nun den ganzen Vorgang neu zu starten, empfiehlt es sich, die Zeitrechnung nach diesem Lapsus neu zu starten und nur auf das Dentin auszurichten. Das nach 15–20 Sekunden erreichte Schmelzätzmuster ist ausreichend dazu in der Lage, eine dauerhafte Verbindung zum Schmelz zu gewährleisten [141].

> Eine längere Applikation der Säure auf das Dentin ist kaum auszugleichen und verschlechtert die Prognose für eine dichte Versiegelung der Dentinwunde.

!

Übertrocknen der geätzten Dentinoberfläche

Pulpanähe

Das Übertrocknen der geätzten Dentinoberfläche führt wie beschrieben zum Kollagenfaserkollaps und sollte daher vermieden werden. Jeder kritische Behandler weiß jedoch, dass dies im klinischen Alltag unmöglich ist: Um das Schmelzätzmuster darzustellen, ist ein gewisses Maß an Trocknung notwendig, sodass zumindest einige Dentinareale der Kavität immer übertrocknet werden. Gerade die Abschnitte mit dem geringsten Abstand zur Pulpa, vor allem nahe der Schmelzbegrenzung im approximalen Kasten, sind davon betroffen. Die klinische Konsequenz daraus wird von der Primer- bzw. Lösungsmittelphilosophie des individuell applizierten Adhäsivsystems bestimmt.

> Im Falle aller Einflaschen-Etch-and-rinse-Systeme ist es ratsam, das Dentin nach dem Ätzen und Trocknen z. B. mit einem angefeuchteten Applikationsbürstchen erneut mit Wasser zu benetzen (Re-wetting).

!

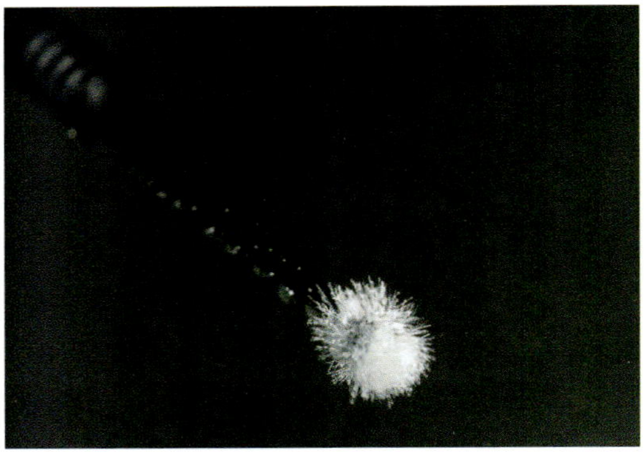

Abb. 3.25
Microbrush für Re-wetting der Dentinoberfläche. Nachdem aus 30 cm Entfernung mit Luft-Wasser-Spray gesprüht wurde, befindet sich ein zarter Raureif auf dem Bürstchen.

Luft-Wasser-Spray

Dazu wird ein Applikatorbürstchen (Microbrush) aus 30 cm Entfernung mit Luft-Wasser-Spray angesprüht, bis ein „Raureif" auf dem Bürstchen entsteht. Diese Menge Flüssigkeit ist ideal. Dabei darf das Wasser natürlich auch auf den Schmelz gelangen. Das Lösungsmittel des Adhäsivs zieht Wasser auch aus dem Schmelz.

!

Re-wetting ist leichter als Wet bonding und kann mit einem Microbrush mit Raureif durchgeführt werden.

Wasserbasierte Systeme weniger techniksensitiv

Andernfalls müssen schon im Zuge der Photopolymerisation interne Spalten zwischen Dentin und Komposit in Kauf genommen werden. Wasserbasierte Systeme können das kollabierte Fasergeflecht durch den bis zu 50%igen Wassergehalt leichter ausgleichen und sind ebenso wie wasser-alkohol-basierte Systeme in dieser Hinsicht weniger techniksensitiv. Mehrflaschen-Etch-and-rinse-Adhäsive enthalten stets so viel Wasser, dass ein Re-wetting nicht unbedingt durchgeführt werden muss [85, 125]. Es ist aber auch hier kein Fehler. Primer von Mehrflaschenadhäsiven müssen jedoch getrocknet und nicht nur verblasen werden.

!

Bei Mehrflaschensystemen besteht das Problem, dass das immer im Primer enthaltene Wasser im Zuge des Verblasens auch wieder aus dem System eliminiert werden muss, damit nicht das darauf applizierte Bonding Agent mit dem Restwasser vermengt wird. Hier sollte der Primer also nicht verblasen, sondern getrocknet werden.

Das bedeutet, dass diese Systeme nach der charakteristischen Einwirkperiode aktiver verblasen werden müssen als Aceton-Gemische, deren Lösungsmittel aufgrund der höheren Flüchtigkeit binnen weniger Augenblicke verdunsten kann [85, 125].

Aktiver verblasen

Da viele momentan auf dem Markt erhältlichen All-in-one-Adhäsivsysteme auf Wasserbasis hergestellt werden, besteht hier eine ähnliche Problematik wie bei den wasserbasierten Systemen der vierten Generation: Das für die Applikation notwendige Wasser muss vor der Applikation des Komposits wieder aus dem System entfernt werden. Da bei diesen Adhäsiven keine weitere Lösung mehr zum Einsatz kommt, besteht auch hier die Gefahr, dass sich an vereinzelten Stellen in der Kavität „dry spots" bilden, wodurch die Ausprägung des Interaktionsmusters teilweise minimal ist. Erste Resultate in vitro zeigen, dass auch hier eine multiple Applikation der Adhäsivgemische sinnvoll sein kann, sodass das Komposit erst dann appliziert wird, wenn die ganze Kavität ein glänzendes Erscheinungsbild bekommt [32].

Gefahr von „dry spots"

Multiple Applikation der Gemische

> Bei der Applikation von All-in-one-Adhäsiven ist darauf zu achten, dass die ganze Kavität glänzt, um genug Adhäsiv als Verbundmediator auf der Oberfläche zu haben.

!

Auch nach der Applikation des Bonding Agents ist beim Umgang mit dem Luftbläser Vorsicht geboten. Zum einen sollte auch dem Adhäsiv Zeit gegeben werden, um in das entkalzifizierte Dentin eindringen zu können, und zum anderen sollte das Bondingharz nicht zu sehr ausgedünnt werden, da durch die charakteristische Sauerstoffinhibitionsschicht eine Polymerisation dann eventuell nicht mehr möglich ist. Außerdem bietet eine dickere Adhäsivschicht ähnlich wie die Lining-Technik die Möglichkeit einer elastischen Intermediärzone zur Kompensation von Polymerisationsschrumpfungsspannungen. Aber auch diese Medaille hat eine Kehrseite, da im Falle der Verwendung eines ungefüllten Adhäsivs eine stärkere Schicht dieses Bonding Agents aufgrund der nicht vorhandenen Röntgenopazität bei späteren Bissflügel- oder Zahnfilmen als Randversagen missinterpretiert werden könnte. Ideal in diesem Zusammenhang sind die gefüllten Adhäsivsysteme, deren röntgensichtbare Füllkörper dieses Problem vermeiden helfen.

Vorsicht beim Verblasen!

Dickere Adhäsivschicht

Röntgensichtbare Füllkörper

!

Wird ein (nicht röntgenopakes) Bonding Agent vor der Photopolymerisation nicht dünn verblasen, besteht die Gefahr, dass sich im Röntgenbild Schatten unter der Füllung zeigen und die Sekundärkariesdiagnostik unmöglich wird.

Selbstkonditionierende Systeme mit weniger Techniksensitivität

Die Präsenz geeigneter Primer und Bondings allein ist noch kein Garant für den klinischen Erfolg, da diese Chemikalien ihre Zeit zur Erfüllung ihrer charakteristischen Aufgabe benötigen. Gerade in der Techniksensitivität liegt die große Chance auf innovative Konzepte bei der Erarbeitung neuer Adhäsionsstrategien. Deswegen erleben gerade die älteren selbstkonditionierenden Systeme momentan einen Boom, da Probleme wie Übertrocknen oder „moist bonding" ohne Phosphorsäureätzung des Dentins hier keine Rolle spielen und damit trotz scheinbar höherem Aufwand weniger Techniksensitivität aufweisen. Es ist zu erwarten, dass selbstkonditionierende Einflaschenadhäsive wie z. B. Prompt/EasyBond in naher Zukunft weiter optimiert werden, was die Problematik der Techniksensitivität des Dentinbondings wahrscheinlich reduzieren wird.

Verträglichkeit adhäsiver Biomaterialien

Sind Adhäsive biokompatibel, oder anders gefragt: Kann man die Unterfüllung weglassen oder nicht?

Permeabilität und Kavitätentiefe

Noch immer ist die Meinung weit verbreitet, dass die Phosphorsäureätzung die Permeabilität des Dentins für potenziell schädliche Kunststoffmonomere erhöht. Die Erhöhung der Permeabilität ist jedoch abhängig von der Kavitätentiefe. In flachen und mittleren Kavitäten mit einer verbliebenen Dentindicke von mehr als 500 µm spielt die Eröffnung der Dentintubuli für die Permeabilität keine Rolle [142]. Daher kann in diesen Kavitäten Dentin ohne Gefahr für die Pulpa geätzt werden. In der klinischen Situation wird ein Pulpaschaden nicht durch die Penetration toxischer Substanzen aus dem Kunststoff (z. B. Monomere) verursacht, sondern durch Bakterien im Randspalt [142, 143]. Das bedeutet, dass Dentinadhäsive dem Schutz der Pulpa dienen, da sie die bakterielle Penetration verhindern.

Schutz der Pulpa

Sehr tiefe Kavitäten

In sehr tiefen Kavitäten (Restdentindicke < 200 µm) wird durch Ätzen eine deutliche Erhöhung der Permeabilität bewirkt. Hier wird zum einen eine Diffusion von potenziell toxischen Substanzen in Richtung Pulpa diskutiert, zum anderen besteht durch die dann wahrscheinliche Mikroperforation die Gefahr der Kontamination mit Dentinliquor [142, 144]. Bei der beschriebenen Restdentindicke von < 200 µm schimmert die Pulpa bereits durch, daher ist in so tiefen Kavitäten die Applikation eines Calciumhydroxidpräparates (z. B. Kerr life) noch immer indiziert.

Calciumhydroxidpräparat

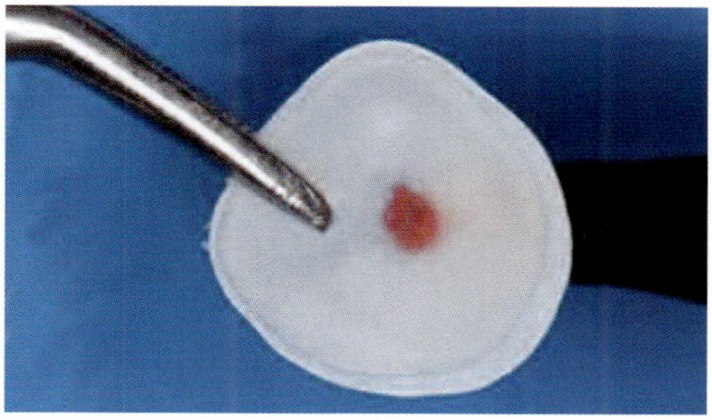

Abb. 3.26
Demonstration der kritischen Restdentindicke (300 µm): Auf der Rückseite wird mit einem roten Filzschreiber auf die Dentinscheibe gedrückt, um die schimmernde Pulpa zu simulieren.

!

Außer wenn die Pulpa bereits schimmert (Restdentindicke < 0,2 mm), kann man Dentin bedenkenlos ätzen und ohne Unterfüllung mit Komposit verkleben.

Postoperative Hypersensitivitäten

Postoperative Hypersensitivitäten nach Anwendung der Adhäsivtechnik werden im Wesentlichen dadurch verursacht, dass es durch Flüssigkeitsverschiebung in den Dentintubuli zu einer Reizung der Nervenendigungen kommt [142, 144]. Dies ist in erster Linie einer insuffizienten adhäsiven Versiegelung zuzuschreiben, denn postoperative Beschwerden treten auch in flachen Kavitäten auf.

!

Postoperative Hypersensitivitäten haben nichts mit der Kavitätentiefe zu tun. Sie treten vor allem dann auf, wenn Grundregeln des State-of-the-art-Bonding verletzt werden.

Biokompatibilität von Kompositen?

Betrachtet man die Ingredienzien von heutigen Füllungskunststoffen, so erscheinen Einwände gegen die Biokompatibilität von Kompositen angebracht [142, 144, 145]. Trotzdem ist die systemische Wirkung einzelner Stoffe, welche durch den Nahrungsabrieb der Füllung in den Magen-Darm-Trakt gelangen können, auf lange Zeit nicht vorherzusehen. Das wichtigste Thema im Rahmen der Biokompatibilität ist jedoch der richtige Umgang des zahnärztlichen Personals mit unpolymerisierten Adhäsiven und Kompositen. Hier ist eine No-touch-Technique sehr wichtig, um sich nicht unsachgemäß der Gefahr der Allergisierung auszusetzen [142, 144, 145].

Gefahr der Allergisierung

!

Nicht zuletzt deshalb ist eine gute Anamnese und Aufklärung der Patienten eine conditio sine qua non in der modernen adhäsiven Füllungstherapie.

4
Klinische Anwendung step by step

Komposit im Seitenzahnbereich

Primär- oder Sekundärversorung?

Es ist immer sinnvoll, bei Kompositfüllungen im Seitenzahnbereich zwischen Primär- und Sekundärversorungen zu unterscheiden, da viele Grundregeln je nach Indikation anders auszulegen sind.

Primärversorgung

Präparation

Gesunden Schmelz erhalten

Die Präparation bei Kompositfüllungen im Seitenzahnbereich ist ein Schlüsselfaktor für den klinischen Erfolg. Oberste Prämisse ist hierbei stets, möglichst viel gesunden Schmelz zu erhalten und nur das infizierte Dentin zu entfernen. Nimmt man diese Aufgabe ernst, handelt es sich um einen oft zeitaufwendigen Schritt, da das Stehenlassen von Zahnhartsubstanz immer mehr Zeit in Anspruch nimmt als das Wegschleifen.

!

> Die ideale Präparationsform für Komposit ist immer minimalinvasiv, das heißt: maximaler Erhalt des Schmelzes bei sicherer Exkavation kariösen Dentins.

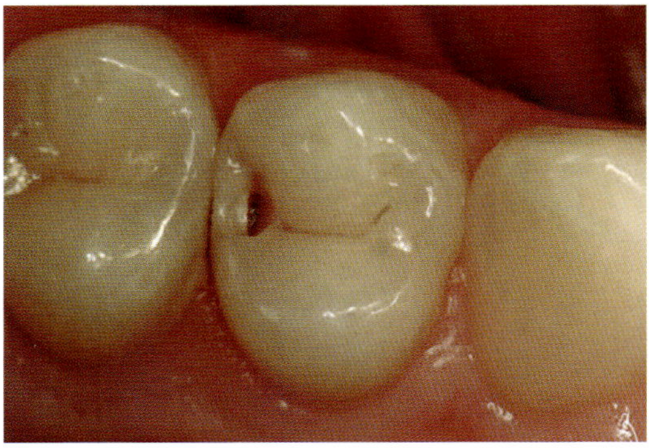

Abb. 4.1
Eröffnung der approximalen kariösen Läsion durch die Randleiste

Schallschwingende Instrumente

Nach der Eröffnung des approximalen Defekts sollte möglichst bald zu schallschwingenden Instrumenten übergegangen werden, um die Gefahr der Nachbarzahnverletzung gering zu halten [146–149].

> Minimalinvasives Präparieren ohne schwingendes Instrumentarium ist äußerst schwer.

!

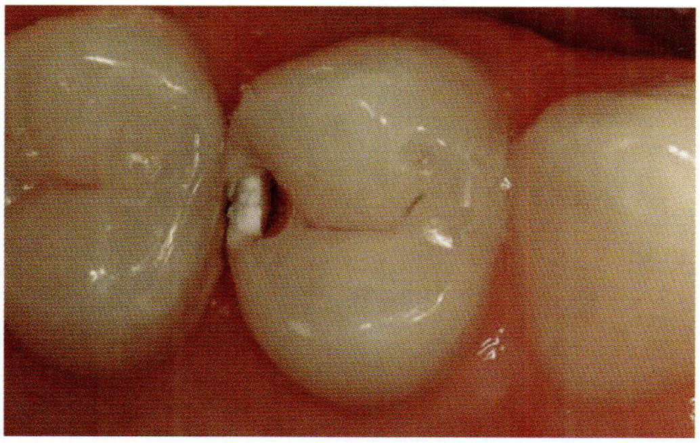

Abb. 4.2
Im Zuge der weitergehenden rotierenden Eröffnung der Randleiste wird der approximale Defekt sichtbar. Die Schmelzkaries ist opak-weiß, die Dentinkaries braun.

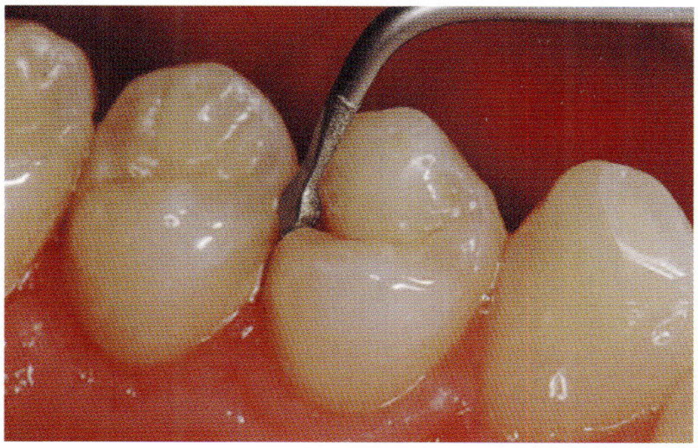

Abb. 4.3
Zur Entfernung der approximalen Schmelzlamelle sind schallschwingende Instrumente (SonicSys) hervorragend geeignet, um minimalinvasiv vorzugehen und den Nachbarzahn nicht zu beschädigen.

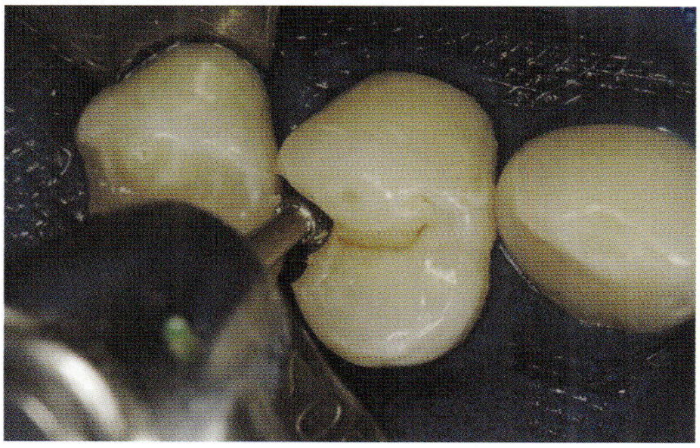

Abb. 4.4
Nach der Eröffnung mit Präparierdiamanten erfolgt die Exkavation trocken mit dem Rosenbohrer maximalen Durchmessers.

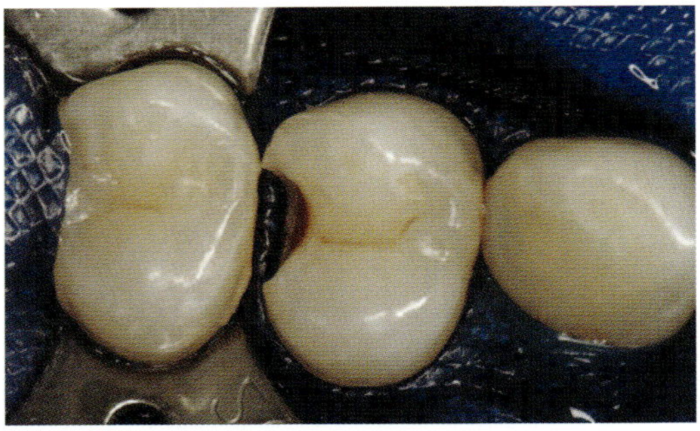

Abb. 4.5
Wo es möglich ist, sollte noch vorhandener Approximalkontakt stehen gelassen werden.

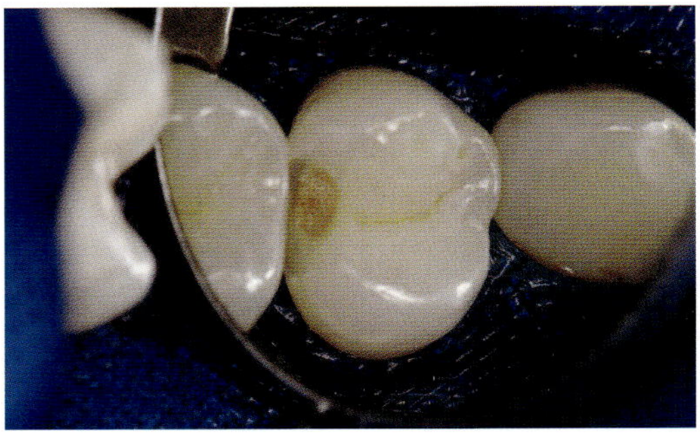

Abb. 4.6
Blick über den Spiegel auf das Ausmaß der Kariesexkavation. Das Dentin ist noch etwas ritzbar.

Schmelzabschrägung

Es ist unbestritten, dass eine Schmelzabschrägung ein besseres Schmelzätzmuster bewirkt, da hier die Schmelzprismen in der Regel eher von vorn und nicht von lateral angeschnitten werden [108]. Daraus jedoch abzuleiten, dass jede Kavität vor der Aufnahme einer Kompositfüllung angeschrägt werden muss, ist nicht durch klinische Daten gesichert [94, 109, 150]. Es ist jedoch ein Erfahrungswert, dass gerade in größeren Kavitäten ohne Anschrägung gern weiße Ränder an den Füllungen entstehen. Diese resultieren aus paramarginalen Schmelzrissen, da ohne Abschrägung der Schmelz neben dem Füllungsrand reißen kann und somit diese optische Erscheinung auftritt. Ein Zusammenhang zwischen weißen Rändern und Sekundärkaries ist jedoch nicht bewiesen.

!

Weiße Ränder entstehen bei Kompositfüllungen dann, wenn bei fehlender Schmelzrandabschrägung die Schmelzprismen neben der Füllung Risse bekommen. Dies kann durch eine leichte Anschrägung („Brechen der Kante“) leicht vermieden werden.

Wenn man mit Schallspitzen arbeitet, resultiert aus deren Form im Approximalbereich ohnehin ein Brechen der Kante – auf eine breitere Anschrägung kann aber getrost verzichtet werden. Im gezeigten Beispiel ist der approximal verbliebene Schmelz so grazil, dass eine routinemäßige Anschrägung das letzte bisschen approximalen Schmelz komplett vernichten würde (Abb. 4.5, Abb. 4.6).

Keine Anschrägung grazilen approximalen Schmelzes

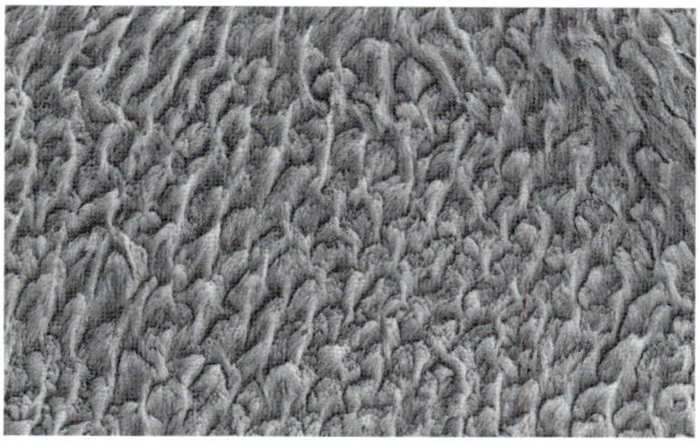

Abb. 4.7
Schmelzätzmuster nach Konditionierung mit Phosphorsäure für 30 Sekunden (REM, 1:2000). Bei der Schmelzrandanschrägung werden die Prismen meist von vorn angeschnitten und sorgen so für eine tiefere Ausprägung des Schmelzätzmusters.

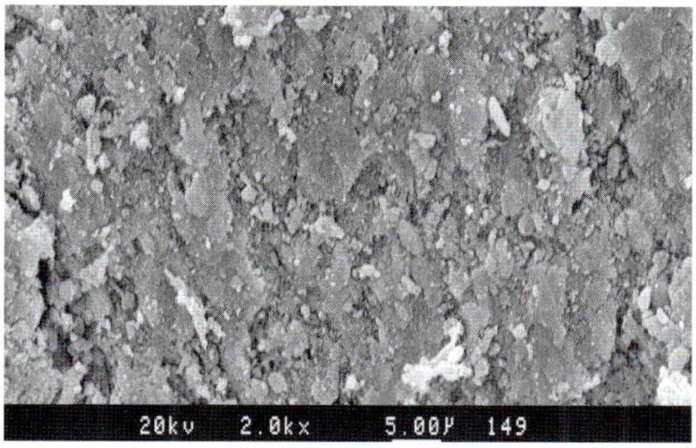

Abb. 4.8
Schmelzätzmuster nach 15 Sekunden Bearbeitung mit einem Microbrush (REM, 1:2000). Dieses Bild entstand auf demselben Zahn wie Abb. 4.7 und zeigt, dass das getrocknete Schmelzätzmuster berührungsempfindlich ist.

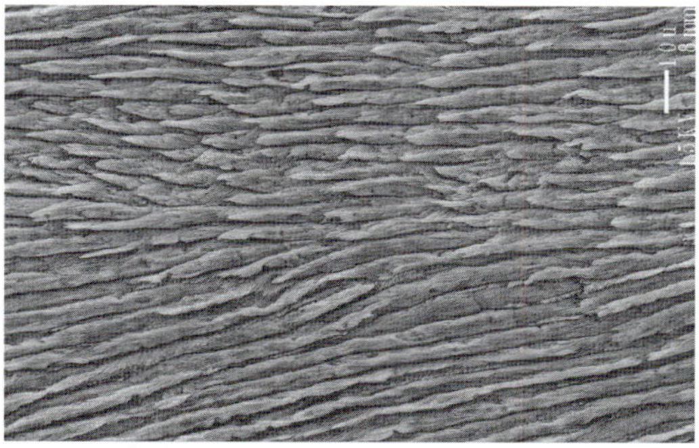

Abb. 4.9
Schmelzätzmuster am zervikalen Schmelzrand einer Klasse-II-Kavität ohne Schmelzrandabschrägung (REM, 1:1000). Die dreidimensionale Tiefe des Ätzmusters ist weniger stark ausgeprägt als in Abb. 4.7.

!

Eine Schmelzrandabschrägung im Seitenzahnbereich bewirkt meistens ein günstigeres Ätzmuster, ist jedoch keine conditio sine qua non. Bei spärlichem approximalem Restschmelzangebot ist eine Anschrägung sogar kontraindiziert, wenn die Gefahr besteht, das letzte bisschen Schmelz auch noch zu opfern. Auch hier ist es ratsam, die oralen und bukkalen Kastenränder an ihrer Kante zu brechen (z. B. mit SonicSys).

Matrizentechnik

Es ist heute im Vergleich zu den Anfängen der Adhäsivtechnik nicht mehr notwendig, mit transparenten Matrizen und Lichtkeilen zu arbeiten, was das Handling im Rahmen der Adhäsivtechnik enorm vereinfacht hat.

Anatomisch korrekter Approximalkontakt

Eine adäquate Matrizentechnik hat die Aufgabe, approximale Überschüsse zu vermeiden und für einen anatomisch korrekten Approximalkontakt zu sorgen [13, 151, 152]. Gerade Letzterer ist bei vielen Kavitäten ein Problem, da der Kontaktpunkt nicht wie bei Amalgam durch Stopfdruck herbeigeführt werden kann.

!

Neben postoperativen Hypersensitivitäten ist das Erreichen eines strammen Approximalkontakts das größte klinische Problem bei Kompositfüllungen.

Tofflemire-Matrizen

Tofflemire-Matrizen sind althergebrachter Standard in der Füllungstherapie, bei Kompositfüllungen jedoch ist ihr Einsatz limitiert. Falls die Kavität nach minimalinvasiven Grundsätzen so präpariert werden konnte, dass im Approximalbereich noch eine konvexe Form des Zahnes übrig geblieben ist, würde die eigentlich gerade verlaufende Tofflemire-Matrize durch den Restzahn bauchig umgeformt und erlaubte somit eine konvexe Rekonstruktion der approximalen Kontur. Bei größeren Kavitäten jedoch besteht die Problematik bei Tofflemire-Bändern in eben jener geraden Kontur, die gerade aus dem Kastenboden nach oben führt und oft unbefriedigende Approximalkontakte zur Folge hat.

!

Solange die Kavität approximal klein ist, kann auch mit Tofflemire-Matrizen gearbeitet werden, da die verbliebene Konvexität der Approximalkontur auch die Matrize formt. In größeren approximalen Kavitäten jedoch ist eine gute Approximalkontaktgestaltung mit dieser Matrizenart schwer, da die Füllung oft aus der Tiefe gerade emporkommt.

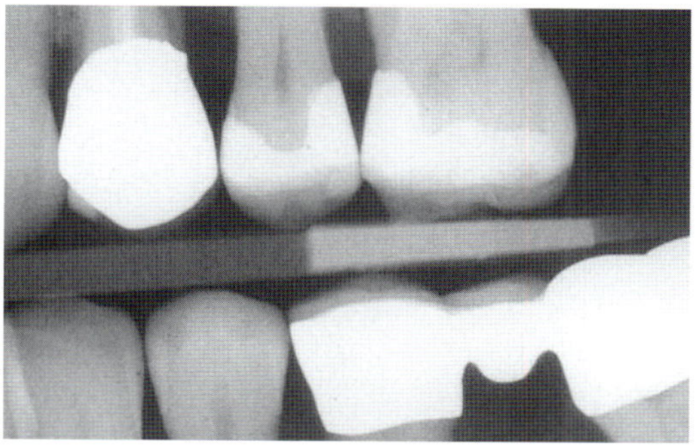

Abb. 4.10
Ausgedehnte Kompositfüllungen am oberen zweiten Prämolaren und ersten Molaren. Durch die Anwendung einer Tofflemire-Matrize ist die Approximalkontur gerade statt konvex.

Teilmatrizensysteme

Teilmatrizensysteme (Compositight/GDS; Palodent/Dentsply DeTrey) sind daher hier in den meisten Fällen das Mittel der Wahl. Durch die konvexe Kontur der bleitoten Approximalbänder ist es leichter möglich, bei der Rekonstruktion wieder konvexe Approximalräume zu schaffen.

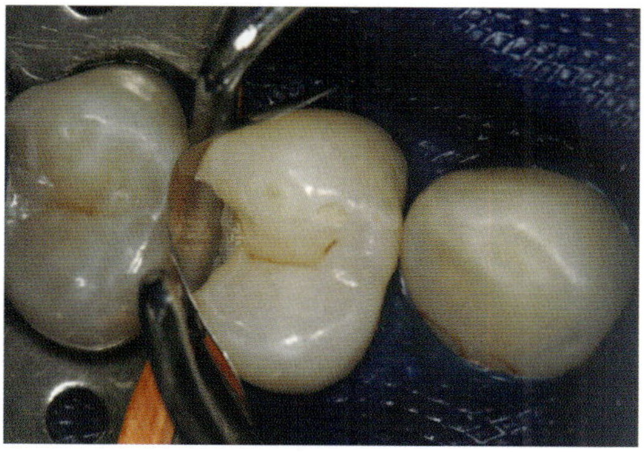

Abb. 4.11
Anlegen von Teilmatrize, Holzkeil und Separationsring. An der bukkalen Kavitätenbegrenzung ist der Approximalkontakt erhalten. Hier wurde auf das Brechen der Kante verzichtet. Am Kastenboden ist der verbleibende zervikale Restschmelz so dünn, dass auch hier keine Abschrägung mehr Sinn gemacht hätte. Der Holzkeil muss trocken sein.

Ein wichtiger, wenn nicht *der* wichtigste Faktor im Rahmen der Matrizentechnik ist die Verwendung eines Holzkeils. Es ist möglich, bereits

Trockener Holzkeil

im Rahmen der Präparation und Exkavation ein sogenanntes „Prewedging“ oder Vorverkeilen durchzuführen; es sollte jedoch darauf geachtet werden, später beim Legen der Restauration einen neuen, evtl. größeren, vor allem aber trockenen Holzkeil zu verwenden. Zwar kann es sein, dass Holzkeile während der Präparation Wasser aufnehmen, sie werden aber im feuchten Milieu auch weicher und verlieren so an Retention zwischen den Nachbarzähnen. Das merkt man ganz leicht, wenn man versucht, nasse Keile zu entfernen – das geht in der Regel sehr leicht. Nur ein trockener Keil ist also dazu in der Lage, die Zähne wirklich effektiv zu separieren.

!

Wird der Holzkeil im Zuge der Präparation beim Vorverkeilen nass, muss zum Legen der Restauration ein neuer, trockener Keil verwendet werden, da nur trockene Keile ordentlich separieren.

Adhäsive Vorbehandlung der Kavität

Etch-and-rinse-Technik

Nach der Reinigung mit Polierpaste zur Entfernung des Schmelzoberhäutchens kommt routinemäßig Phosphorsäure zum Einsatz. Es gibt diverse Meinungen zum korrekten Einsatz der Phosphorsäure, die zum Teil aber nicht klinisch praktikabel sind. Gerade die selektive Schmelzätzung ist unter klinischen Bedingungen oft nicht durchführbar. Es ist daher empfehlenswert, sich eine adäquate Etch-and-rinse-Technik anzueignen, die in jeder Indikation zum Einsatz kommen kann.

!

Die Etch-and-rinse-Technik ist zwar alt, aber höchst effektiv.

Selektivätzung mit Self-Etch-Adhäsiven

Es ist möglich, z. B. bei Anwendung eines Self-Etch-Adhäsivs, den Schmelz selektiv zu ätzen und damit ein besseres Schmelzätzmuster zu erreichen. Es muss jedoch darauf hingewiesen werden, dass bei dieser Anwendung die Säure keinesfalls auf das Dentin appliziert werden darf, da die Langzeitbeständigkeit der Dentinhaftung und somit die Vermeidung postoperativer Hypersensitivitäten nicht gegeben ist [136]. Im Zweifelsfall ist es also immer besser, gleich auf die konventionelle Etch-and-rinse-Technik zurückzugreifen.

> Alle Self-Etch-Adhäsive erreichen bessere Schmelzhaftungen, wenn der Schmelzrand selektiv mit Phosphorsäure geätzt wird.

!

Phosphorsäureätzung

Man beginnt bei der Phosphorsäureätzung immer am Schmelzrand der Kavität, da als ideale Ätzzeiten 30 Sekunden für Schmelz und 15 Sekunden für Dentin beschrieben sind. Dies exakt einzuhalten ist jedoch unmöglich. Der limitierende Faktor in dieser Gleichung ist jedoch die Dentinätzzeit, daher ist es zu empfehlen, am Schmelz zu beginnen, aber sobald die Säure auf das Dentin gelangt, immer nach 15 bis spätestens 30 Sekunden abzusprühen, um eine Dentinüberätzung zu vermeiden. Ob der Schmelzrand dann 21 oder 30 Sekunden geätzt wird, ist klinisch irrelevant. Es spielt aber klinisch sehr wohl eine Rolle, ob das Dentin 15 oder 30 Sekunden geätzt wurde, daher ist die Dentinätzzeit nicht zu überschreiten [54].

Dentinüberätzung vermeiden

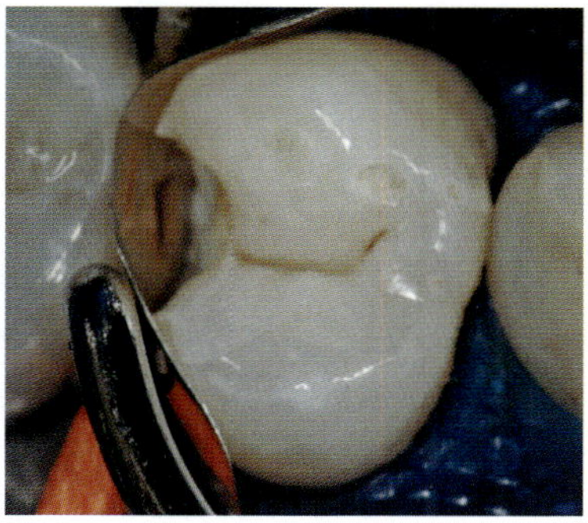

Abb. 4.12
Kontrolle des Schmelzätzmusters: Es wurde großzügig über die Kavitätenbegrenzung geätzt, um ein Unterätzen sicher zu vermeiden.

Ätzausdehnung

Es ist wichtig, die Kavität über die Ränder hinaus um mindestens 1 mm zu überätzen, um auf keinen Fall nach der Politur nicht adhäsiv befestigte Kompositareale zurückzulassen, die sehr bald von Verfärbungen befallen würden.

> Schmelzränder adhäsiver Kavitäten sollten immer mindestens 1 mm überätzt werden.

!

Gerade in Kavitäten wie der gezeigten ist es nicht praktikabel, ein Wet bonding im eigentlichen Sinne durchzuführen. Es ist einfach nicht möglich, das Dentin in dieser Geometrie feucht zu lassen. Daher wird bei Anwendung von Zwei-Schritt-Etch-and-rinse-Adhäsiven immer ein Re-wetting empfohlen, um das kollabierte Dentin wieder aufquellen zu lassen [85, 124, 125].

Re-wetting

Mehrschritt-adhäsive

Viel einfacher ist es jedoch, auf konventionelle Mehrschrittadhäsive zurückzugreifen, die ein Re-wetting nicht erfordern, da sie in ihren Primern genug Wasser enthalten, um das kollabierte Kollagen auf der demineralisierten Dentinoberfläche zu reexpandieren [31, 32, 48, 54, 56].

!

Mehrschritt-Etch-and-rinse-Adhäsive sind einfacher in der Anwendung als alle anderen Bondings.

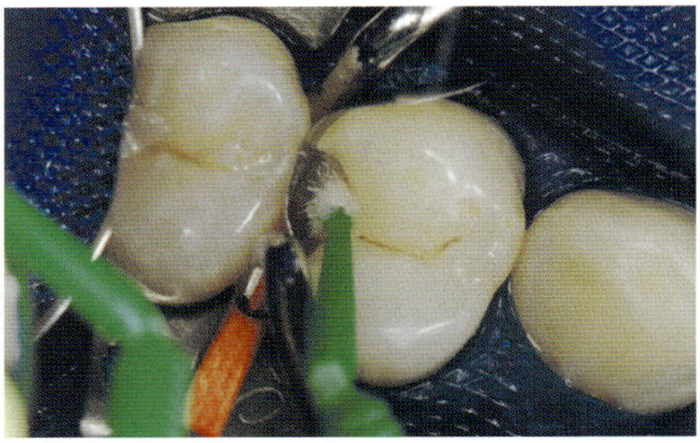

Abb. 4.13
Primerapplikation mit Microbrush. Wenn im Moment der Applikation das Schmelzätzmuster mit Flüssigkeit stabilisiert ist, ist es weitaus weniger berührungsempfindlich als im trockenen Zustand. Berühren ist also erlaubt, eine dauernde bürstende Bewegung sollte jedoch nicht durchgeführt werden.

Getrennte Applikation

Durch eine getrennte Applikation von Primer und Bonding Agent ist die Zuverlässigkeit des Schmelz-Dentinverbunds definitiv am größten.

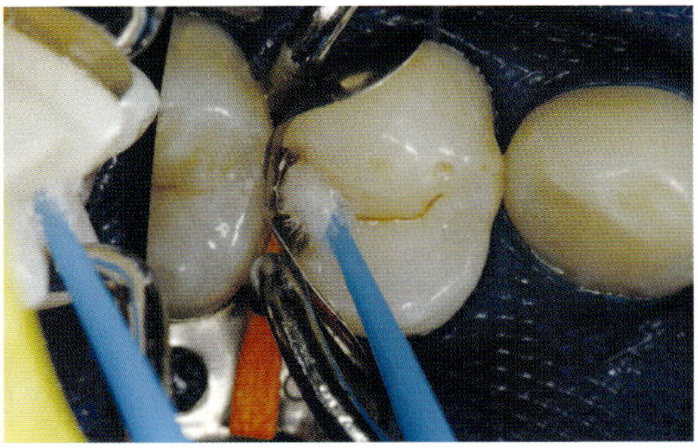

Abb. 4.14
Bei Mehrschrittadhäsiven müssen die Primer (und auch das „Adhesive“ bei Syntac, das eigentlich kein Adhäsiv, sondern ein zweiter Primer ist) getrocknet werden, um das enthaltene Wasser aktiv zu verflüchtigen. Ein Verblasen reicht hier nicht aus.

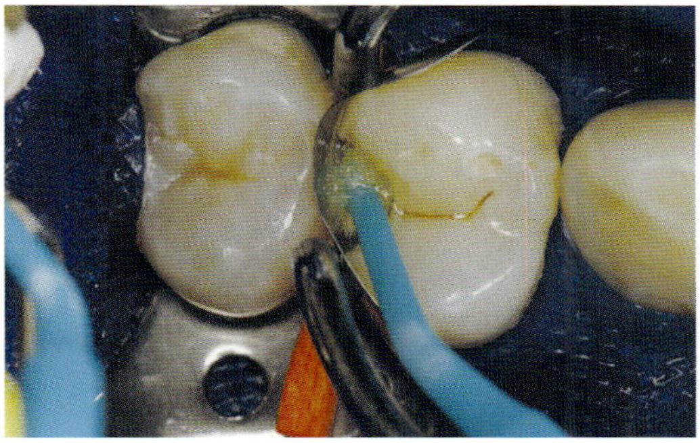

Abb. 4.15
Bei der Applikation des Bonding Agents (hier: Heliobond) ist es wichtig, genügend Material aufzutragen und dieses zur besseren Penetration auch kurz einwirken zu lassen.

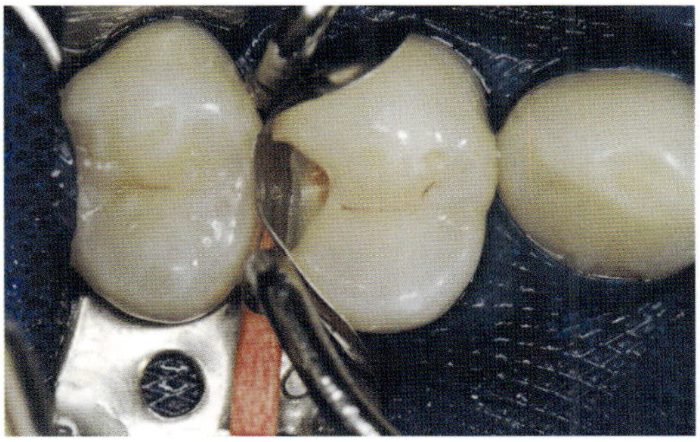

Abb. 4.16
Das Bonding Agent sollte stets dünn verblasen werden, da polymerisierte Pfützen (Poolings) zu Verschattungen auf Röntgenaufnahmen und später unmöglicher Sekundärkariesdiagnostik führen.

Fehlende Röntgenopazität

Das Bonding Agent wird dünn verblasen und photopolymerisiert. Es ist weder sinnvoll, das Bonding nur zu verstreichen, noch, das Bonding als dickere Schicht stehen zu lassen. Es existiert kein Adhäsivsystem auf dem Markt, das in solch dicken Schichten wirklich ausreichend röntgenopak ist, um später eine sichere Sekundärkariesdiagnostik betreiben zu können. Oft sind nach dieser fragwürdigen Technik auf dem Röntgenbild dunkle Schatten unter den Kompositfüllungen zu sehen, die dann unglücklicherweise als Sekundärkaries und/oder Spalten missinterpretiert werden könnten.

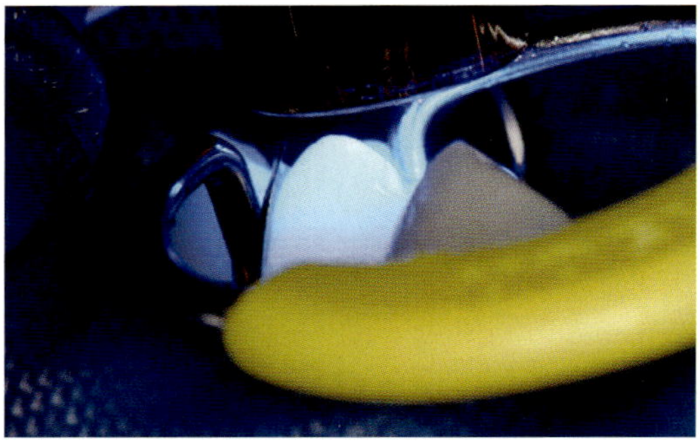

Abb. 4.17
Bei der Photopolymerisation ist darauf zu achten, dass sich das Lichtaustrittsfenster möglichst nahe am zu polymerisierenden Komposit befindet. Sowohl Matrizenbänder als auch Spannringe können hierbei erheblich im Weg sein.

Nachteil dünnen Verblasens

Ein Nachteil des dünnen Verblasens des Bonding Agents ist jedoch die Ausprägung der Sauerstoffinhibitionsschicht: Das heißt, es kann sein, dass durch das Ausdünnen der Adhäsivschicht die Sauerstoffinhibitionsschicht komplett durch die Adhäsivschicht reicht und so eine Polymerisation nur in den Dentintubuli zustande kommt, nicht aber in der Adhäsivschicht per se. Genau an dieser Stelle zeigt sich der Vorteil der sogenannten Lining-Technik. Indem man die Kavität nach der adhäsiven Vorbehandlung mit einem fließfähigen Komposit auskleidet, wird die sauerstoffinhibierte Schicht des Bonding Agents polymerisiert und die fragile Verbundzone zwischen Dentin und Komposit erfährt eine Stabilisierung.

Vorteile der Lining-Technik

Weitere Vorteile der Lining-Technik sind blasenfreiere Übergänge, Anfließen in schlecht sichtbaren und somit kontrollierbaren Bereichen und das zuverlässigere Ausfließen von approximalen Schmelzabschrägungen [76].

!

Die Lining-Technik (dünnes Auskleiden der Kavität mit Flowable) hat mehrere potenzielle Vorteile, die allesamt nicht klinisch belegt sind. Es ist jedoch unbestritten, dass im Falle einer approximalen Anschrägung ein niedrigvisköses Komposit viel leichter die Anschrägung ausfließt als ein hochvisköses.

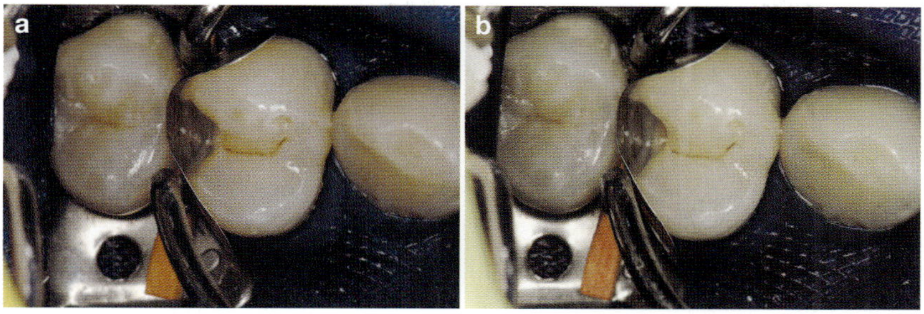

Abb. 4.18a–b
Lining-Technik: Es ist sinnvoll (aber keine conditio sine qua non), die Kavität mit einem fließfähigen Komposit auszukleiden. Dabei wird ein kleiner Tropfen auf den Kavitätenboden appliziert und dann mit einem Microbrush über die Anschrägung (falls vorhanden) geführt. Das Flowable darf nur so dünn (quasi als zweite Schicht Bonding) appliziert werden, dass man die eigentliche Farbe nicht erkennt.

Applikation des Komposits

Die Applikation des eigentlichen Füllungskomposits folgt immer den Regeln der Beachtung des C-Faktors. Dieses Problem wird im Rahmen der Sekundärversorgung (wo es auch viel wichtiger ist) ausführlich erläutert.

Beachtung des C-Faktors

Im Falle der Versorgung einer minimalinvasiven Kavität ist es vielmehr wichtig, das Komposit blasenfrei zu applizieren, statt auf Biegen und Brechen irgendwelche geometrischen Formen in den Zahn zu kaprizieren. Daher ist eine schräge Schichtung stets von Vorteil, wobei die Schichtstärke des einzelnen Inkrements 2–3 mm nicht überschreiten sollte [13, 65, 116, 153]. Zur Einhaltung dieses Limits ist es sinnvoll, sich portionierte Inkremente aus Schraubspritzen von der Helferin anreichen zu lassen. Bei Injektionssystemen besteht meist die Gefahr, dass immer ein wenig zu viel Komposit in die Kavität appliziert wird. Trotzdem ist es natürlich mit diesen Karpulen wesentlich einfacher zu arbeiten; hier stehen Ideal und Wirklichkeit nicht immer im Einklang.

Blasenfreiheit

Schräge Schichtung

Portionierte Inkremente

Lieber das Komposit blasenfrei applizieren als versuchen, irgendwelche Geometrien zu verfolgen.

!

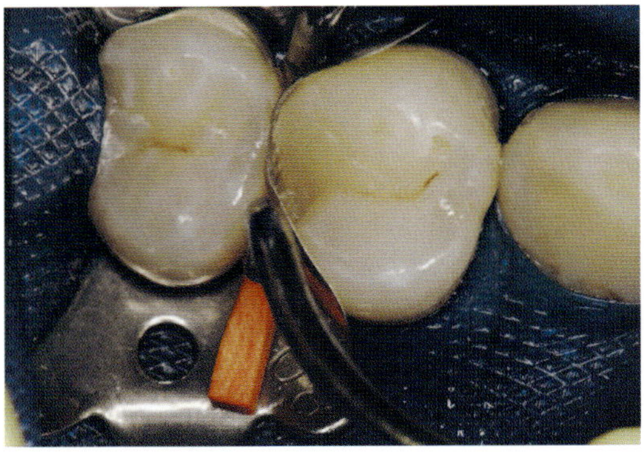

Abb. 4.19
Bei minimalinvasiv präparierten Kavitäten ist eine komplizierte Applikationsgeometrie schädlich für das Gesamtergebnis, da hierbei oft Blasen entstehen. Die sicherste Applikation in kleinen Kavitäten ist immer schräg, wobei mit einer PCP-12-Parodontalsonde in das Komposit gestochen werden kann, um die Dicke des Inkrements zu verifizieren.

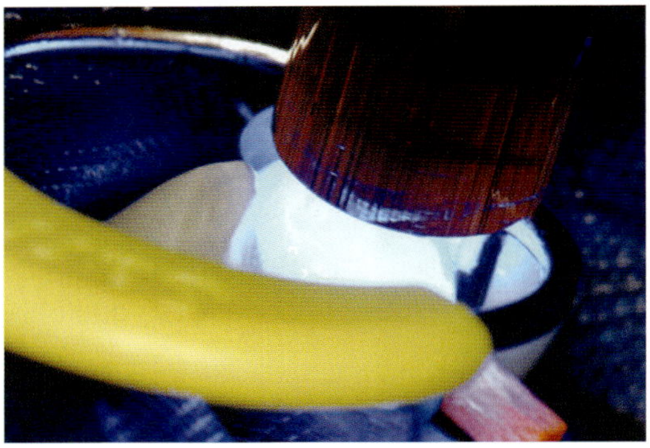

Abb. 4.20
Ein Inkrement aus Komposit kann praktisch nicht genug Licht abbekommen. Polymerisationszeiten von 10 Sekunden sind im Labor für manche helle Kompositsorten realisierbar, in der klinischen Situation sind 20 Sekunden und bei dunklen Farben oder größerer Entfernung des Inkrements von der Lichtaustrittsöffnung 40 Sekunden sicherer.

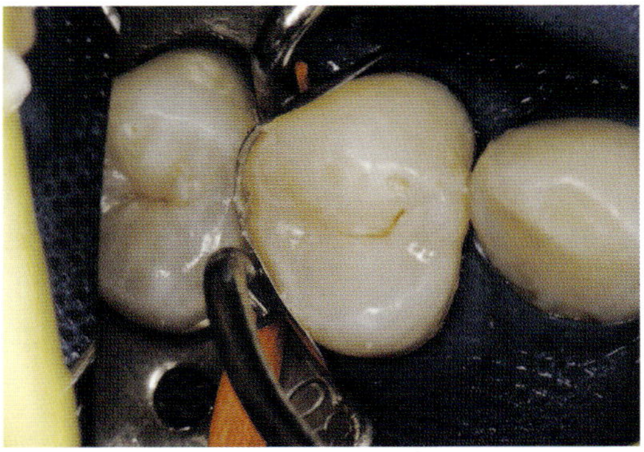

Abb. 4.21
Die Ausformung des letzten Inkrements birgt das Problem, dass das Komposit zur Matrize hin rechtwinklig verläuft und dann nur schwer ausgearbeitet werden kann. Eine Sonde hilft dabei, die Abrundung der Randleiste nach approximal zu gestalten.

Polymerisation

Über Photopolymerisation ließe sich ein eigenes Buch schreiben, daher hier an dieser Stelle nur die essenziellen Dinge:

Photopolymerisation

!

- Überprüfen Sie regelmäßig die Leistung Ihrer Lampe.
- Halten Sie den Abstand zwischen Lampe und Komposit möglichst gering, und sagen Sie das auch Ihrer Assistentin am Stuhl.
- Wenn Sie eine Halogenlampe mit einer Leistung über 600 mW/cm^2 haben, brauchen Sie sich noch keine neue Polymerisationslampe zu kaufen.
- LED-Geräte der neuesten Generation sind bei einer Neuanschaffung zu bevorzugen.
- Obwohl unter Laborbedingungen manche Komposite in hellen Farben bereits in 10 Sekunden polymerisierbar sind, gilt im Mund noch immer: im Zweifelsfall 20 und 40 Sekunden bei dunklen Farben. (10 Sekunden sind zu riskant!)
- Eine Kompositfüllung kann praktisch nicht genug Licht bekommen, bekommt aber wahrscheinlich im Bundesdurchschnitt eher zu wenig.
- Überprüfen Sie regelmäßig die Austrittsöffnung Ihres Lichtstabes, manchmal befindet sich mehr Komposit auf dem Lichtleiter als in der Kavität.
- Zu kurze Polymerisationszeiten machen alles kaputt. Daher lehren wir an unserer Universität generell 40 Sekunden für jeden Schritt – das ist bestimmt kein Fehler.

Ausarbeiten und Politur

Im Vergleich zum Amalgam ist die Endbearbeitung der Kompositfüllung wesentlich schwieriger.

Endbearbeitung

Unter ästhetischen Gesichtspunkten ist eine perfekte farbliche Adaptation zwar wünschenswert, im Rahmen der Politur jedoch besteht die Gefahr, entweder Überschüsse stehen zu lassen oder durch zu

Farbliche Adaptation

Systeme mit abnehmender Körnung

Occlubrush

aggressives Ausarbeiten unter Zeitdruck unnötig Zahnhartsubstanz „wegzupolieren". Hier haben sich Systeme bewährt, die mit abnehmender Körnung arbeiten, wie z. B. SofLex-Scheiben (3M). Für Fissurenbereiche hat sich das siliciumcarbidbelegte Bürstchen Occlubrush (Hawe Neos, Bioggio, Schweiz) vielfach bewährt, da es kaum Materialabtrag verursacht. Allerdings funktioniert es nur trocken und langsamtourig.

Approximale Überschüsse

Vor allem im Approximalraum stellen Überschüsse ein Problem dar. Wo beim Legen einer Amalgamfüllung nach dem Abnehmen des Matrizenbandes noch nachkonturiert werden konnte, ist bei Kompositrestaurationen mit dem Augenblick der Photopolymerisation kein leichtes formveränderndes Arbeiten mehr möglich. Es bleibt nur die rotierende oder feilende Bearbeitung – mit der Gefahr, den Zahn im Approximalraum dauerhaft zu schädigen.

!

Nicht nur im Hinblick auf das Erzielen eines anatomisch korrekten Approximalkontakts ist das stramme Verkeilen unabdingbare Voraussetzung für die Applikation des Komposits.

Lupenbrille

Zum effektiven Erkennen und Entfernen von approximalen Überschüssen konnte der positive Effekt einer Lupenbrille (2,3-fache Vergrößerung oder mehr) bereits nachgewiesen werden.

Nachpolymerisieren

Nach dem Abnehmen der Stahlmatrize ist es unabdingbar, die Restauration nochmals von oral und vestibulär zu polymerisieren – da gerade bei unter sich gehenden Restaurationen durch Zahnhartsubstanz und Matrize Schatten geworfen werden können, die von der Polymerisationslampe nicht in der gebotenen Stärke erreicht werden können.

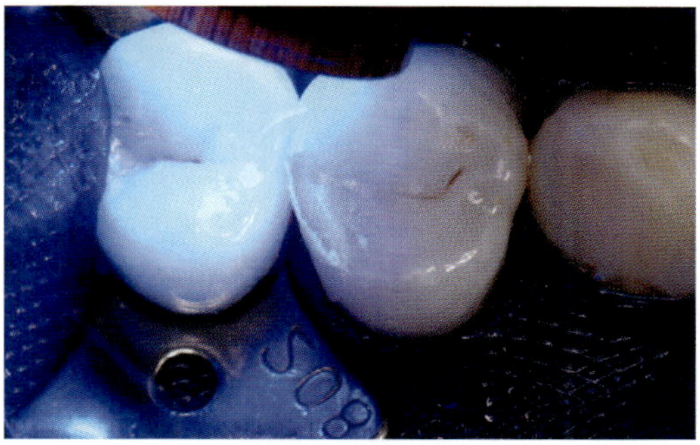

Abb. 4.22
Polymerisation von approximal nach dem Abnehmen der Stahlmatrize. Trotz ausreichender Separation deutlicher Überschuss nach palatinal

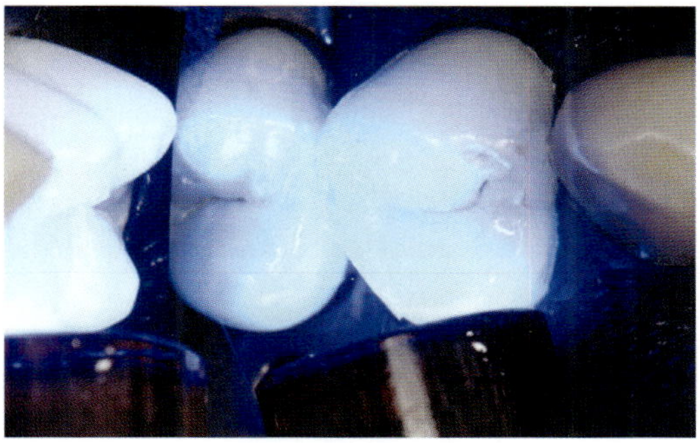

Abb. 4.23
Polymerisation von approximal nach dem Abnehmen der Stahlmatrize

Überschussscaling

Die erste Aktion nach dem approximalen Nachpolymerisieren ist das Entfernen von Überschüssen und Bondingfahnen mit einem Scaler oder Skalpell. Nicht von Adhäsion unterstützte Fahnen werden so sofort wegbrechen und dort positive Stufen hinterlassen, wo die Adhäsion funktioniert. Füllungen, die im Rahmen dieses Überschussscalings bereits wieder herausfallen, haben einen klinischen Einsatz nicht verdient.

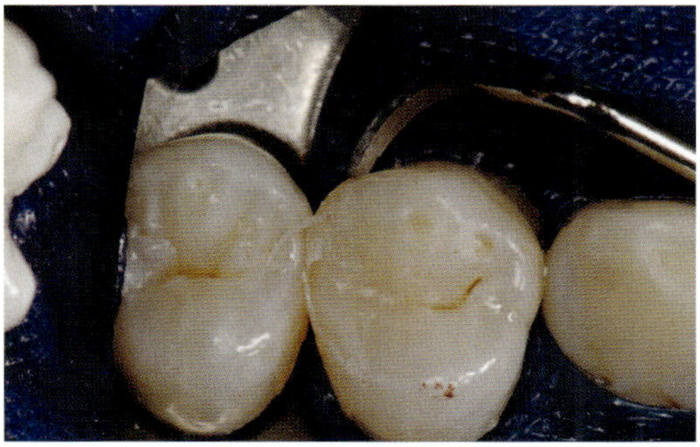

Abb. 4.24
Erste Aktion nach der Photopolymerisation: Entfernung von Bondingfahnen (auch oral und vestibulär am Kofferdamrand) mit einem Seitenzahnscaler

Rotierende Ausarbeitung

Manuell Wasser aufträufeln

Die rotierende Ausarbeitung der Restauration beginnt von approximal. Die oben genannten approximalen Stufen können am besten mit rotierenden Scheiben (SofLex, 3M Espe) entfernt werden. Hierbei ist es sinnvoll, sich tropfenweise Wasser von der Helferin auf den Zahn träufeln zu lassen, da eine Zuschaltung der Wasserkühlung mehr das Gesicht von Behandler und Patient als den Zahn kühlen würde.

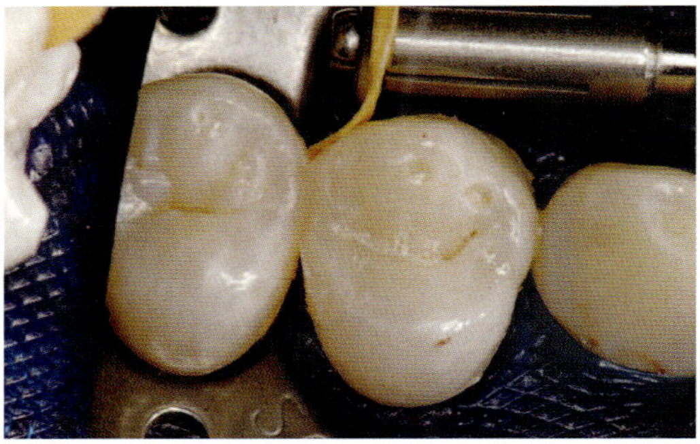

Abb. 4.25
Erste rotierende Aktion ist die approximale Ausarbeitung der axialen Übergänge zwischen Komposit und Schmelz mit dünnen Sandpapierscheiben (hier: SofLex) in einem geraden Handstück mit tropfenweise Wasserträufeln durch die Stuhlassistenz.

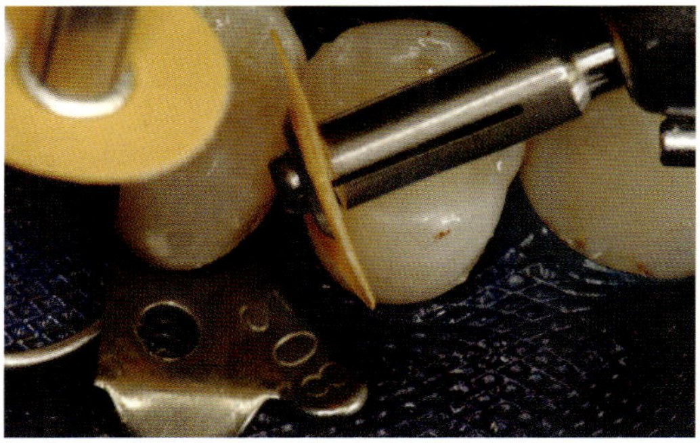

Abb. 4.26
Auch oberhalb des Approximalkontakts ist ein Abrunden der Randleiste nach approximal mit diesen Scheibchen möglich. Wichtig sind eine gute Abstützung und das Arbeiten unter Kofferdam, um die Weichteile nicht zu verletzen, da diese Scheiben extrem fein schneiden (auch Gingiva).

!

Die Ausarbeitung einer Seitenzahnkompositfüllung beginnt immer non-okklusal.

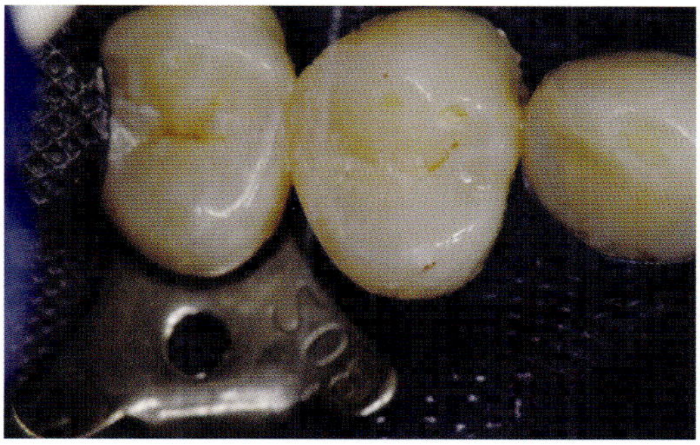

Abb. 4.27
Die approximale Kontur ist fertiggestellt, jetzt beginnt die okklusale Ausarbeitung.

Okklusale Ausarbeitung mit Finierdiamanten und Arkansassteinchen

Wenn die approximale Kontur des Zahnes bearbeitet ist, wird mit der okklusalen Ausarbeitung fortgefahren. Hier bieten sich Finierdiamanten an, aber auch die Bearbeitung mit Arkansassteinchen ist sehr probat. Letztere müssen jedoch in einem Schnellläuferwinkelstück montiert und sollten über einen Zurichtstein gegangen sein, damit sie nicht unrund laufen und die Oberflächentextur schädigen. Unter diesen Voraussetzungen ist es für den Behandler möglich, mit Steinchen taktil zwischen Schmelz und Dentin zu unterscheiden, was mit Finierdiamanten wesentlich schwerer fällt.

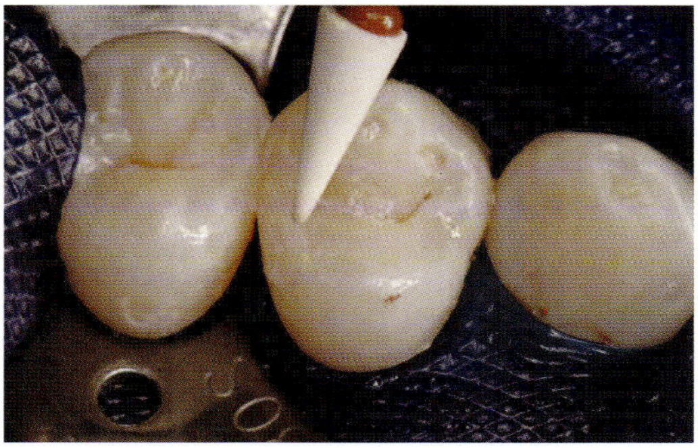

Abb. 4.28
Neben Finierdiamanten sind Arkansassteine (nur im Schnellläufer und nach Formung mit einem Zurichtstein!) gut geeignet, um die Füllung okklusal zu konturieren.

Mattglanz

Nach der Bearbeitung mit Finierdiamant oder Arkansassteinchen zeigt die Füllung bereits Mattglanz und muss nur noch endpoliert werden.

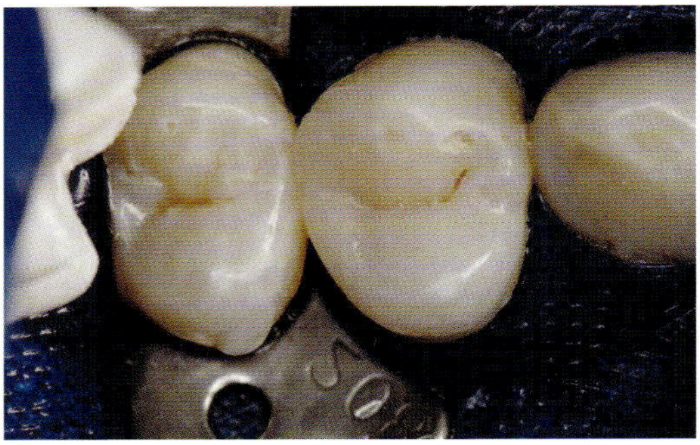

Abb. 4.29
Nach der okklusalen Bearbeitung mit Finierdiamanten/Arkansassteinchen ist die Oberfläche bereits matt glänzend. Poliergummis tendieren hier eher dazu, zu viel Kompositmaterial zu entfernen und die Füllung nicht anatomisch korrekt aussehen zu lassen.

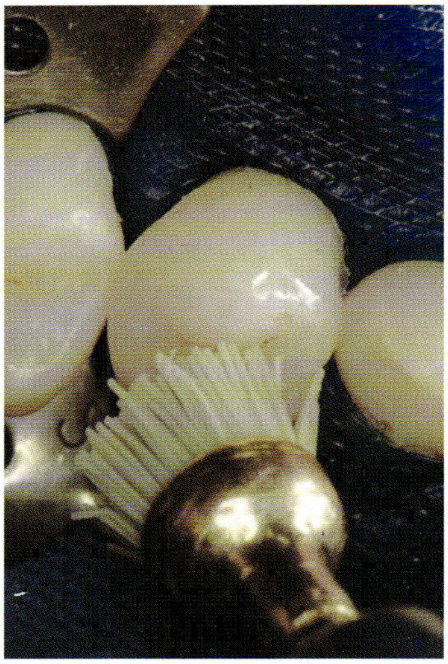

Abb. 4.30
Nach der rotierenden Ausarbeitung wird sofort auf siliciumcarbidbelegte Bürstchen gewechselt, die der Füllung im Nu Hochglanz verleihen. Dazu müssen sie jedoch langsamtourig und trocken angewendet werden.

Endpolitur

Die Endpolitur ist mit siliciumcarbidbelegten Bürstchen (Occlubrush/Hawe; Astrobrush/Ivoclar Vivadent) innerhalb kurzer Zeit einfach zu bewerkstelligen. Dazu dürfen diese Bürstchen jedoch nicht nass und mitteltourig, sondern müssen trocken und langsam (auch grünes Winkelstück möglich) bewegt werden.

!

Siliciumcarbidbelegte Polierbürstchen funktionieren langsam und ohne Wasserkühlung. Also runter vom Gas und Borsten gespart!

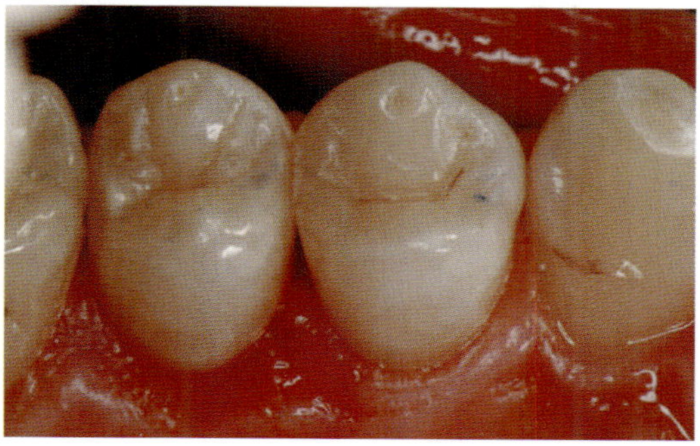

Abb. 4.31
Fertige Kompositrestauration

Abb. 4.32
Sofern möglich, ist es substanzschonender, mehrere minimalinvasive Kavitäten gleichzeitig zu eröffnen. Hier konnte z. B. am ersten Prämolaren distal die Kavitätenausdehnung deutlich kleiner gestaltet werden, da beim Schwenken des Rosenbohrers nach distal die mesiale Randleiste des 5ers nicht mehr im Weg stand. Dadurch wird die Gesamtausdehnung der Restauration kleiner und die Prognose für die Langzeitüberlebenszeit besser.

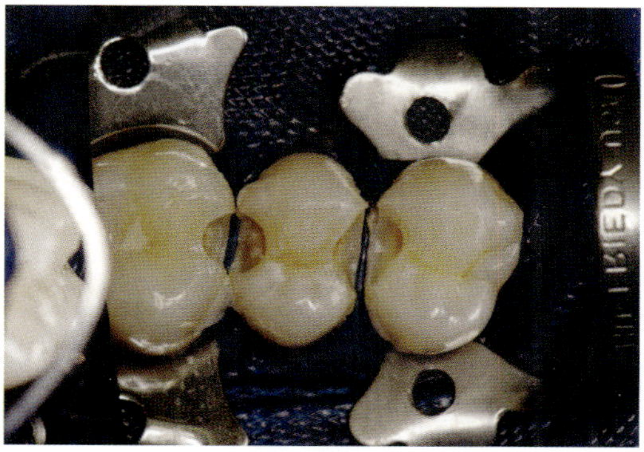

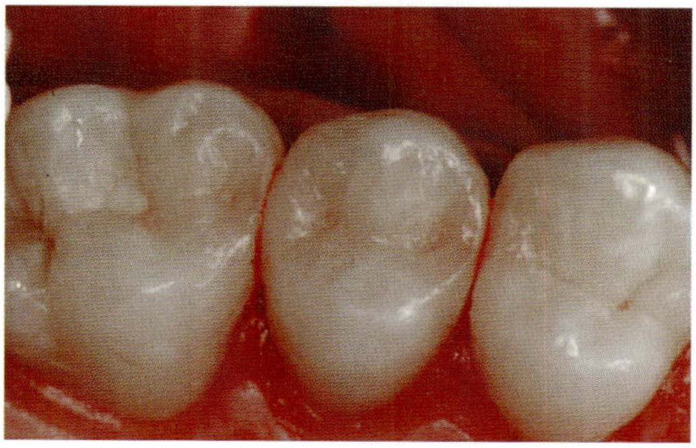

Abb. 4.33
Fertige Restaurationen der Kavitäten aus Abb. 4.32

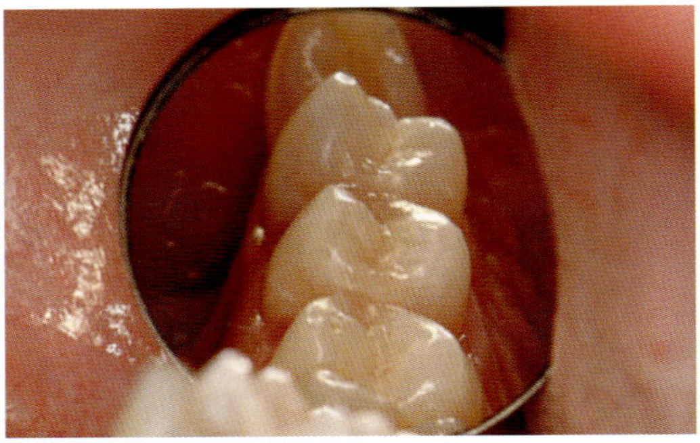

Abb. 4.34
Fertige Restaurationen der Kavitäten aus Abb. 4.32

Sekundärversorgung

Schichttechnik im Vordergrund

Im Rahmen der Sekundärversorgung rückt aufgrund des hier höheren Kompositvolumens die Schichttechnik in den Vordergrund. Bevor die korrekte Vorgehensweise genauer erläutert wird, sei das Wesentliche anhand eindrücklicher Fotos gezeigt.

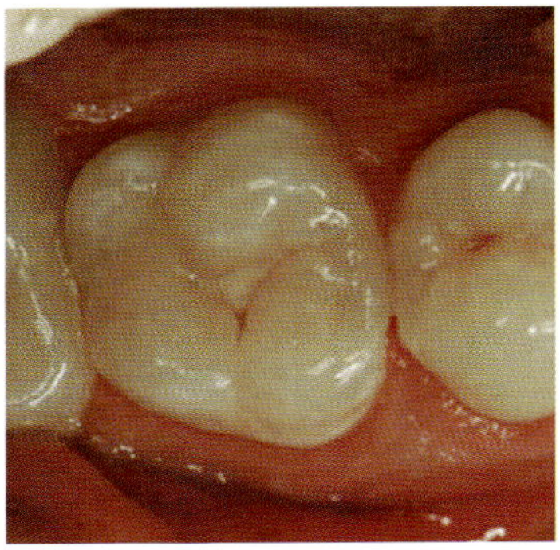

Abb. 4.35
Fissurenversiegelung und okklusale Teilfüllung mit Sekundärkaries

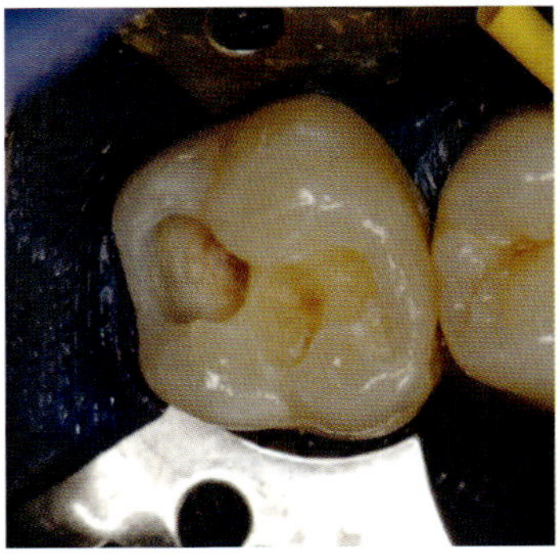

Abb. 4.36
Zustand nach Kariesexkavation und Kavitätenpräparation

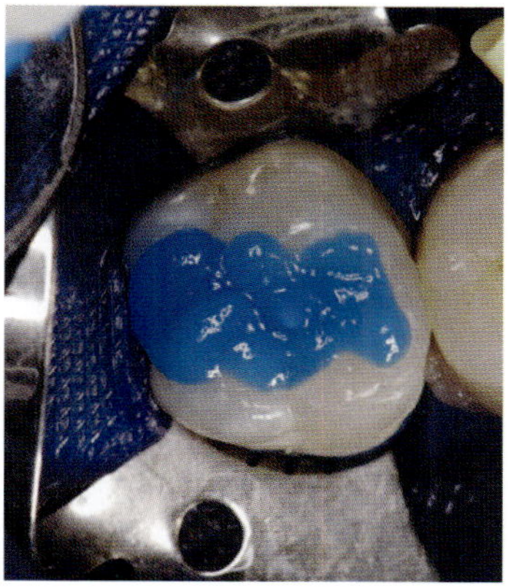

Abb. 4.37
Etch-and-rinse-Technik für Schmelz und Dentin

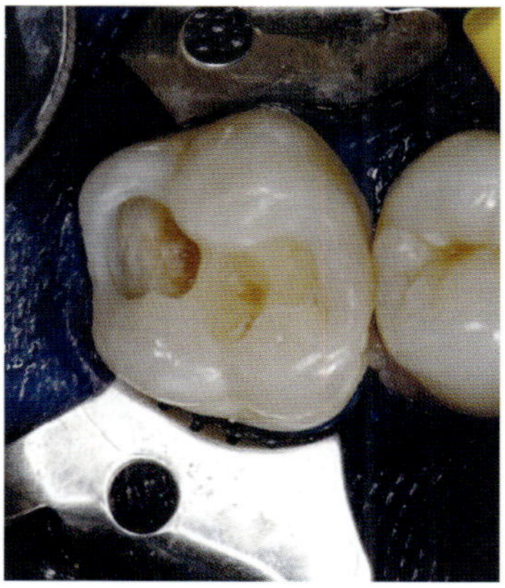

Abb. 4.38
Zustand nach Phosphorsäureätzung

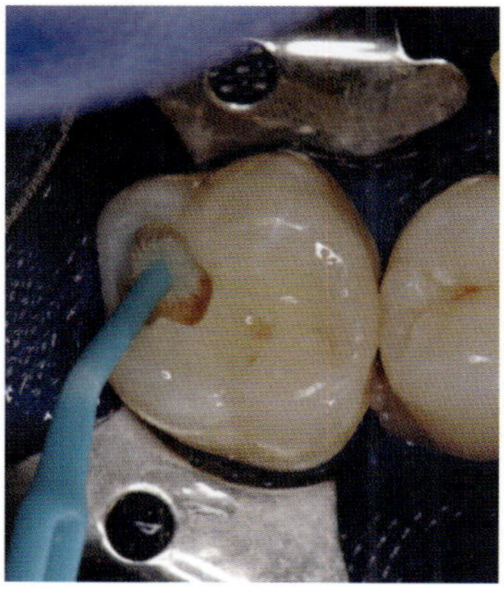

Abb. 4.39
Applikation des Primers. Aufgrund der deutlichen Tertiärdentinbildung ist keine Unterfüllung nötig. Es macht Sinn, den Primer für die Dauer der Applikationszeit in Bewegung zu halten, damit immer frisches reaktives Monomer für die Imprägnierung der Dentinoberfläche zur Verfügung steht. Aufgrund des beträchtlichen Wassergehalts des Mehrflaschenadhäsivs konnte auf ein Re-wetting verzichtet werden.

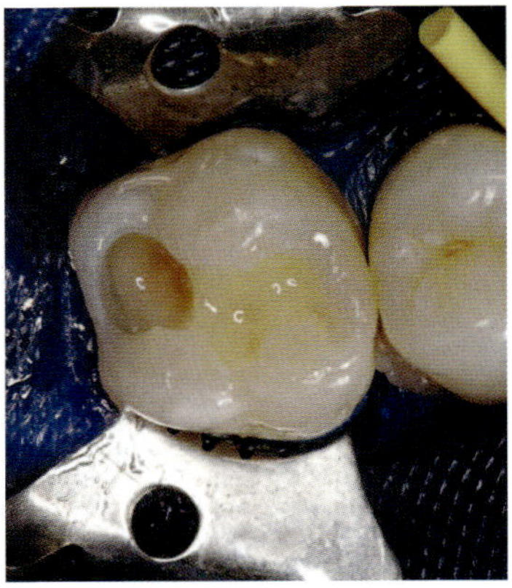

Abb. 4.40
Zustand nach Applikation des Bonding Agents

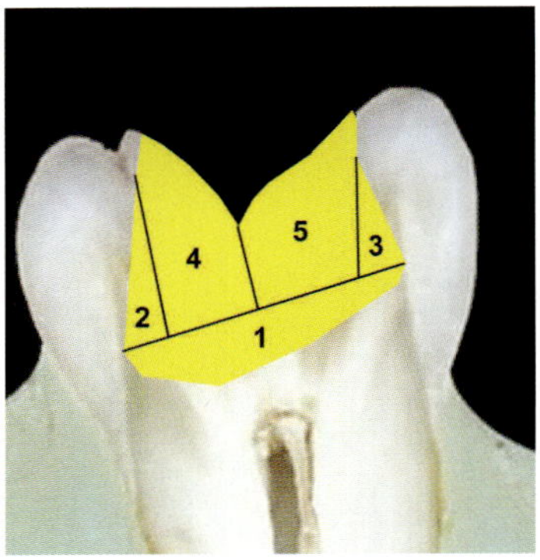

Abb. 4.41
Systematik der Schichtung unter Berücksichtigung des C-Faktors: Erste Schicht auf angeschnittene Dentinkanälchen mit Korrespondenz zur Pulpa, Höckerspitzen spät verbinden und viel freie Kompositoberfläche schaffen

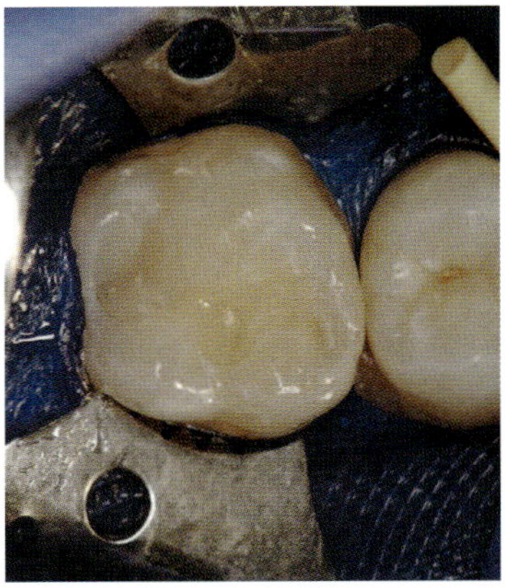

Abb. 4.42
Nach der ersten Schicht in Form einer „adhäsiven Unterfüllung" erfolgt das zweite Inkrement entlang der Höckerneigung schräg unter dem tragenden Höcker.

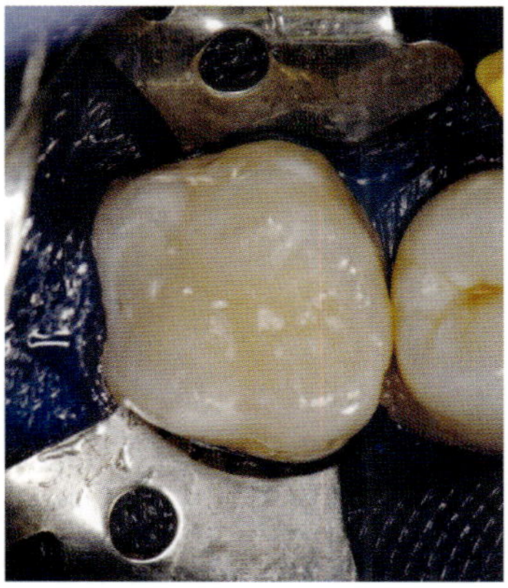

Abb. 4.43
Fertige Modellation der Restauration

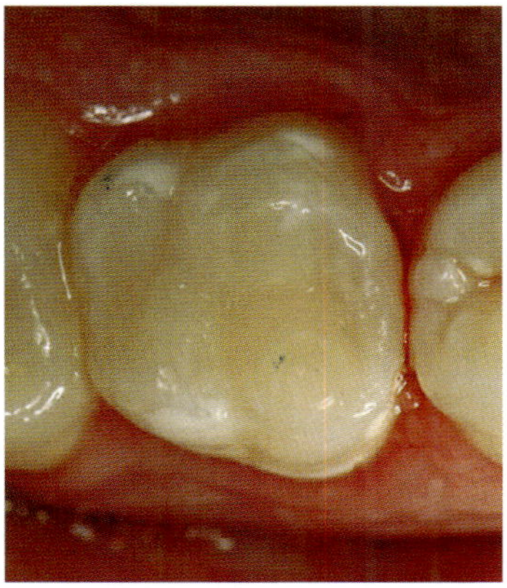

Abb. 4.44
Zustand nach Politur

Besondere Berücksichtigung des C-Faktors

Minimierte Zahnhartsubstanz

Im Prinzip gelten bei der Sekundärversorgung die gleichen Regeln wie bei der Primärversorgung. Hier ist aber durch die vorausgegangene Restauration respektive Präparation schon so viel Zahnhartsubstanz verloren gegangen, dass manche Dinge erleichtert werden (Applikation des Komposits, sichere Exkavation) und manche erschwert (Kontrolle von Polymerisationsschrumpfung und Überschüssen).

Kontrolle der Polymerisationsschrumpfung

Die Kontrolle der Polymerisationsschrumpfung erfolgt am besten, indem man sich stets den sogenannten Konfigurationsfaktor (C-Faktor) des gerade applizierten Inkrements vergegenwärtigt. Der C-Faktor bezeichnet das Verhältnis von gebundener zu ungebundener Kompositoberfläche, das heißt, er wird umso höher, je mehr Oberfläche eines Kompositinkrements mit Bonding an den Zahn geklebt wird [13, 65, 116, 153].

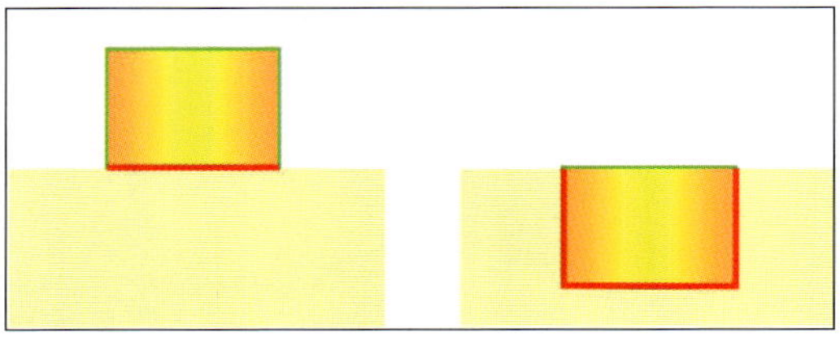

Abb. 4.45
Schemazeichnung zur Veranschaulichung des C-Faktors

Immense Bedeutung des C-Faktors

Wie die Abb. 4.45 zeigt, ist der C-Faktor auf der linken Seite (stellt man sich das Komposit als Würfel vor, ist eine Fläche gebunden und fünf Flächen sind ungebunden, der C-Faktor ist also 1/5 = 0,2) wesentlich geringer als auf der rechten Seite (hier wäre der C-Faktor in Analogie 5/1 = 5,0, also 25-mal so hoch!), wenn die gleiche Menge Komposit entweder auf eine flache Dentinoberfläche oder in eine okklusale Kavität appliziert wird. Überprüft man die hier exakt entstehenden Dentinhaftungen, werden links 47 MPa und rechts 12 MPa gemessen, mit dem gleichen Adhäsiv/Komposit. Das verdeutlicht die immense Bedeutung des C-Faktors [13, 65, 116, 153].

!

Die **Grundregeln für die Schichtung bei mittelgroßen bis großen Kompositrestaurationen** lauten daher:

- Schichte das erste Inkrement immer da, wo angeschnittene Dentinkanälchen mit der Pulpa kommunizieren. Das erste Inkrement haftet immer am besten. Daher sieht das erste Inkrement (oder die Lining-Technik) immer so aus wie eine konventionelle Zementunterfüllung, okklusal und parapulpär.
- Stelle Dir immer den C-Faktor des gerade geschichteten Inkrements vor.
- Kessele das Komposit nicht mit Zahnharstsubstanz ein.
- Schichte in höheren Lagen entlang der Höckerneigung, niemals horizontal und an den Rändern hochgezogen.
- Beginne nach der „adhäsiven Unterfüllung“ unter dem Stützhöcker.

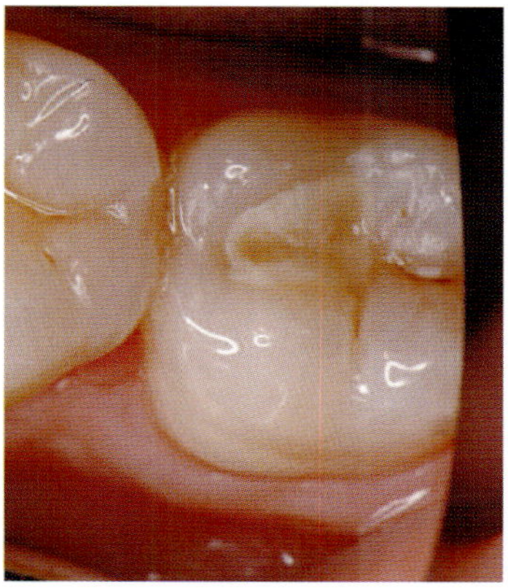

Abb. 4.46
Provisorische Restauration mit Glasionomerzement, da die letzte Sitzung aus Zeitmangel nach der Exkavation abgebrochen worden war

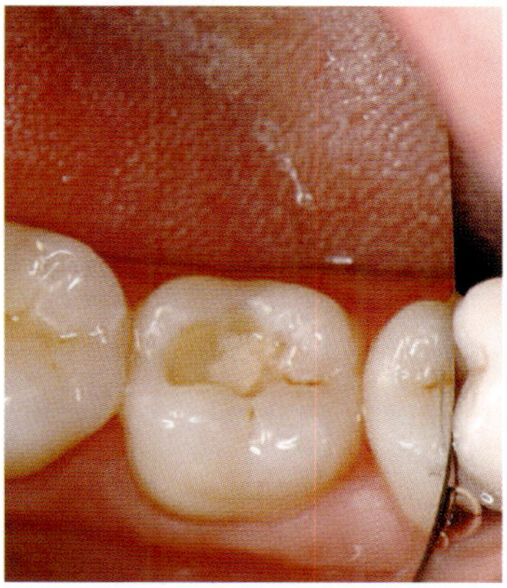

Abb. 4.47
Zustand nach Präparation und leichtem Brechen der okklusalen Kante: Im tiefen Bereich wurde Glasionomerzement als Unterfüllung belassen, um nicht artifiziell die Pulpa zu eröffnen.

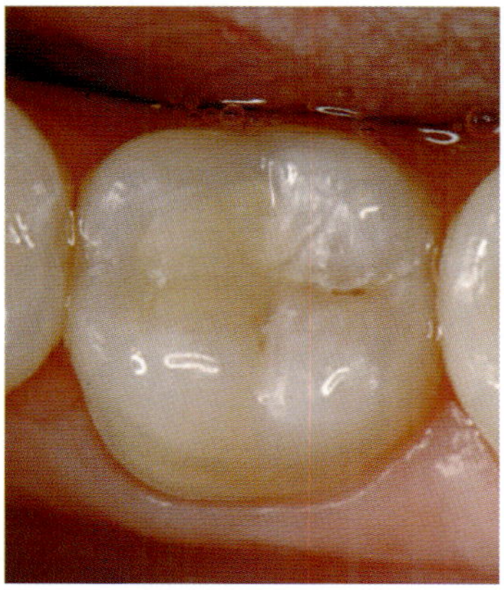

Abb. 4.48
Fertige Restauration

Approximalkontaktgestaltung

Approximale Ausdehnung

Das zweite im Rahmen der Sekundärversorgung akute Problem ist die Gestaltung des Approximalkontakts. Während bei der Primärversorgung Teile des noch vorhandenen Approximalkontakts gar nicht erst aufgelöst werden, ist die approximale Ausdehnung bei der Sekundärversorgung meist durch die vorausgegangene Präparation schon viel extendierter.

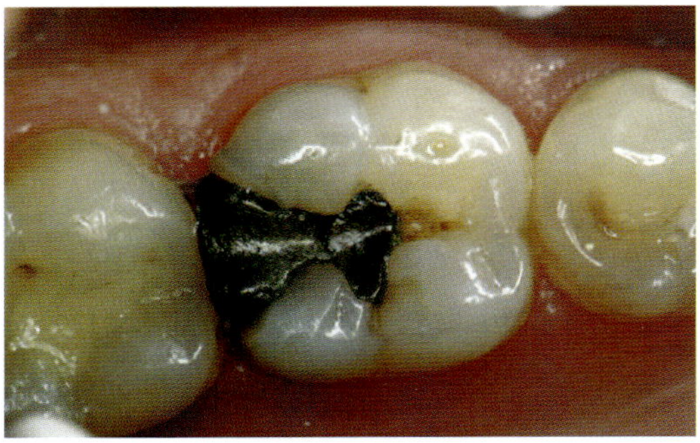

Abb. 4.49
8 Jahre alte Amalgamfüllung mit Sekundärkaries und Isthmusfraktur wegen zu geringer okklusaler Tiefe

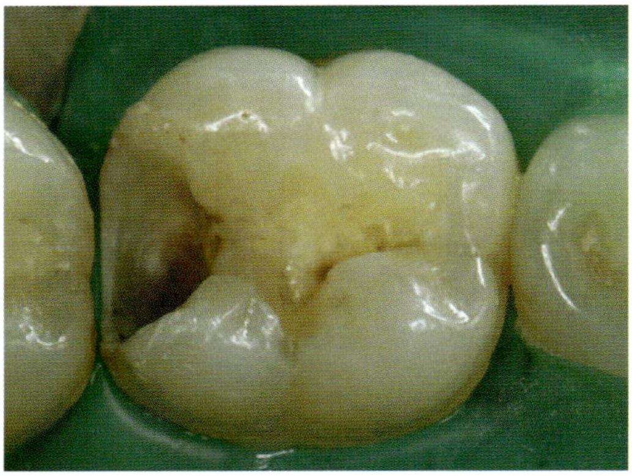

Abb. 4.50
Intraoperativer Blick auf die Problematik: Sowohl für eine neue Amalgamfüllung als auch für eine indirekte Restauration müsste man okklusal erheblich Zahnhartsubstanz opfern (für Gold aus Retentionsgründen, für Keramik wegen der geforderten Materialschichtstärke). Daher bietet sich hier eine Kompositrestauration an, obgleich klar ist, dass die Rekonstruktion des großflächig verloren gegangenen Approximalkontakts nicht leicht werden wird.

In der vorliegenden Situation (Abb. 4.50) wäre die Verwendung einer Tofflemire-Matrize fatal für den zu erreichenden Approximalkontakt. In dem Moment, in dem man die Schraube zudrehen würde, würde das Matrizenband approximal automatisch Richtung Zahnzentrum gezogen.

Hier spielen Teilmatrizensysteme ihre Vorteile klar aus. Bei zweiflächigen Kavitäten würde eine zirkuläre Matrize den Zahn in die falsche Richtung (hier: distal) auslenken, was dem Approximalkontakt später ca. 30 µm rauben würde. Die Teilmatrize (hier: GDS) kann bei der Tiefe der hier vorliegenden Kavität gerade eben noch verkeilt werden, durch den konvexen Verlauf ist jedoch die Rekonstruktion eines bauchigeren Approximalkontakts eher gewährleistet als bei geraderen Tofflemire-Bändern.

Teilmatrize von Vorteil

Abb. 4.51
Zustand nach der adhäsiven Vorbehandlung. Zur Konturierung der konvexen Teilmatrize wurde ein Kugelstopfer benutzt und ein provisorisches Inlaymaterial zwischen Matrize und Nachbarzahn gespritzt, das die Matrize für die Dauer der Applikation des Komposits ideal positioniert. Approximal-zervikal kann man den Ahornkeil erahnen.

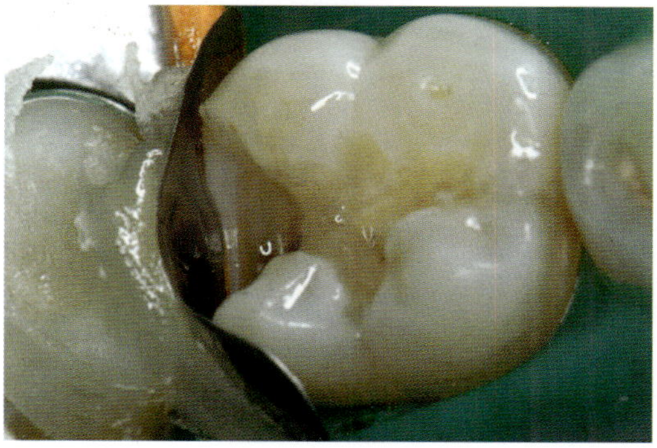

Um die in dieser Lage (Abb. 4.51) recht instabile Teilmatrize zu stabilisieren, wird sie aus der Kavität heraus mit einem Kugelstopfer an den distalen Nachbarzahn gedrückt, während zwischen Matrize und Nachbarzahn ein provisorisches Inlaymaterial gespritzt wird (z. B. Clip, Fermit, Systemp.onlay). Nach der Polymerisation des provisorischen Inlaymaterials ist der Zahn nach distal gut verschalt, und die Kavität kann gefüllt werden.

Teilmatrizenstabilisierung

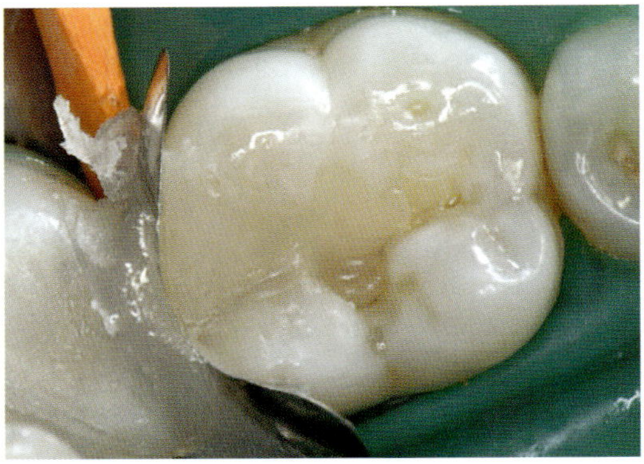

Abb. 4.52
Applikation der zweiten Schicht Komposit schräg unter dem tragenden Höcker. In diesen Situationen wird oft auch die Zentripetaltechnik vorgeschlagen: Es wird zuerst nur die Randleiste aufgebaut und aus der Klasse II eine Klasse I gemacht, um die Matrize abnehmen und das Komposit leichter modellieren zu können. Diese Kavität ist approximal jedoch so tief, dass durch ein Ziehen der Matrize leicht eine Blutung provoziert werden könnte, was das Gesamtergebnis gefährdet. Daher lehnen wir diese Technik im Allgemeinen ab. Eine Modellationstechnik sollte standardisiert für alle Kavitätentiefen anwendbar sein.

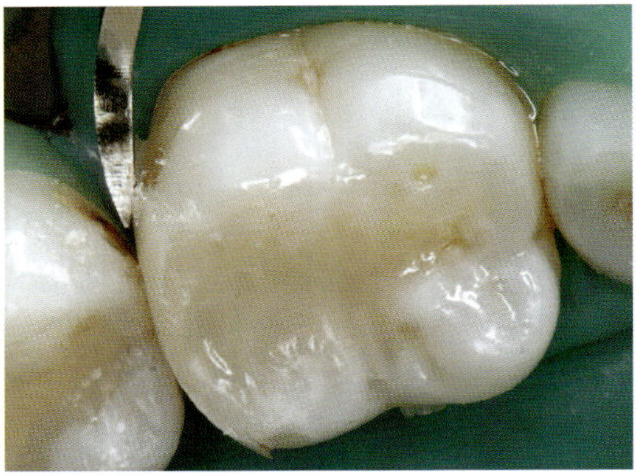

Abb. 4.53
Standardisiertes Vorgehen: Erster Schritt nach der approximalen Polymerisation ist der Seitenzahnscaler.

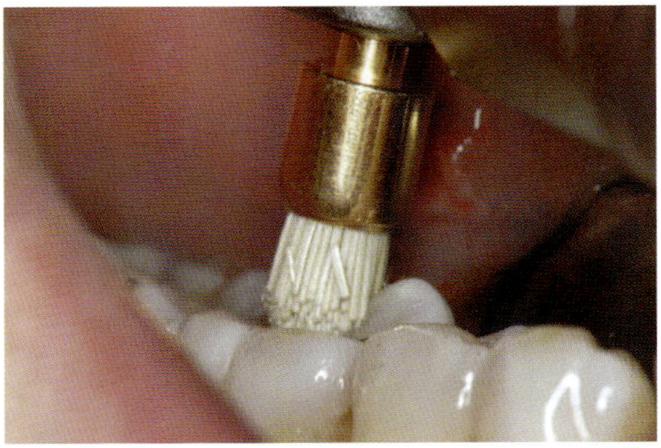

Abb. 4.54
Nach der okklusalen Ausarbeitung kommt die siliciumcarbidbelegte Bürste zum Einsatz.

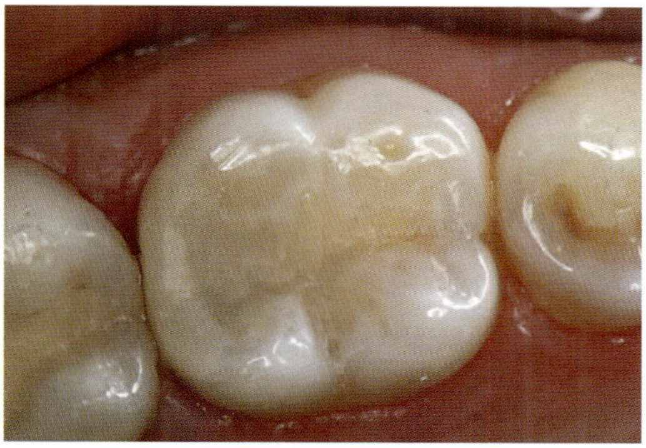

Abb. 4.55
Fertige Restauration mit flächigem, strammem Approximalkontakt

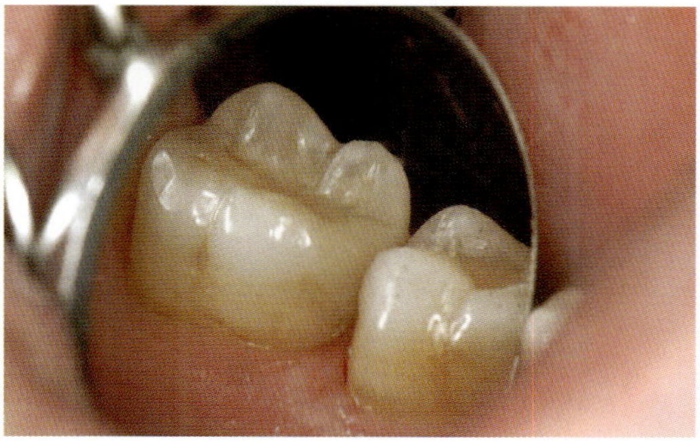

Abb. 4.56
Füllung aus Abb. 4.55 von bukkal: Der konvexe Verlauf der Approximalkontur ist gut zu erkennen. Das wäre mit einer Tofflemire-Matrize kaum zu schaffen gewesen.

Eigene Langzeiterfahrungen mit Komposit im Seitenzahnbereich

Quintessenz aus 15 Jahren

Unsere Langzeiterfahrungen mit Kompositrestaurationen im Seitenzahnbereich gehen nun über 15 Jahre. Als Quintessenz aus diesen eineinhalb Dekaden kann man Folgendes zusammenfassen:

Langzeitstabilität bei gewissenhaftem Vorgehen

Die Probleme mit Kompositfüllungen im Seitenzahnbereich sind seit der ersten Stunde die gleichen: Approximalkontaktgestaltung, Vermeidung postoperativer Hypersensitivitäten, Randstabilität, Abrasion. Im Rahmen unserer klinischen Studien ist klar ersichtlich, dass minimalinvasiv präparierte Primärversorgungen über 15 Jahre stabil bleiben, wenn die Grundregeln der Adhäsivtechnik zum Einsatz kommen (Etch-and-rinse-Adhäsiv, nicht zu große Inkremente, ausreichende Polymerisationszeiten, Bemühen um den Approximalkontakt).

Limitationen

Limitationen bei Kompositfüllungen im Seitenzahnbereich liegen daher auf der Hand: Stimmt auch nur ein Parameter der Grundvoraussetzungen nicht, wird das Ergebnis schnell zur Katastrophe.

Abbildung 4.57 zeigt eine 3 Jahre alte Kompositfüllung, die ohne Schmelzätzung und mit zu kurzen Polymerisationszeiten (Plasmapolymerisation) gelegt wurde. – Und schon ist nichts mehr übrig von der Ästhetik.

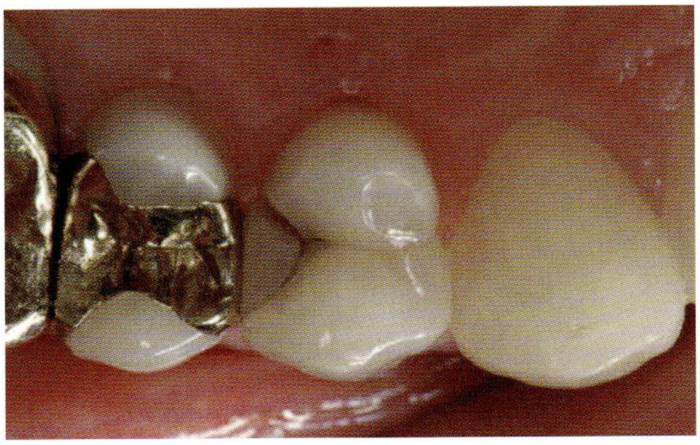

Abb. 4.57
Minimalinvasive Kompositrestauration (alio loco) ohne Einhaltung der Grundregeln der Adhäsivtechnik nach knapp 3 Jahren Liegedauer

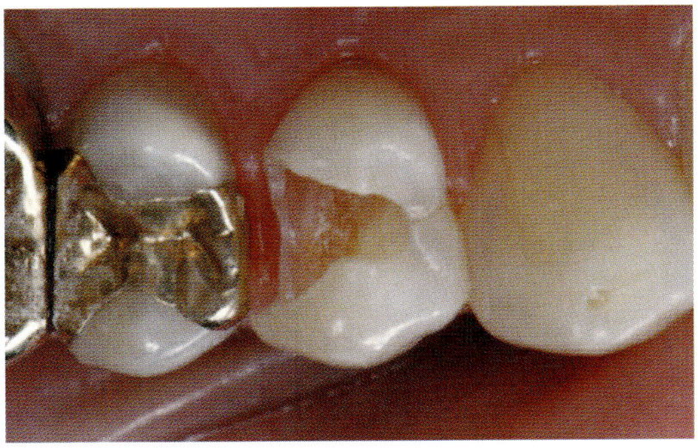

Abb. 4.58
Defekt nach Entfernung der Füllung aus Abb. 4.57 und Kariesexkavation. Der Effekt der Minimalinvasivität ist zerstört.

Bonding- und Materialqualität

Weitere entscheidende Kofaktoren auf dem Weg zum klinischen Erfolg sind Bonding- und Materialqualität. Im Rahmen einer klinischen Studie verglichen wir vor mehreren Jahren zwei innovative Kompositkonzepte: eine ionenfreisetzende Variante und ein Komposit mit neuartiger Füllertechnologie. Da beide Konzepte noch nicht ausgereift waren (poröser Füllkörper sog sich mit Farbpigmenten voll / ionenabgebendes Komposit hatte zu hohe hygroskopische Expansion), waren nach

3 Jahren von 100 Restaurationen keine mehr im Mund, die mittleren Überlebenszeiten lagen bei 2,1 und 2,2 Jahren [154].

Abb. 4.59–4.61
Misserfolge

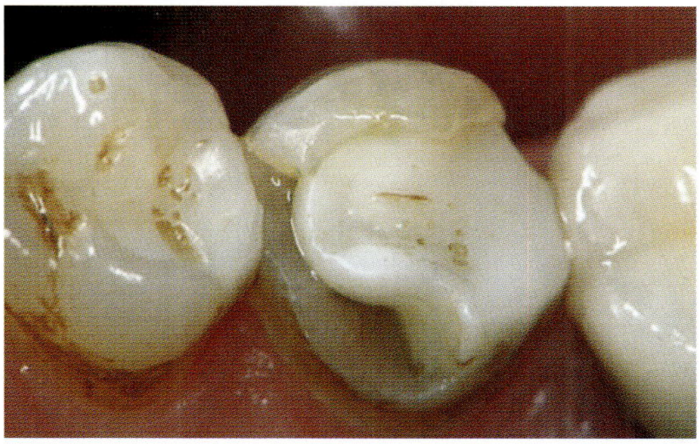

Abb. 4.59
Hygroskopische Expansion (2 %) des Füllungsmaterials führt zu Höckerabplatzungen. Zustand knapp 2 Jahre nach Restauration [154]

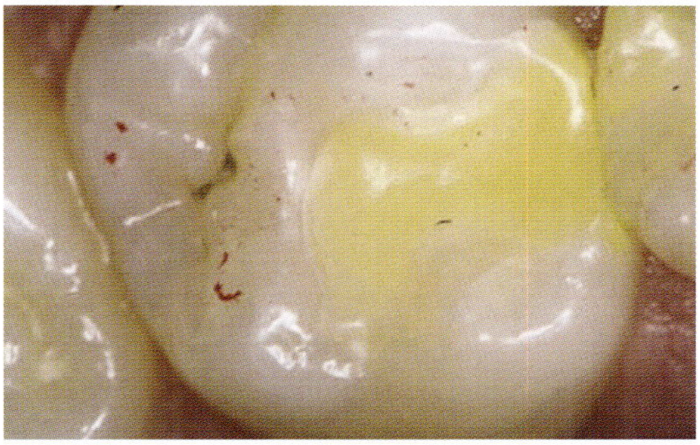

Abb. 4.60
Innovativer poröser Füllkörper führte zu massiver Verfärbung der Füllung. Der Patient hatte sich zu Beginn der Studie das Rauchen abgewöhnt und dies mit einer Packung „Fishermen's Friend Lemon" kompensiert [154].

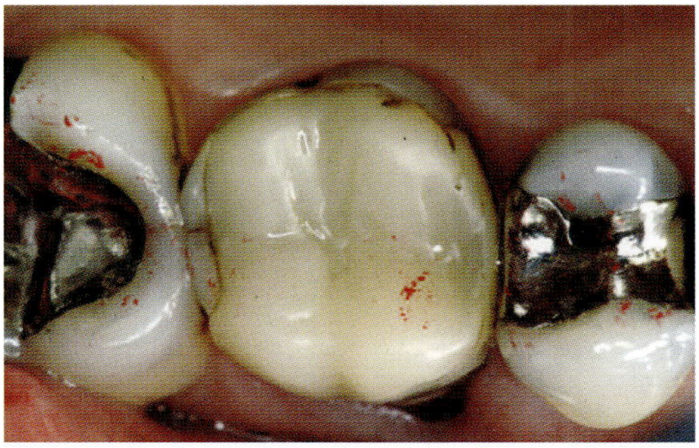

Abb. 4.61
Erster Molar: riesige Kauflächenrekonstruktion aus Komposit nach 8 Jahren. Je mehr Okklusalkontakt die Kompositfüllung bekommt, desto stärker machen sich nach mehreren Jahren Abrasionsphänomene bemerkbar.

!

Kompositfüllungen im Seitenzahnbereich funktionieren nicht „einfach so“. Ohne adäquates Materialkonzept und Beachtung der Grundregeln der Adhäsivtechnik sind Kompositrestaurationen nicht erfolgreich umzusetzen.

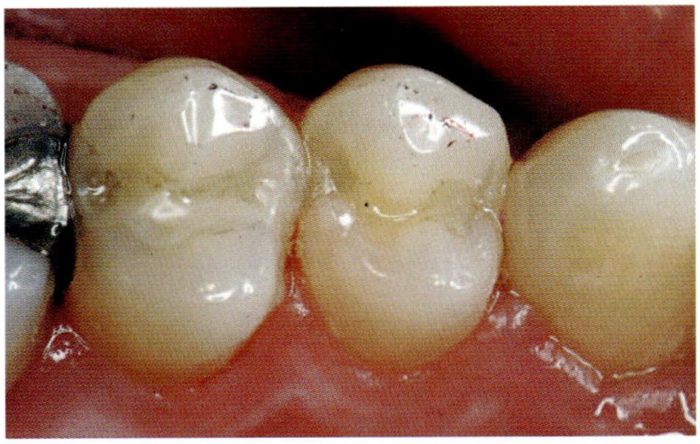

Abb. 4.62
Minimalinvasive Kompositrestaurationen an den Prämolaren nach 12 Jahren Liegedauer

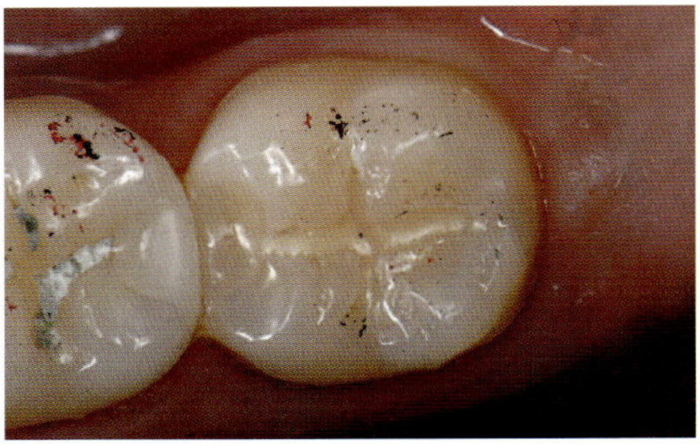

Abb. 4.63
Minimalinvasive Kompositrestaurationen an den Molaren nach 12 Jahren Liegedauer

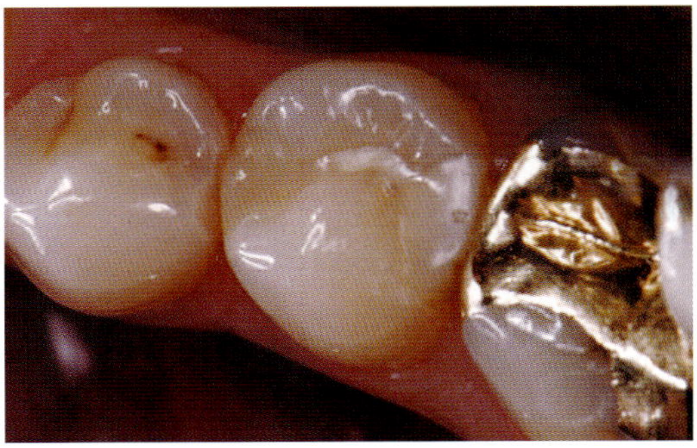

Abb. 4.64
Minimalinvasive Kompositrestaurationen am zweiten Prämolaren nach 11 Jahren Liegedauer: Bis auf eine durch Abrasion freigelegte Blase in der distalen Randleiste ist die Füllung in einwandfreiem Zustand.

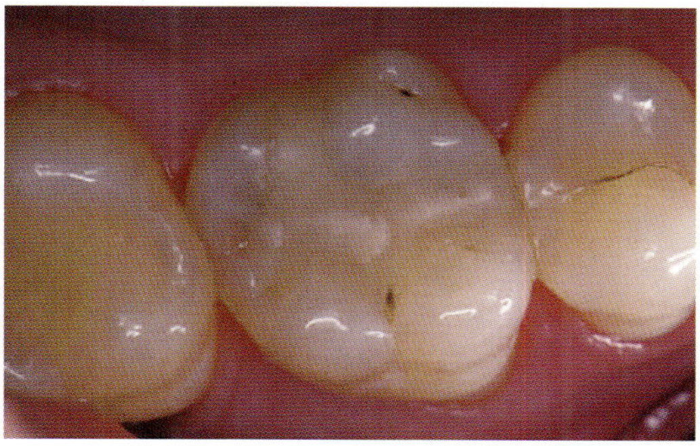

Abb. 4.65
Mittelgroße Kompositfüllung am ersten Molaren nach 10 Jahren Liegedauer

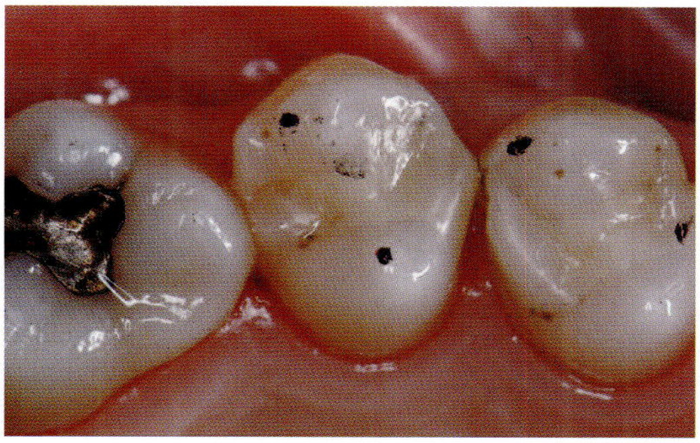

Abb. 4.66
Mittelgroße mod-Kompositfüllungen an den Prämolaren nach 12 Jahren Liegedauer

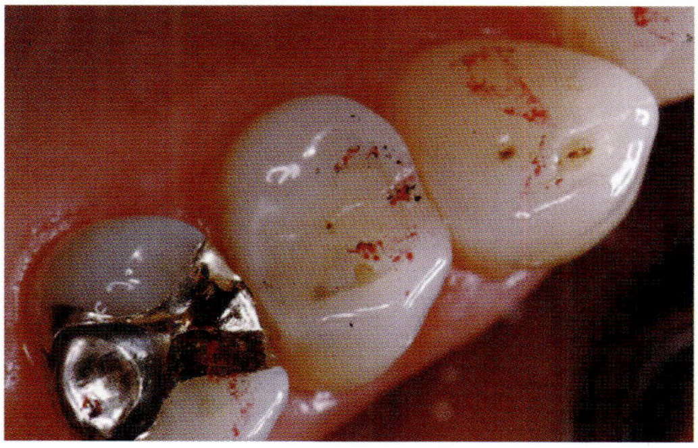

Abb. 4.67
Große od-Kompositfüllung nach Amalgamersatz am ersten Prämolaren nach 13 Jahren Liegedauer: Abrasionsphänomene machen sich stärker bemerkbar als bei minimalinvasiven Restaurationen.

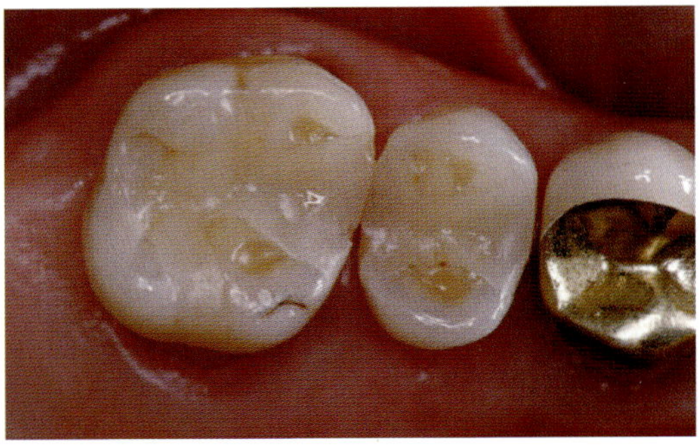

Abb. 4.68
Große Kompositrestaurationen (Amalgamersatz) am zweiten Prämolaren und ersten Molaren nach 12 Jahren Liegedauer. Neben den Chippings im Bereich der Randleisten ist stärkere Abrasion bemerkbar als an kleineren Füllungen – trotzdem auch hier akzeptable klinische Langzeitergebnisse.

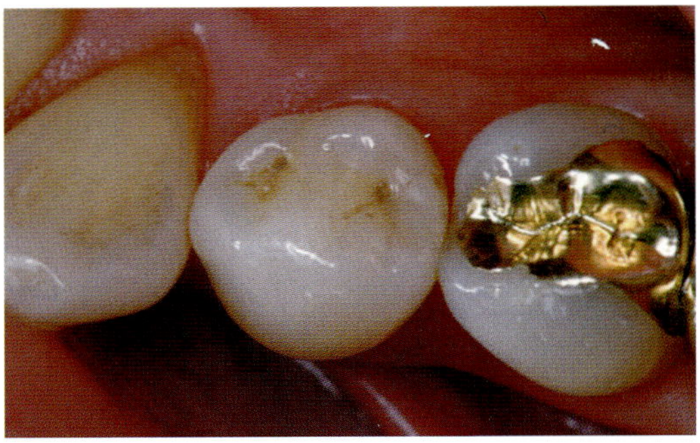

Abb. 4.69
Slot-Restauration distal am ersten Prämolaren mit beinahe unverändertem klinischem Erscheinungsbild nach 12 Jahren

!

Insgesamt sind die Misserfolgsquoten bei Kompositfüllungen im Seitenzahnbereich ähnlich niedrig wie bei Keramikinlays, ausgedrückt mit ca. 1–2 % jährlicher Verlustquote. Das stellt der Kompositversorgung im Seitenzahnbereich ein exzellentes Zeugnis aus, man sollte jedoch hierbei berücksichtigen, dass die Kavitätengröße einen erheblichen Einfluss auf den Erfolg hat, und die Erfolgsprognosen von großen Kompositrestaurationen schlechter sind.

Röntgenopazität

Die Forderung nach röntgenopaken Kompositen ist vor dem Hintergrund der Kontrolle von Sekundärkaries und approximalen Überhängen (siehe oben) ein wichtiges Thema. Es bestehen jedoch Unterschiede zwischen den vermarkteten Kunststoffen, wobei die Addition ytterbiumfluoridhaltiger Füller (z. B. in Tetric Ceram, Vivadent) die höchsten Werte ergibt. Dies ist vor allem dann wichtig, wenn mit gefüllten Adhäsiven oder der Lining-Technik gearbeitet wird, die insbesondere im kritischen marginalen Bereich röntgenologisch nachweisbar sein müssen.

Höchste Werte: ytterbiumfluoridhaltige Füller

Erneuerung und Reparabilität

Die Quote der Wiederholungsfüllung (Sekundärversorgung) im Rahmen der Füllungstherapie in Deutschland lässt darauf schließen, dass auch im Optimalfall eine Kompositfüllung irgendwann ausgetauscht werden muss. Für diese Situation konnte gezeigt werden, dass im Falle einer kompletten Erneuerung im Vergleich zum Amalgam sowohl der Zahnhartsubstanzverlust als auch die benötigte Zeit etwa doppelt so hoch ist. Besonders problematisch sind in diesem Zusammenhang Füllungen, die ohne Unterfüllung gelegt wurden, da dünne Kompositschichten mit bloßem Auge kaum zu erkennen sind und sich nicht alle Kunststoffe durch Kratzen mit der Sondenspitze (Abrieb des Metalls) verfärben lassen. Hier kann nur eine Lupenbrille Abhilfe schaffen.

Wiederholungsfüllung

Ohne Unterfüllung problematisch

Lupenbrille

Hier stellt sich jedoch die Frage, wann eine Füllung komplett ausgetauscht werden muss. Gerade auf diesem Sektor muss im Rahmen adhäsiver Maßnahmen ein weiterer Paradigmenwechsel eingeläutet werden. Sollte unter einer Kompositfüllung im Seitenzahnbereich Sekundärkaries diagnostiziert werden, stellt sich das Problem der guten farblichen Adaptation an die Zahnhartsubstanzen nicht mehr, da kariöses Dentin im Vergleich zur Kompositfüllung eine gute Demarkationslinie bietet. Im Falle von Frakturen (am Isthmus oder in marginalen Bereichen) sollte ohne Präsenz von Karies nicht mehr empfohlen werden, die ganze Füllung auszutauschen. Im Falle einer Teilreparatur der Füllung jedoch besteht das Problem, dass der Verbund zwischen dem

Paradigmenwechsel

gealterten, in der Kavität belassenen Komposit und dem als Reparaturfüllung aufgetragenen „frischen" Komposit als problematisch betrachtet wird. Neueren Untersuchungen aus unserer Klinik zufolge ist es obsolet, die gealterte Kompositoberfläche lediglich zu säubern und in einen neuen Verbund mit einzubeziehen. Es hat sich gezeigt, dass eine charakteristische Bearbeitung des belassenen Kunststoffs das adhäsive Potenzial wesentlich verbessert. Eine einfache Methode der Vorbehandlung ist das Anrauen des Komposits mit einem grünen Siliciumcarbidsteinchen, da eine rauere, retentive Oberfläche geschaffen wird und das Steinchen zusätzlich durch die Porosität Staubteilchen aufzunehmen imstande ist. Eine aufwendigere Möglichkeit ist das intraorale Sandstrahlen des Komposits (z. B. CoJet, 3M ESPE), welches ähnliche Voraussetzungen schafft. Nach erfolgter Vorbehandlung kann die komplette Kavität inklusive Komposit adhäsiv vorbehandelt werden [155, 156].

Bearbeitung des belassenen Kunststoffs

Eigene klinische Simulationsuntersuchungen zeigen klar, dass Kompositfüllungen erfolgreich repariert werden können, dass es aber immer besser ist, eine „Füllung in der Füllung" anzufertigen, wenn dies klinisch durchführbar ist. Es verkompliziert nur das Prozedere, wenn Schmelz oder gar Dentin freigelegt werden. Eine Extension der Reparaturpräparation bis zum ätzbaren Schmelz bringt keine Verbesserung der Prognose bei der Kompositreparatur [155, 156].

Füllung in der Füllung

Postoperative Hypersensitivitäten

Heiß-/Kalt-Empfindlichkeiten oder Aufbissbeschwerden nach durchgeführter Adhäsivtechnik sind immer unangenehm, können aber verschiedene Ursachen haben; man geht davon aus, dass es durch eine Pumpwirkung zu einer Reizung von Nervenendigungen in den Dentintubuli kommt.

Verschiedene Ursachen

Bei konsequenter Anwendung der Adhäsivtechnik unter Berücksichtigung der oben angeführten Eckpunkte lassen sich Hypersensitivitäten auf unter 5 % reduzieren. Als Hauptfaktoren ist aber neben unsachgemäßer Adhäsiv-Verarbeitung auch an eine ungünstige Schichttechnik zu denken. So ist es nicht verwunderlich, dass postoperative Beschwerden auch in flachen Kavitäten vorkommen.

Ungünstige Schichttechnik

!

Daher gibt es drei **Merksätze für eine korrekte Schichttechnik:**

- Appliziere das erste Inkrement dort, wo die größte Haftung benötigt wird. – Das reduziert Hypersensitivitäten, da das erste Inkrement stets die beste Haftung besitzt. Bevorzugte Stellen hierfür sind der Kavitätenboden (Black I) und der Kastenboden parapulpär (Black II).
- Gestalte das erste Inkrement dünner als 2 mm und polymerisiere es 40 Sekunden. – So ist eine gute Polymerisation gewährleistet und die Schrumpfung kommt „wenig zum Tragen“. Die Folgeinkremente können bis 3 mm dick sein.
- Schichte unter Berücksichtigung des C-Faktors (Relation von gebundener zu ungebundener Oberfläche des Inkrements). – Das Komposit am besten immer so applizieren, dass viel „freie Oberfläche“ bleibt, um Spannungen zu minimieren.

Selective Bonding

Sehr effektiv zur Vermeidung postoperativer Hypersensitivitäten hat sich auch das „Selective Bonding“ nach Krejci bewährt. Hier wird zuerst das Dentin mit einem selbstkonditionierenden Adhäsiv versorgt, dann werden die Schmelzränder freifiniert und eine Restauration nach „Total Etch“ gelegt.

Persistierende Hypersensitivitäten

Was tun bei den restlichen 5 % der Patienten, die trotzdem Hypersensitivitäten haben?

Komposit-Überschuss

In vielen Fällen findet sich beim Recall noch ein Komposit-Überschuss auf der nicht restaurierten Kaufläche, welcher als Ursprung von Hypersensitivitäten entlarvt und beseitigt werden kann.

Neuanfertigung

Sind die Hypersensitivitäten dann noch immer nicht verschwunden, besteht noch die Möglichkeit, dass die Regenerationsleistung der Pulpa in 4 Wochen das Problem „in den Griff bekommt“. Sind die Beschwerden nach 4 Wochen noch nicht weg, sollte eine Neuanfertigung in Betracht gezogen werden.

Komposit im Frontzahnbereich

Kompositfüllungen im Frontzahnbereich sind manchmal nicht sehr schön anzusehen. Muss es immer gleich das Keramikveneer sein? Nein. Aber woran liegt es, dass Frontzahnfüllungen manchmal nicht gelingen?

Insgesamt sind für erfolgreiche Frontzahnfüllungen die nachfolgenden 10 Punkte zu beachten, für die sodann die jeweiligen **Lösungsansätze** genauer betrachtet werden sollen:

10 Lösungsansätze

1. **Komposit-Typ**
2. **Farbauswahl**
3. **Formgebung**
4. **Präparation**
5. **Matrizentechnik**
6. **Schichtung**
7. **Indikationsstellung**
8. **Bonding**
9. **Politur**
10. **Übung**

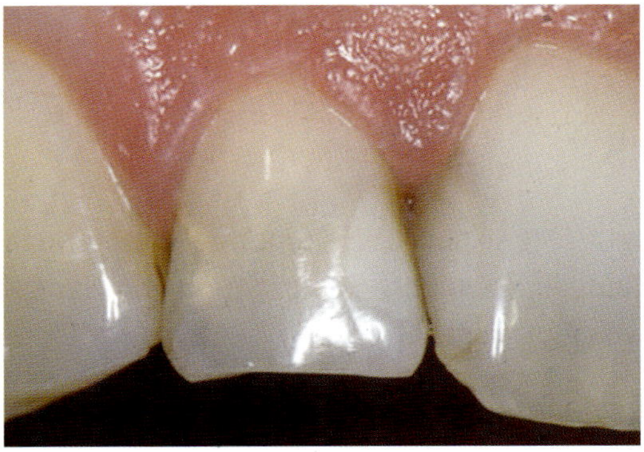

Abb. 4.70
Unästhetische Frontzahnfüllungen – warum?

1. Komposit-Typ

Frontzahnrestaurationen, die erhebliche Anteile des Dentins rekonstruieren, werden nur dann ästhetisch wertvoll, wenn das individuell verwendete Komposit ähnlich wie bei der Keramik in Dentin- und Schmelzfarben unterteilt ist.

Dentin- und schmelzfarbtreu arbeiten

Bei Universalkompositen besteht immer die Gefahr, dass die Opazität des Komposits nicht ausreicht, um Dentin ästhetisch zu simulieren. Die Folge ist immer gleich: Der dunkle Schlund des Patienten scheint durch die Restauration hindurch und lässt die Füllung grau wirken, obwohl sie nicht grau ist, wenn man weißes Papier palatinal an den Zahn hält (Abb. 4.71: Original und Negativ von Black-III-Füllungen mit ungenügender Opazität: Die Füllungen wirken grau).

Gefahr bei Universalkompositen

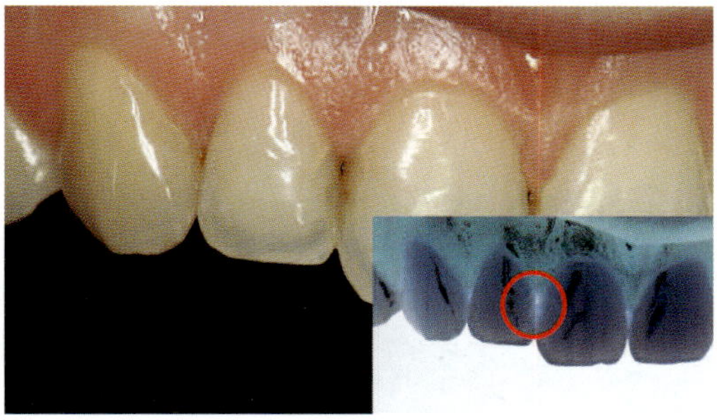

Abb. 4.71
Unästhetische Frontzahnfüllungen durch „Schlund-Effekt“

Für eine ästhetisch ansprechende Frontzahnfüllung bei umfangreicher Dentinrekonstruktion sind somit nur spezielle Komposite geeignet, die diesen Anforderungen genügen, z. B. Artemis (Ivoclar Vivadent), Bio-Style (Dreve), Enamel Plus HFO (Micerium), Filtek Supreme XT (3M Espe), Miris 2 (Coltene/Whaledent), Premise (Kerr Hawe), Venus (Heraeus Kulzer).

Spezielle Komposite

2. Farbauswahl

Im Falle der empfohlenen Anwendung ästhetischer Komposite sollten Dentin und Schmelz separat betrachtet werden. Die Auswahl der Farbe erfolgt ohne OP-Leuchte, ohne Kofferdam und ohne Lippenstift. Für die Bestimmung der Dentinfarbe der Frontzähne eignet sich am

Separate Betrachtung Dentin/Schmelz

besten der obere Caninus zervikal, da hier die Dentinfarbe korrekt erahnt werden kann (Abb. 4.71: Der Eckzahn ist viel dunkler, da zervikal die Schmelzschicht stets dünner und das Dentin dicker ist).

Zügig bestimmen

Die Schmelzfarbe sollte immer zügig bestimmt werden, da die Augen schnell ermüden. Außerdem ist die Dentinfarbe für das Farberlebnis wichtiger.

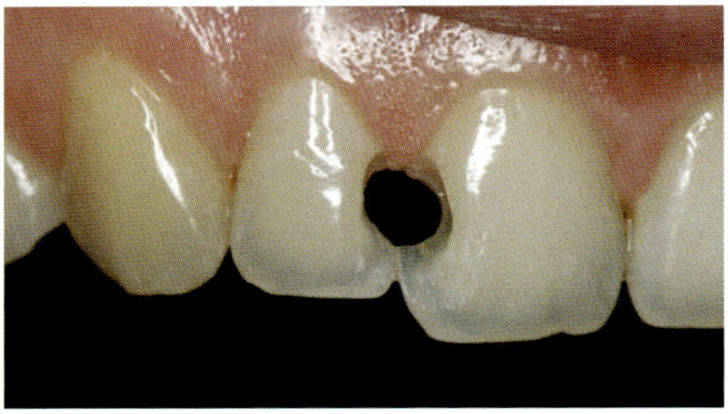

Abb. 4.72
Unterschiedliche optische Eigenschaften von Schmelz und Dentin: Dentin ist opak, Schmelz transparent und bläulich.

3. Formgebung

Lichtreflexion

Bei der Rekonstruktion vor allem labialer Bereiche ist eine korrekte Formgebung wichtig, da das Ausmaß der Lichtreflexionen über die Natürlichkeit der Füllung entscheidet.

Verbreiterungen

Werden Zähne verbreitert, sollte sich an der Verbreiterung wenig Licht brechen (Abb. 4.73: Negativ [Lichtbrechung schwarz]: an den Verbreiterungen [rote Pfeile] keine Lichtbrechung und somit auch keine optische Verbreiterung).

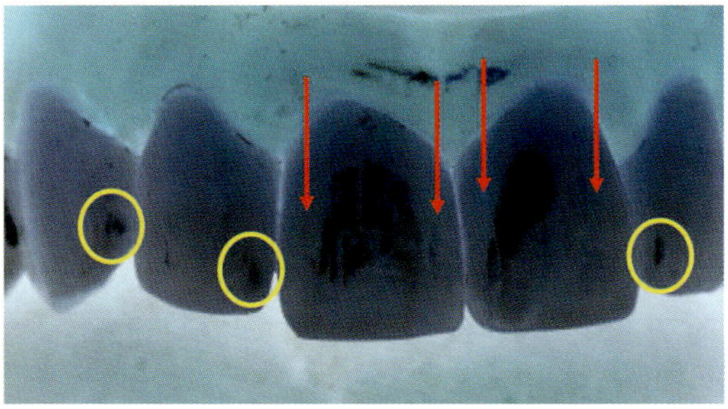

Abb. 4.73
Die verbreiterten Inzisivi zeigen lateral keine Lichtreflexion (Pfeile). Der 2er und 3er zeigen mesial charakteristische Lichtreflexionen wie am 22, der nicht behandelt ist (Kreise).

Morphologie

Bei der Schaffung neuer Schneidekanten ist es unerlässlich, sich an der Morphologie der Nachbarzähne zu orientieren (Abb. 4.74).

Nachbarzahn-schneidekanten

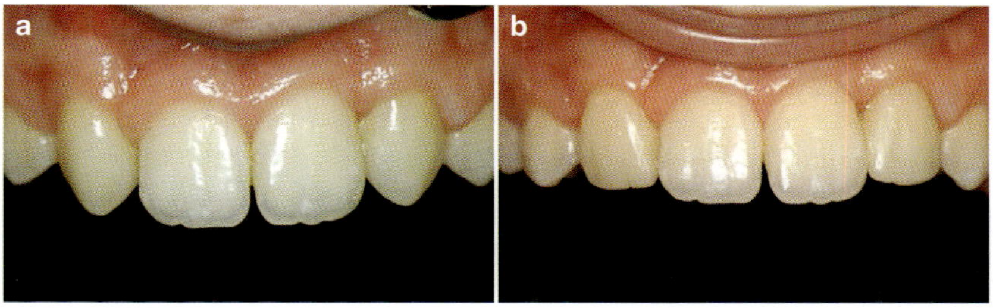

Abb. 4.74a–b
Die Canini wurden zu lateralen Inzisiven ummodelliert. Dabei erfolgte eine Orientierung sowohl an der Schneidkanten- als auch der Labialmorphologie der 1er.

Es kann nützlich sein, vor dem Endergebnis mit dem Patienten gemeinsam in den Spiegel zu schauen, da sich primär der Patient selbst gefallen sollte. Bei umfangreicheren Eingriffen sollte auch die labiale Rillenmorphologie mit berücksichtigt werden (Abb. 4.74).

Labiale Rillen-morphologie

4. Präparation

Es kommt vor, dass im Laufe der klinischen Trageperiode durch Zahnbürstabrasion Präparationsgrenzen sichtbar werden. Da der überwiegende Anteil aller (für das Auge des Betrachters im Wesentlichen unsichtbaren) Schmelzrisse natürlicherweise vertikal verläuft, sollten auch möglichst viele Anteile der Präparation im Sinne einer zweiten Anschrägung vertikal verlaufen (Abb. 4.75).

Vertikale Verläufe

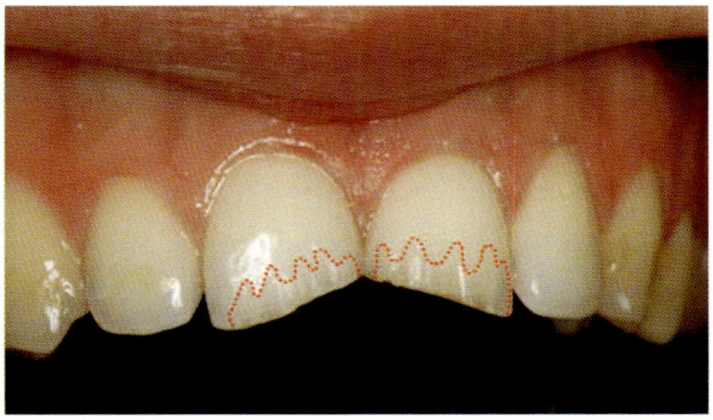

Abb. 4.75
Slalom-Präparation (oder Wellenschliff / Wave bevel) und Abrundung des Defekts. Hier muss noch kein Veneer sein.

Defektkantenverlauf abrunden

Bei Schneidekantenverlusten ist es ratsam, den meist eckigen Defektkantenverlauf ähnlich wie bei einer Kronenpräparation abzurunden, um die Lichtbrechung am Übergang Komposit – Dentin günstig zu beeinflussen (Abb. 4.75).

5. Matrizentechnik

Fermit-Technik

Zur Vermeidung dunkler interdentaler Dreiecke und für bessere Approximalkontakte ist es bei der Zahnverbreiterung oft ratsam, die von Priv.-Doz. Dr. Hugo und Prof. Dr. Klaiber inaugurierte Fermit-Technik anzuwenden: Hier wird ein individueller Keil aus Fermit (Ivoclar-Vivadent) herangezogen, um eine runde Gestaltung des Approximalkontakts zu bewerkstelligen (Abb. 4.76).

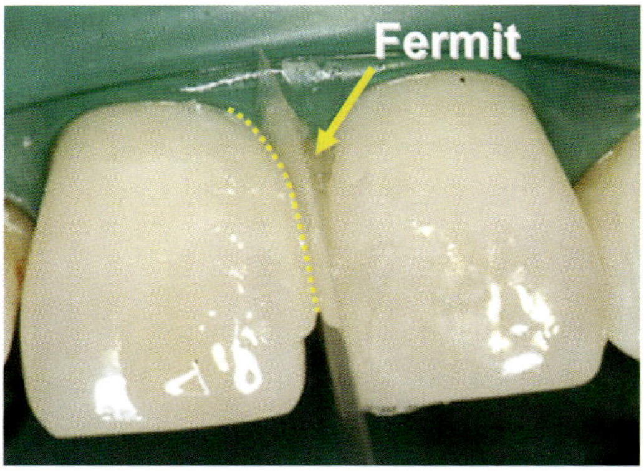

Abb. 4.76
Fermit-Technik bei Diastemaschluss

Silikonschlüssel

Eine erhebliche Erleichterung bringt es, sich bei umfangreicheren Rekonstruktionen einen Silikonschlüssel herzustellen (Abb. 4.77). Dies ist zwar auf den ersten Blick mit einem gewissen Mehraufwand und einer zweiten Sitzung verbunden, birgt aber den Vorteil, dass man in der zweiten Sitzung doppelt so schnell arbeiten kann, da der Schlüssel als Negativ genau zeigt, wo die Füllung zu Ende ist. Dies lohnt sich umso mehr bei der Schneidekantenrekonstruktion, da es ärgerlich sein kann, wenn man eine transparente Schneide nach der Okklusions- und Artikulationskontrolle wieder wegschleifen muss.

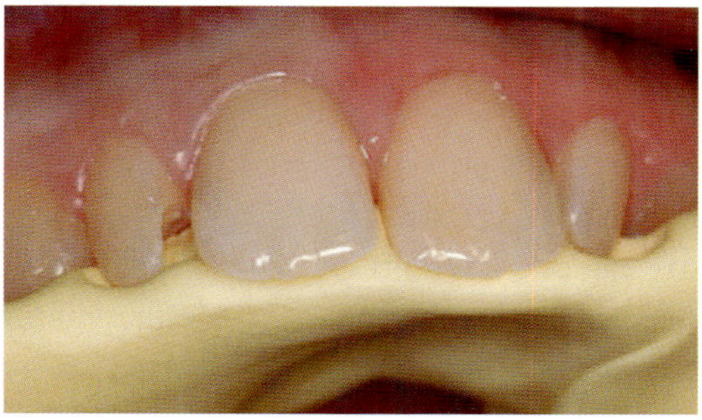

Abb. 4.77
Silikonschlüssel als Formgebung

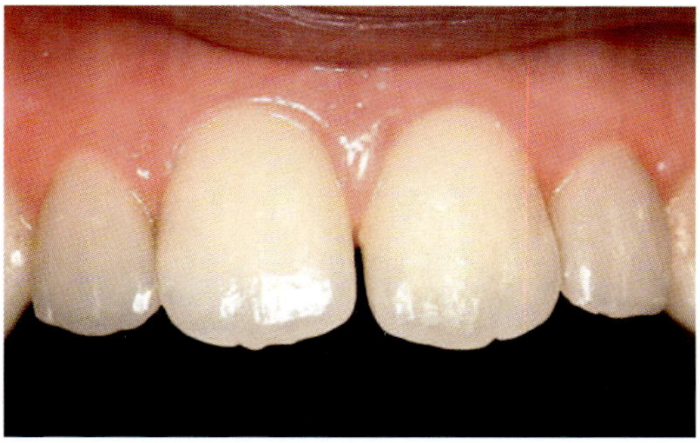

Abb. 4.78
Endergebnis

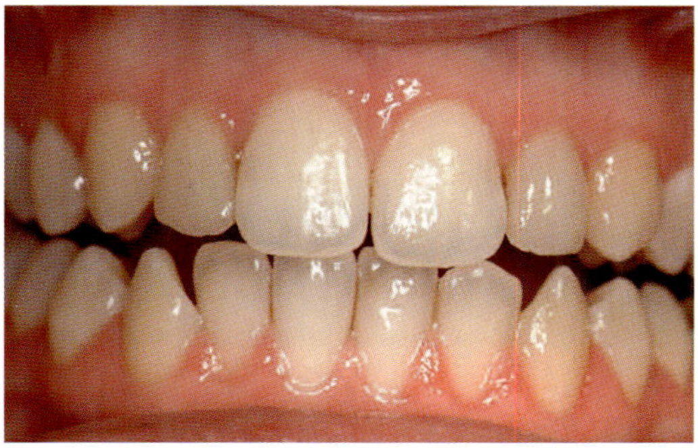

Abb. 4.79
Zustand nach 6 Jahren. Die Patientin ist jetzt 27 Jahre alt, Veneers kann sie auch noch mit 35 Jahren bekommen.

6. Schichtung

Getrennte Applikation von Schmelz- und Dentinmassen

Mit der getrennten Applikation von Schmelz- und Dentinmassen ist es in den meisten Fällen möglich, den Dentinkern frei Hand in kleinen Inkrementen zu schichten. Dies erlaubt eine exakte Kontrolle der Polymerisationsschrumpfung durch kleine Inkremente und eine Kontrolle der applizierten Opazität. Die Schichtstärke des approximal eingebrachten Schmelzkomposits sollte 0,5 mm nicht überschreiten, um unerwünschte Transluzenzen (siehe 1. Komposit) zu vermeiden (Abb. 4.80).

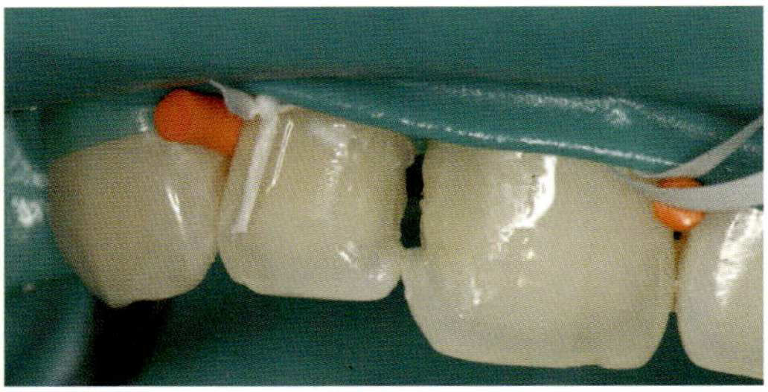

Abb. 4.80
Schichtung des Dentinkerns bei den Kavitäten aus Abb. 4.72. Die Dentinfarbe wurde zervikal am Caninus bestimmt.

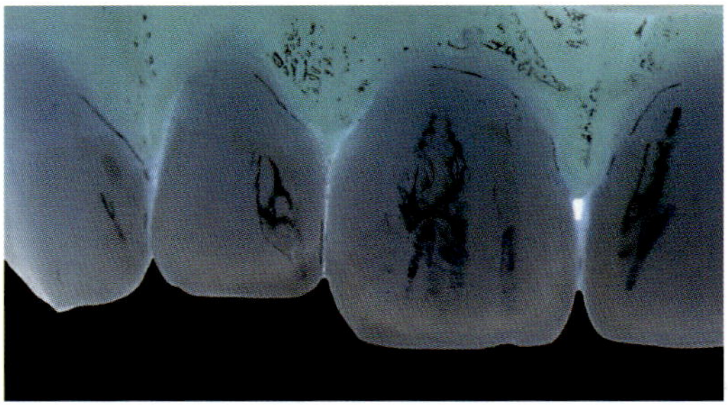

Abb. 4.81
Endresultat im Negativ: Der Schlund-Effekt ist nicht mehr vorhanden.

7. Indikationsstellung

Für jede Therapievariante in der Zahnerhaltungskunde gibt es eine Kontraindikation. Gerade in der adhäsiven Zahnheilkunde gilt wie beim Überholen im Straßenverkehr: Im Zweifelsfalle absolut nicht! Es bleibt eine ärztliche Entscheidung, keine kosmetische.

Im Zweifelsfalle nicht!

Es kann für jeden Behandler äußerst befriedigend sein, plastische Frontzahnfüllungen für seine Patienten anzufertigen. Trotzdem gilt noch immer: Die Kompositfüllung ersetzt keine Krone: Abb. 4.82 zeigt eine Situation, die mit Kompositfüllungen nicht mehr zufriedenstellend zu lösen sein wird.

Kein Kronenersatz

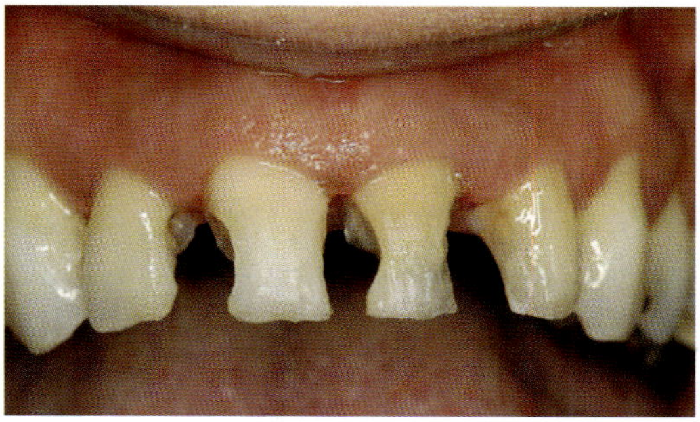

Abb. 4.82
Die zentralen Inzisivi sind zirkulär so weit zerstört, dass sowohl die Matrizentechnik als auch die Überschussentfernung zu schwierig wird.

8. Bonding

Das ästhetische Erscheinungsbild ist auch vom Erscheinungsbild des Füllungsrandes geprägt. Generell gilt: Für eine gute adhäsive Performance brauchen Sie ein Adhäsiv, das eine hervorragende Schmelzhaftung bietet und die Dentinwunde dicht versiegelt, um postoperative Hypersensitivitäten zu unterdrücken.

Schmelzhaftung und Dentinversiegelung

Es ist aber nicht leicht, in dem heute vorherrschenden Dschungel der Adhäsive den Überblick zu behalten. Deshalb im Telegrammstil das Wichtigste:

!

- Die Phosphorsäureätzung (15 Sekunden) garantiert noch immer die beste Schmelzhaftung. Self-Etch-Adhäsive sind z. T. vielversprechend, klinische Langzeitdaten zu Frontzahnfüllungen fehlen aber.
- Alle Total-Etch-Adhäsive (egal wie viele Flaschen) sind hier aufgrund der exzellenten Schmelzhaftung zu empfehlen. Mehrflaschenadhäsive (A.R.T. Bond, Gluma Solid Bond, OptiBond FL, Scotchbond MP, Syntac) sind jedoch einfacher und zuverlässiger in der Anwendung.
- Kein Bonding kann eine falsche Schichttechnik (zu dicke Kompositschichten) kompensieren.

9. Politur

Feinstkorn-diamant

Siliciumcarbid-belegte Bürstchen

Keine Polier-scheibchen!

Für die approximale Politur sind Polierstreifen unerlässlich, für das ästhetische Gesamtergebnis ist jedoch die Politur der labialen Anteile entscheidend. Hier empfiehlt es sich, die Konturierung und lebendige Gestaltung mit einem Feinstkorndiamanten vorzunehmen. Gerade bei direkten Restaurationen wird dabei oft manche Blase im Komposit aufgeschliffen. Daher sollte danach ausgiebig getrocknet werden, um diese kleinen Blasen mit Bonding verschließen zu können. Der Rest der Politur findet mit kaum abrasiven siliciumcarbidbelegten Bürstchen (Occlubrush, Astrobrush) statt, um die mühsam hergestellte vitale Oberflächenmorphologie nicht wieder zu zerstören. Für die labialen Anteile sollten keine Polierscheibchen herangezogen werden. Diese erzeugen zwar einen akzeptablen Hochglanz, aber gerade der spiegelnde Hochglanz lässt jede labiale Facette optisch „tot" erscheinen.

10. Übung

Je mehr Übung mit Komposit in der Front, desto beeindruckender der Erfolg!

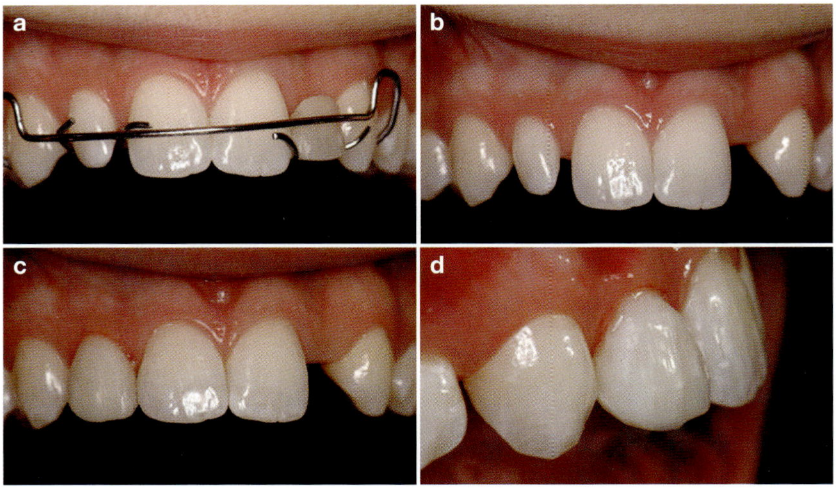

Abb. 4.83a–d
Aufbau eines Zapfenzahnes mit Komposit: 1. Komposit: separate Dentinmasse; 2. Farbauswahl: zervikal am Caninus; 3. Formgebung: labial lebendig (Rillen); 4. Präparation: hier gar keine!; 5. Matrizentechnik: Fermit und Silikonschlüssel; 6. Schichtung: Schmelz immer < 0,5 mm; 7. Indikationsstellung: hier gegeben; 8. Bonding: Drei-Schritt-Total-Etch; 9. Politur: Finierdiamant, Finierstreifen, Bonding, Occlubrush, fertig; 10. Übung: unerlässlich!

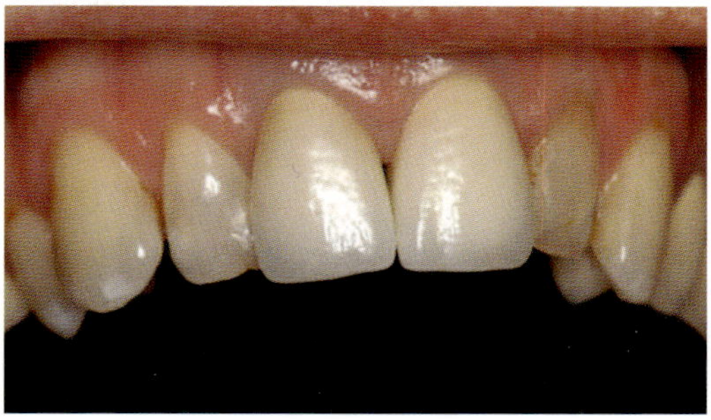

Abb. 4.84
Ästhetisch wenig ansprechende palatinal stehende seitliche Inzisivi

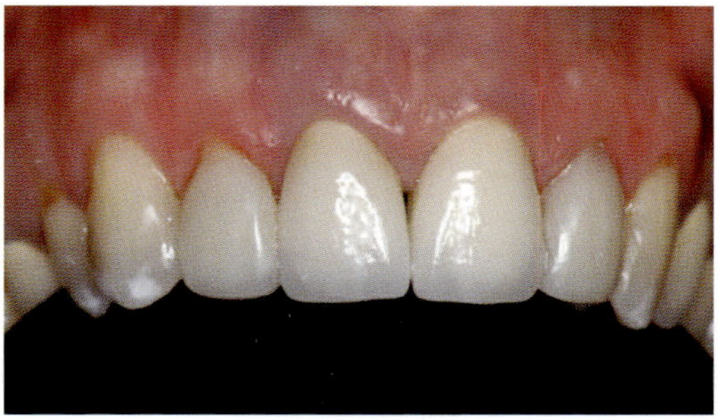

Abb. 4.85
Lösung mit Dentin und Schmelzmassen auf den lateralen Inzisivi

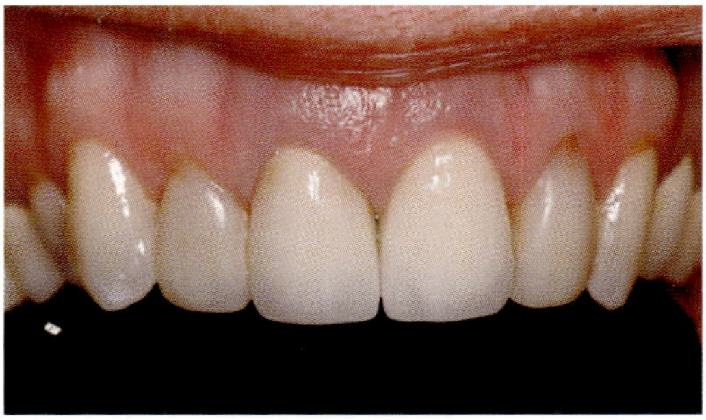

Abb. 4.86
Zustand nach 7 Jahren

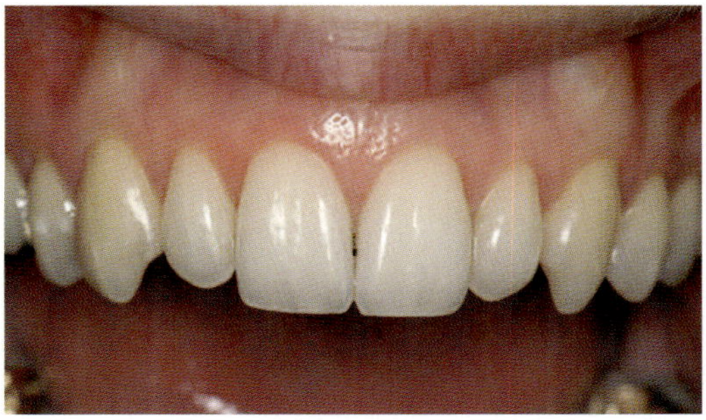

Abb. 4.87
Patientin mit Wunsch zur Formkorrektur der seitlichen Inzisivi

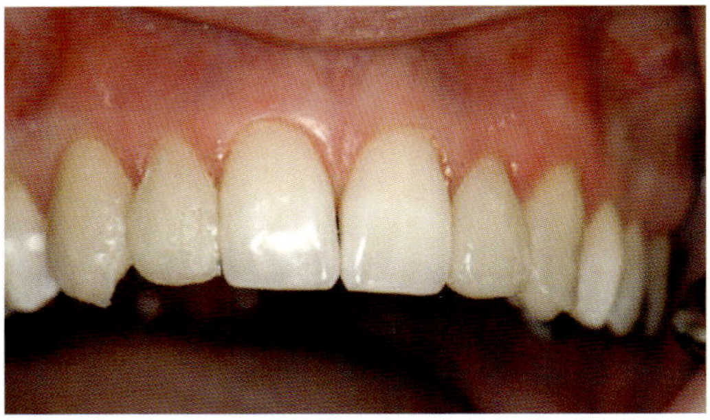

Abb. 4.88
Umformungen mit Komposit, auch an den Canini

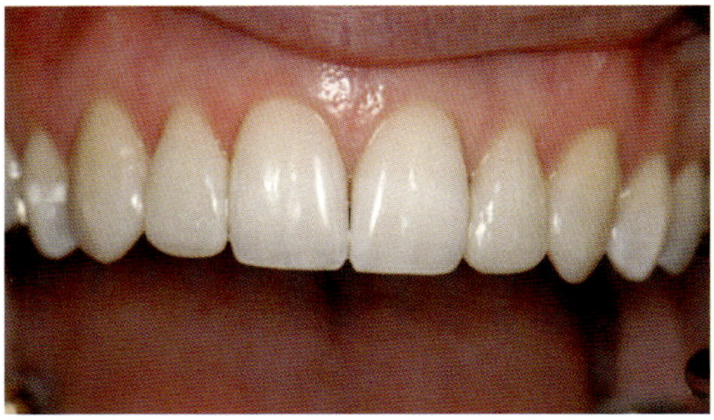

Abb. 4.89
Endresultat

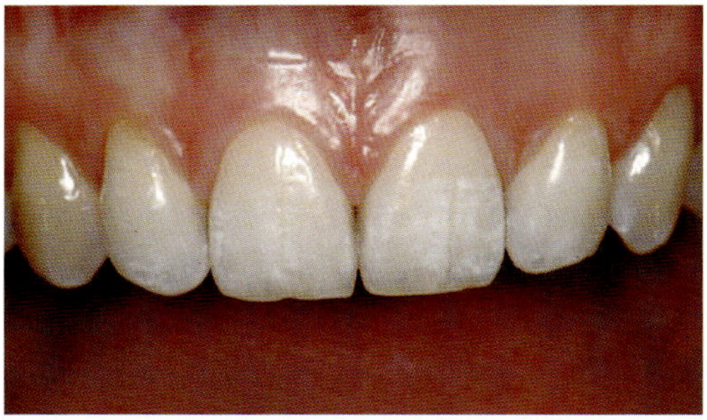

Abb. 4.90
Patientin mit Wunsch zur Formkorrektur bei fluorotischem Phänotypus der Frontzähne

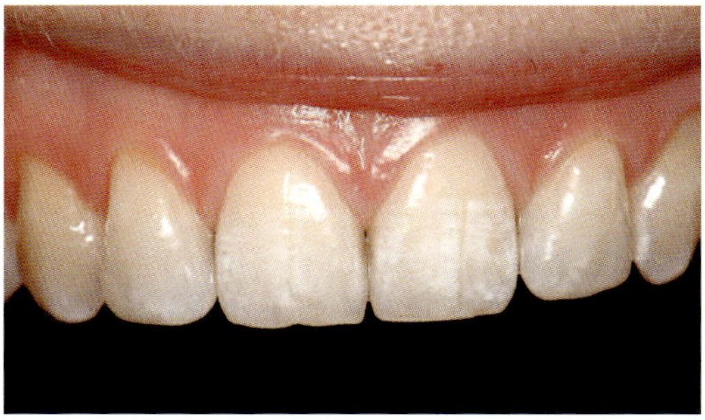

Abb. 4.91
Durchgeführte Formkorrektur (distal an den 2ern) mithilfe von Schmelzmalfarben. Warum sollte man hier Veneers machen?

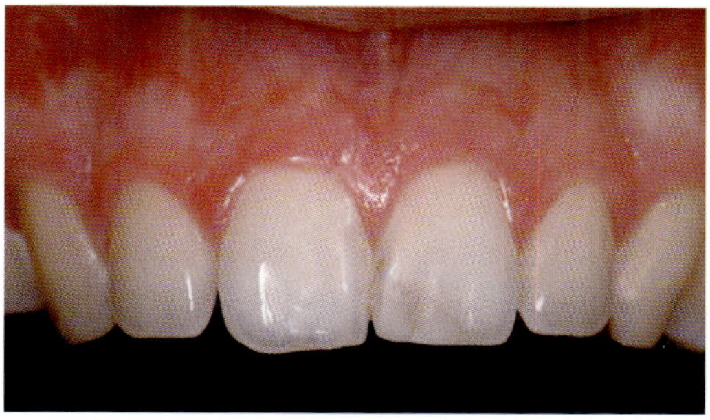

Abb. 4.92
Insuffizienter Kantenaufbau an 21 mit angeschliffenem 11

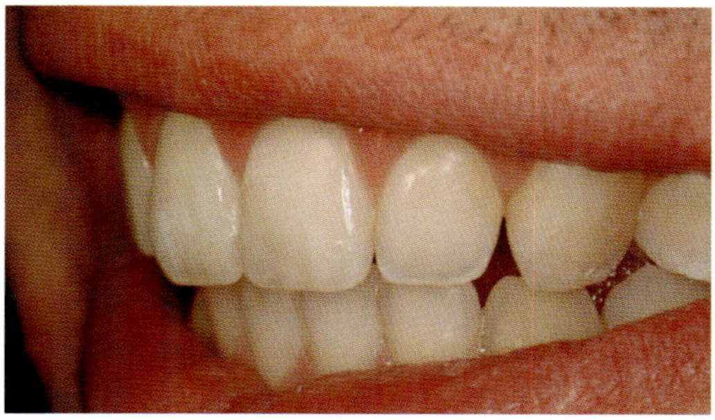

Abb. 4.93
Fertige Restaurationen 11/21

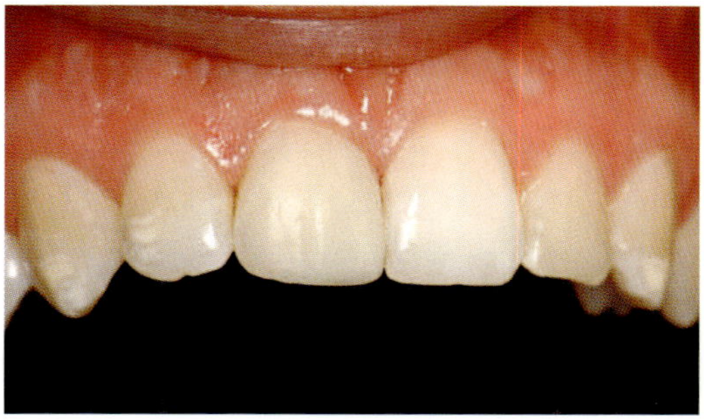

Abb. 4.94
Zustand nach Überarbeitung 11; insuffiziente Formgebung an 22

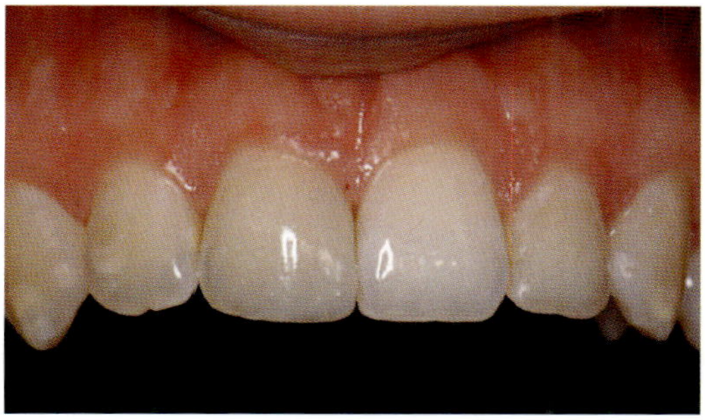

Abb. 4.95
Endresultat

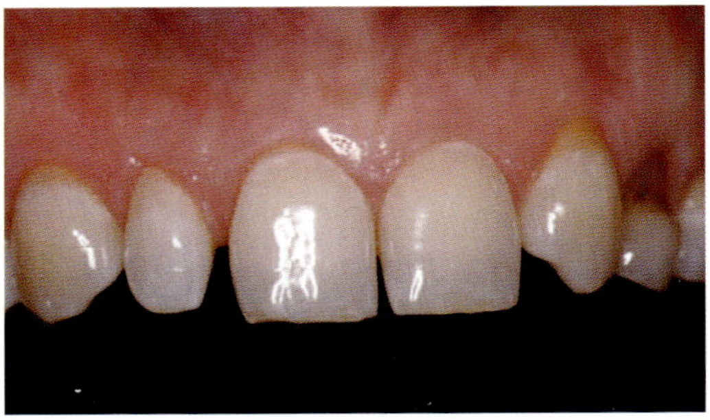

Abb. 4.96
Zapfenzahn an 12, 23 an Stelle von 22 und persistierender Milchdreier distal

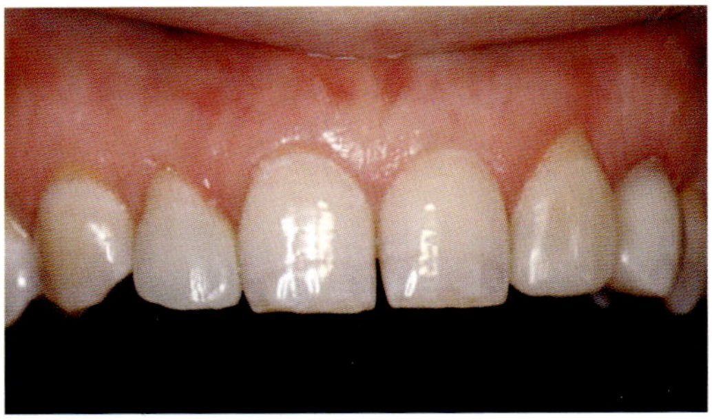

Abb. 4.97
Zustand nach Formänderung mit Komposit

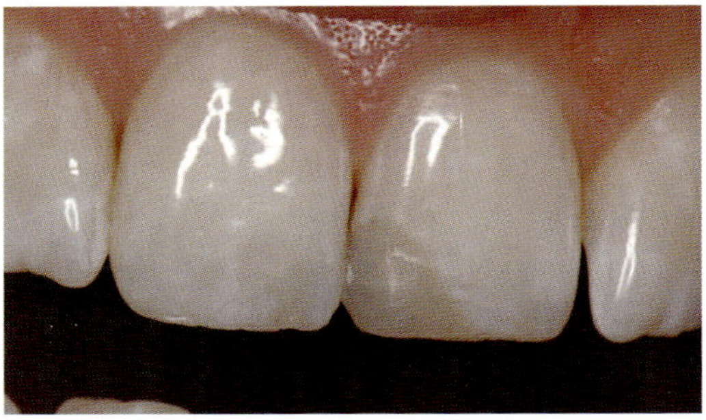

Abb. 4.98
Durch durchscheinenden parapulpären Stift gräulicher Kantenaufbau an 21

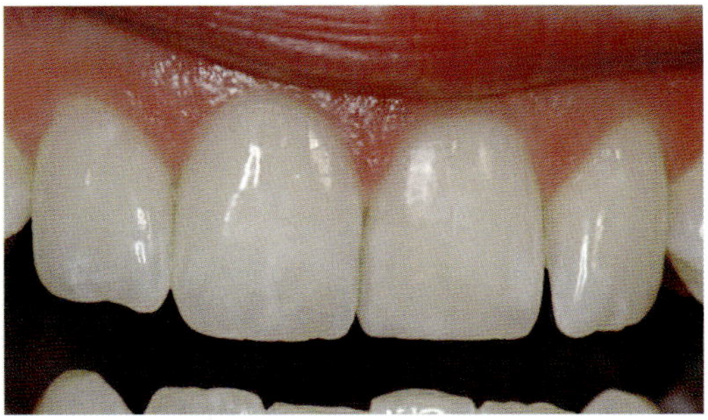

Abb. 4.99
Endergebnis nach biomimetischer Schichtung mit Schmelz- und Dentinmassen und Malfarbe zur Simulation der Fluorose

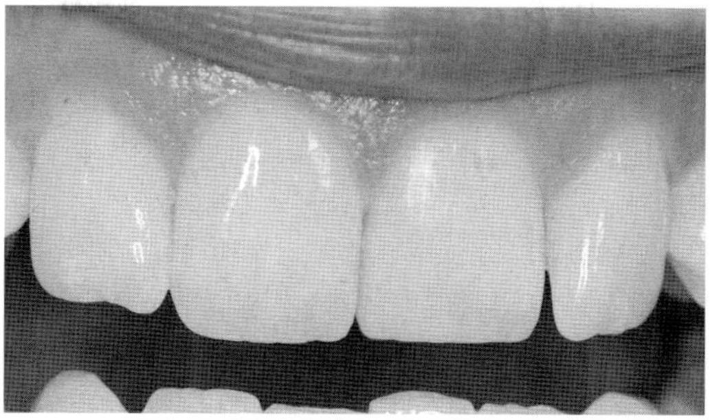

Abb. 4.100
Abbildung 4.99 in Schwarz-Weiß zur Kontrolle, ob die Helligkeit der Restauration adäquat ist

Keramikinlays und Keramikteilkronen

Patientenanspruch steigt

Indirekte Methodik schwerer

Im Vergleich zu direkten Kompositfüllungen ist das Keramikinlay durch den Umweg über das Zahntechniklabor wesentlich teurer. Das bedeutet, dass der Anspruch seitens der Patienten steigt und Komplikationen wie postoperative Hypersensitivitäten noch weniger toleriert werden. Um es gleich vorwegzunehmen: Adhäsivtechnik ist in der indirekten Methodik eher schwerer als in der direkten Komposittechnik. Das hat mehrere Gründe, die im Folgenden erläutert werden.

Inlayfrakturen

Wenige Langzeitstudien

IPS Empress

Keramikinlays sind dauerhafte Restaurationen, aber auch hier sind Misserfolge an der Tagesordnung. Klinische Studien über Keramikinlays zeigen auf, dass Inlayfrakturen noch immer die Hauptversagensursache von Keramikinlays sind. Es gibt jedoch nur sehr wenige wirkliche Langzeitstudien über die verschiedenen Inlaysysteme. Die Mehrheit der mittelfristigen Ergebnisse aus klinischen Studien ist gut [3, 37, 47, 106, 157–159]. Vor allem IPS Empress (Ivoclar Vivadent, Schaan, Liechtenstein) ist seit der Markteinführung in Deutschland 1990 weit verbreitet und auch als dauerhaft eingeschätzt, aber Daten jenseits der 10 Jahre fehlen weitgehend.

Einbußen in der Randqualität

Neben katastrophalen Frakturen („bulk fracture“) sind in allen klinischen Berichten Einbußen in der Randqualität zu beobachten gewesen [3, 37, 47, 106, 157–159]. Es bleibt die Frage, ob diese Verschlechterung immer weitergeht oder irgendwann asymptotisch verläuft.

Lediglich für chairside hergestellte Cerec-Inlays sind mit der Publikation von Reiss heute bereits 18-Jahres-Daten mit sehr guten Ergebnissen dokumentiert [160].

Eigene Resultate

Im Rahmen einer klinisch-prospektiven Studie wurden in unserem Haus 96 IPS-Impress-Inlays und -Onlays adhäsiv befestigt (45 davon als F2, 27 als F3 und 24 Onlays). Nach konventioneller Präparation und Unterfüllung mit Ketac Cem (3M Espe, Seefeld) wurden anhand von Korrekturabdrücken IPS-Empess-Inlays hergestellt und nach 10 Tagen adhäsiv befestigt. Das Vier-Schritt-Selective-Etch-Adhäsiv Syntac wurde verwendet in Kombination mit Dual Cement (n = 9), Variolink Low (n = 32), Variolink Ultra (n = 6) oder Tetric (n = 49) (Ivoclar Vivadent), letztere mit Ultraschall-Einsetztechnik. Die Polymerisation der Befestigungskomposite erfolgte für 120 Sekunden aus allen Richtungen, beginnend von approximal. Vor der Polymerisation wurde die Klebefuge mit Glyceringel abgedeckt, um eine durch Sauerstoffinhibition bedingte negative Klebefuge zu verhindern. Nach Abschluss der Polymerisation und Entfernung des Kofferdams wurde bei Notwendigkeit mit Finierdiamanten eingeschliffen (Intensiv, Viganello-Lugano, Schweiz) und mit SofLex-Scheiben (3M, St. Paul, MN, USA) poliert. Approximal wurde mit Diamant-Streifen abnehmender Körnung (GC Dental, Tokio, Japan) und mit Polierstrips poliert (3M). Die abschließende Politur erfolgte mit Filzscheiben (Dia-Finish E Filzscheiben, Renfert, Hilzingen) und Polierpaste (Brinell, Renfert, Hilzingen).

Vier-Schritt-Selective-Etch-Adhäsiv

Polymerisation für 120 Sekunden

Finierdiamanten und SofLex-Scheiben

Polierstrips und Polierpaste

Zur Baseline und nach 1, 2, 3, 4 und 8 Jahren wurden die Inlays nach modifizierten Kriterien des United States Public Health Service (USPHS) von zwei unabhängigen Nachuntersuchern evaluiert. Nach 8 Jahren konnten noch 60 % der Restaurationen nachuntersucht werden (n = 58). Alle Patienten waren mit den Inlays zufrieden. 39 Restaurationen konnten nicht mehr nachuntersucht werden (8 Verluste, 31 Drop-out). Über die komplette Beobachtungszeit zeigten die verbliebenen 57 Inlays und Onlays keine signifikanten Unterschiede bezüglich der Kriterien Approximalkontakt, Hypersensitivitäten und Röntgencheck. Signifikante Verschlechterungen ergaben sich in erster Linie für Oberflächenrauigkeit und marginale Adaptation, aber auch für die Integrität von Schmelz und Keramik. Zwischen den Hauptgruppen Variolink low und Tetric zeigten sich Unterschiede hinsichtlich der beobachteten Schmelzrisse (mehr bei Tetric) und beim Röntgencheck (mehr Überschüsse bei Variolink low). Nach 8 Jahren zeigten 82 % der

Nachuntersuchungen

Große Patientenzufriedenheit

Verschlechterungen

versorgten Zähne geringfügige Schmelzrisse, initial waren es lediglich 16 %.

Restaurationengröße ohne Einfluss auf Überlebensstatistik

Die Größe der Restaurationen hatte keinen Einfluss auf die klinische Überlebensstatistik. Kavitäten, die approximal nicht mehr schmelzbegrenzt waren (15 %) oder weniger als 0,5 mm approximale Schmelzbreite aufwiesen (54 %), zeigten keine schlechteren Resultate. Inlayfrakturen mit Bravo-Bewertungen oder schlechter lagen zur Baseline bei 1 % und bewegten sich über 7 % nach 4 Jahren zu 26 % nach 8 Jahren (hauptsächlich Chippings). Exakte Analysen der Fotos und Replikas zeigten deutlich, dass es sich hierbei meist um Inlays handelte, bei denen nach dem adhäsiven Befestigen eingeschliffen werden musste. Sieben IPS-Empress-Restaurationen mussten ersetzt werden, die Kaplan-Meier-Überlebensanalyse ergab 92 %. Zwei Inlays gingen auf das Konto postoperativer Hypersensitivitäten, an einem Zahn musste eine Wurzelspitzenresektion vorgenommen werden. Der Rest ging durch Frakturen verloren. Diese katastrophalen Frakturen begannen nach 3 Jahren und fanden nach 4,5 Jahren ein Ende.

Kaplan-Meier-Überlebensanalyse: 92 %

Die durchschnittlichen Keramikdimensionen waren 1,4 mm unter der tiefsten Fissur, 3,5 mm am Isthmus und 2,0 mm unter Höckerrekonstruktionen. Die Inlayschichtstärken hatten keinen Einfluss auf die klinischen Ergebnisse. Sekundärkaries trat in keinem Fall auf.

Keine Sekundärkaries

Im Rahmen einer weiteren Studie mit IPS-Empress-Inlays und ähnlichem Design wurde auf Unterfüllungen im Sinne von „Total bonding“ verzichtet. Zumindest nach bislang 4 Jahren Beobachtungsdauer sind die klinischen Beobachtungen vor allem bei der Reduktion von Hypersensitivitäten tendenziell besser als mit konventionellen Zement-Unterfüllungen.

Total bonding

!

Wertung und Zusammenfassung

- Leuzitverstärkte Glaskeramikinlays zeigen gute klinische Langzeitresultate.
- Auch tiefe approximale Kavitäten können mit den vorgestellten Materialien sicher restauriert werden.
- Selektive Schmelzätzung oder Total Etching sind fundamentale Bestandteile für den klinischen Erfolg mit Keramikinlays.
- Weder Schmelzrisse noch Klebefugenverschleiß sind kritische Faktoren für das Überleben der Restaurationen.
- Ermüdungsfrakturen treten gehäuft zwischen 3 und 5 Jahren Liegedauer auf. Diese können jedoch reduziert werden, wenn nach dem Einschleifen penibel auf eine exakte Hochglanzpolitur geachtet wird.

Klinisches Prozedere

Präparation

Präparation für ein Keramikinlay

Grundregel Nr. 1: Kanten abrunden

Grundregel Nr. 1 bei Keramikpräparationen ist, dass alle Kanten innerhalb der Kavität abgerundet werden sollten, das heißt: die Übergänge von der Kavitätenwand zum Kavitätenboden, vom okklusalen Plateau zu den parapulpären Wänden und von den parapulpären Wänden zum approximalen Kastenboden (Abb. 4.101, Pfeile; Design: Jan Hajtó, Roland Frankenberger et al. Eur J Cont Edu, 2007; Präp-Set: Experten-Set 4562, Komet).

Keine spitzen Übergänge

Blickt man von okklusal auf die Kavität, sollten sich im Präparationsverlauf keine spitzen Übergänge (Abb. 4.102) befinden. Gerade bei gefrästen Inlays führt dies zu unüberwindbaren Problemen.

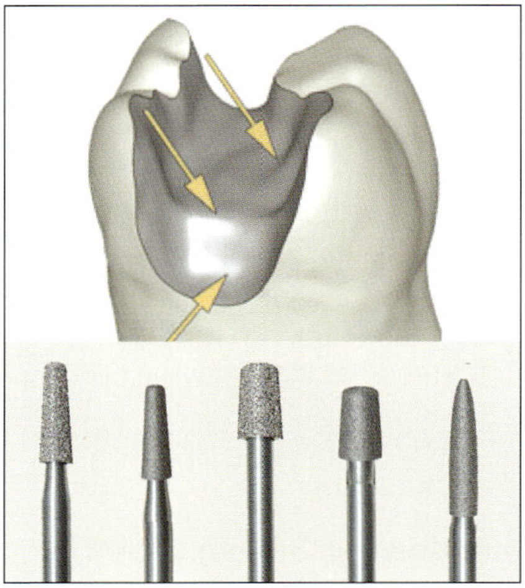

Abb. 4.101
Abrunden sämtlicher interner Flächenübergänge
(Abbildung mit freundlicher Genehmigung der biodentis GmbH, Leipzig)

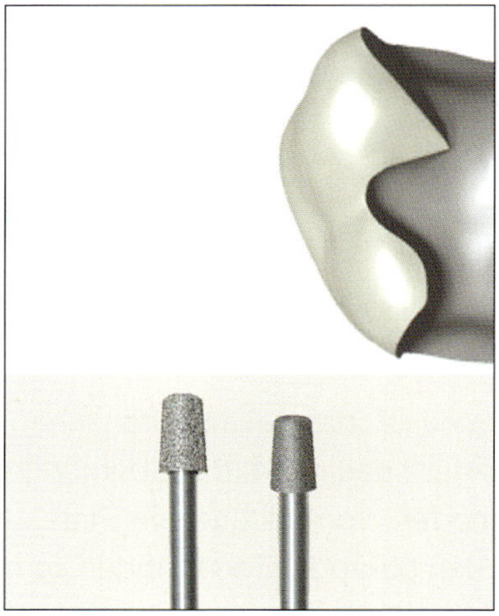

Abb. 4.102
Keine spitzen Übergänge belassen!
(Abbildung mit freundlicher Genehmigung der biodentis GmbH, Leipzig)

Keramikmindeststärke

Obwohl aus klinischen Resultaten eine klare Empfehlung für die Mindeststärke der Keramik nicht eindeutig abgeleitet werden kann [47, 107, 161], sollte gerade die Frakturgefahr beim adhäsiven Befestigen nicht unterschätzt werden. Die generell geforderten 1,5 mm sind daher Standard und als Grundlage anzusehen (Abb. 4.103). Gerade aber unter der tiefsten Fissur muss oft tiefergelegt werden, um diese Vorgabe zu erfüllen.

Auch für die Isthmusbreite ist eine Mindeststärke vorgesehen, hier empfehlen sich 2 mm.

Isthmusbreite

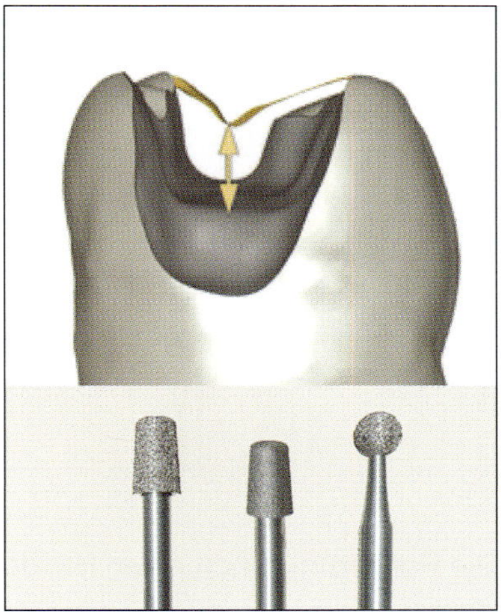

Abb. 4.103
Mindeststärke für die Keramik: 1,5 mm
(Abbildung mit freundlicher Genehmigung der biodentis GmbH, Leipzig)

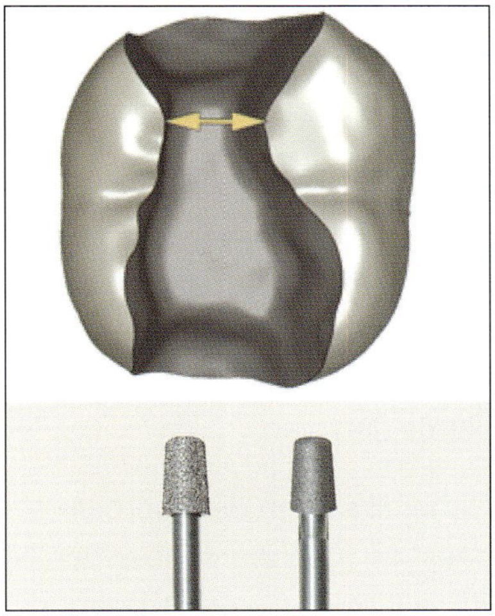

Abb. 4.104
Isthmusbreite: 2 mm
(Abbildung mit freundlicher Genehmigung der biodentis GmbH, Leipzig)

Nachdem die Retention der Keramikeinlagefüllung mikromechanisch über die Schmelz- und Dentinhaftung sowie über die Haftung an Kompositaufbaufüllungen erfolgt ist, ist eine makromechanische Präparation nicht nötig und darüber hinaus sogar hinderlich beim adhäsiven Befestigen. Der Öffnungswinkel sollte daher 6–10° betragen. Generell gilt, dass eher zu divergierend als zu parallel präpariert werden sollte.

Makromechanische Präparation unnötig

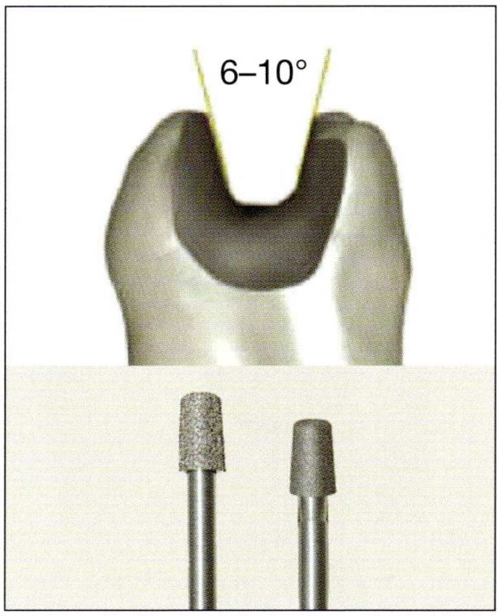

Abb. 4.105
Adhäsivtechnik erfordert keine Retentionsform
(Abbildung mit freundlicher Genehmigung der biodentis GmbH, Leipzig)

Oberflächenwinkel am Übergang: 90°

Die Forderung nach einer Mindeststärke ist besonders kritisch an den Kavitätenrändern nach approximal zu verifizieren. Da sich dünn auslaufende Keramikränder infolge der Materialeigenschaften der glasbasierten Keramik verbieten, ist es wichtig, die Oberflächenwinkel am Übergang von der Kavität zur Zahnoberfläche stets in einem Winkel von ca. 90° zu präparieren (Abb. 4.106).

Stahlmatrize

Oszillierende Instrumente

Für diese heiklen Bereiche sollte der Nachbarzahn mit einer Stahlmatrize geschützt werden, um iatrogene Nachbarzahnverletzungen zu vermeiden. Auch oszillierende Instrumente (z. B. SonicSys, KaVo) eignen sich hier sehr gut. An den okklusalen Inlayrändern wird bei steiler Höckerneigung eine manchmal dünner auslaufende Keramik nicht zu vermeiden sein.

Approximale Separation

Generell sollten die approximalen Ränder so weit aufgezogen werden, dass die Kavitätenränder den Nachbarzahn nicht mehr berühren. Dies ist essenziell für die Abformung und erleichtert die Überschussentfernung erheblich (Abb. 4.107).

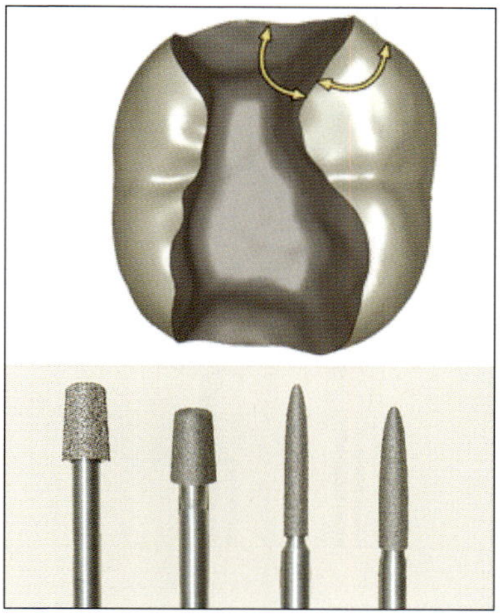

Abb. 4.106
90°-Übergänge zur approximalen Oberfläche präparieren
(Abbildung mit freundlicher Genehmigung der biodentis GmbH, Leipzig)

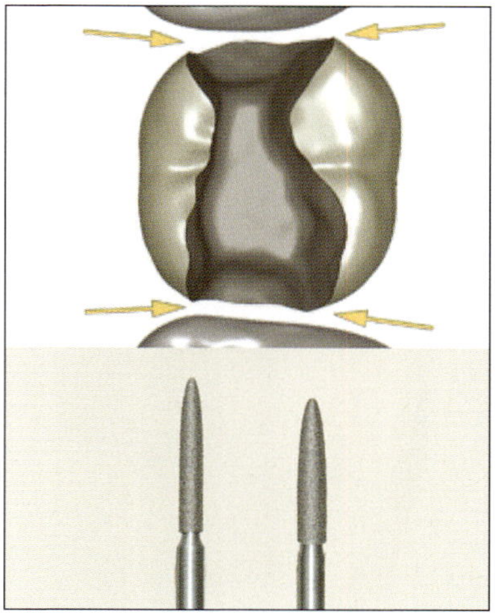

Abb. 4.107
Approximale Separation
(Abbildung mit freundlicher Genehmigung der biodentis GmbH, Leipzig)

Neben Mindeststärken für die Keramik sollten auch für die verbleibende Zahnhartsubstanz Mindestdicken beachtet werden (Abb. 4.108). Hier sind 1,5–2 mm als Mindestvoraussetzung zu betrachten, ansonsten sollte der Höcker prophylaktisch eingekürzt werden (siehe Teilkronenpräparation). Kontakte auf der Restzahnhartsubstanz in der dynamischen Okklusion sollten vermieden werden.

Mindestdicke für Zahnhartsubstanz: 1,5–2 mm

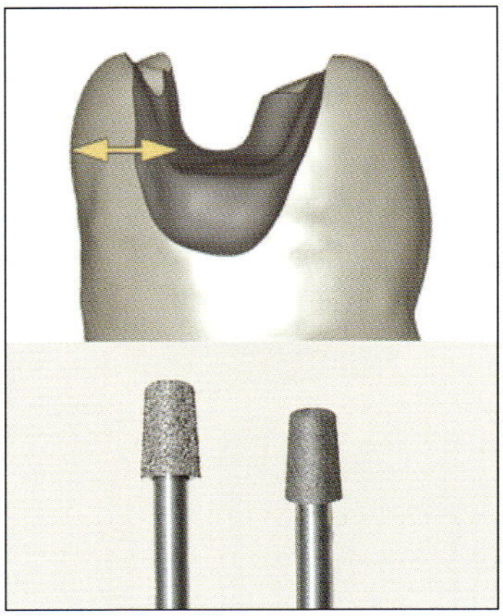

Abb. 4.108
Mindestdicke der verbleibenden Zahnhartsubstanz: 1,5–2 mm
(Abbildung mit freundlicher Genehmigung der biodentis GmbH, Leipzig)

Aufbaufüllungen

Adhäsive Aufbaufüllungen sind sinnvoll, da die Dentinversiegelung in der ersten Sitzung eine Kontamination verhindert und so zu dauerhaft guten Dentinhaftungen führt. Alle Kavitätenränder müssen jedoch nach Abschluss der Präparation in der Zahnhartsubstanz liegen (Abb. 4.109).

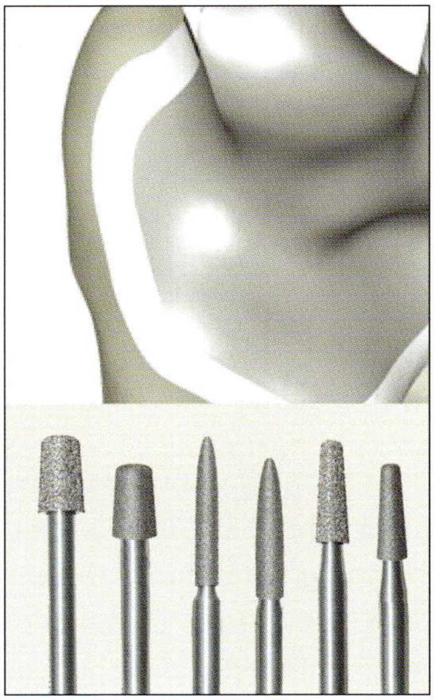

Abb. 4.109
Aufbaufüllung nur auf Dentin limitieren
(Abbildung mit freundlicher Genehmigung der biodentis GmbH, Leipzig)

Da sich dünn auslaufende Ränder bei Keramikrestaurationen verbieten, sollte beim Finieren niemals ein Federrand angelegt werden (Abb. 4.109, 4.110).

Kein Federrand!

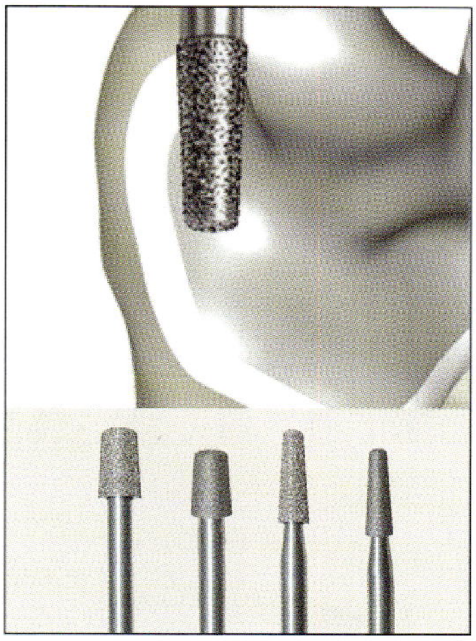

Abb. 4.110
Keine Federränder!
(Abbildung mit freundlicher Genehmigung der biodentis GmbH, Leipzig)

Präparation für eine Keramikteilkrone

Bezüglich der anzustrebenden Material- und Zahnhartsubstanzstärken gelten dieselben Regeln wie bei Keramikinlays. Gerade beim Einkürzen von Höckern ist dies auch im Bereich der Höckerspitze bei der Präparation zu beachten (Abb. 4.111). Dieses Einkürzen der Höcker ist nötig bei Unterschreiten der Mindeststärke der Zahnhartsubstanz und wenn die Präparation bis zur Höckerspitze reicht.

Einkürzen der Höcker

Auch im Bereich der Fissuren muss genug Platz für die Mindestschichtdicke der Keramik von ca. 1,5 mm geschaffen werden (Abb. 4.112).

Genug Platz unter Fissuren

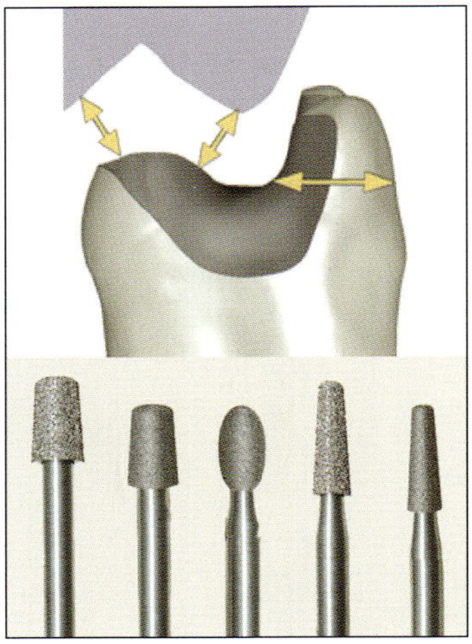

Abb. 4.111
Richtiges Einkürzen geschwächter Höcker (Abbildung mit freundlicher Genehmigung der biodentis GmbH, Leipzig)

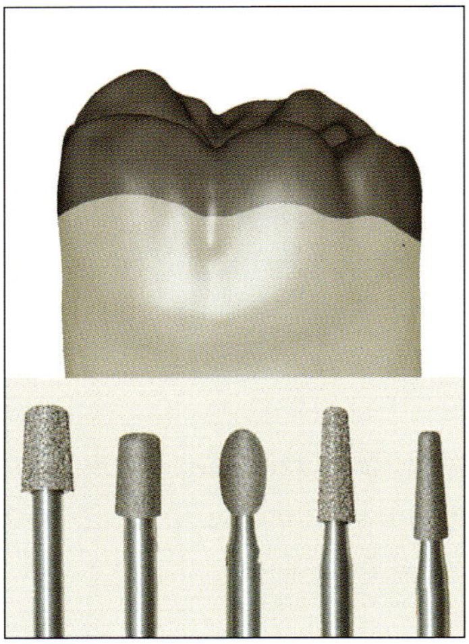

Abb. 4.112
Unter Fissuren genügend Zahnhartsubstanz entfernen!
(Abbildung mit freundlicher Genehmigung der biodentis GmbH, Leipzig)

Adhäsive Aufbaufüllung in tiefen Bereichen

Wie bei der Inlaypräparation schon erwähnt, ist es sinnvoll, vor allem in tiefen Bereichen eine adhäsive Aufbaufüllung zu legen (Abb. 4.113). Auch hier muss aber sichergestellt sein, dass der Kavitätenrand letztendlich in der Zahnhartsubstanz liegt. Eine Aufbaufüllung erleichtert es, eine möglichst gleichmäßige Schichtstärke der Keramik anzustreben, sie aber auch nicht zu groß werden zu lassen, um noch lichthärtende Komponenten bei der Aushärtung mit Polymerisationslampen zu erreichen. Für diesen Fall wird empfohlen, die Keramikstärke 3 mm okklusal und 6 mm approximal in der Vertikaldimension nicht zu überschreiten (Abb. 4.114).

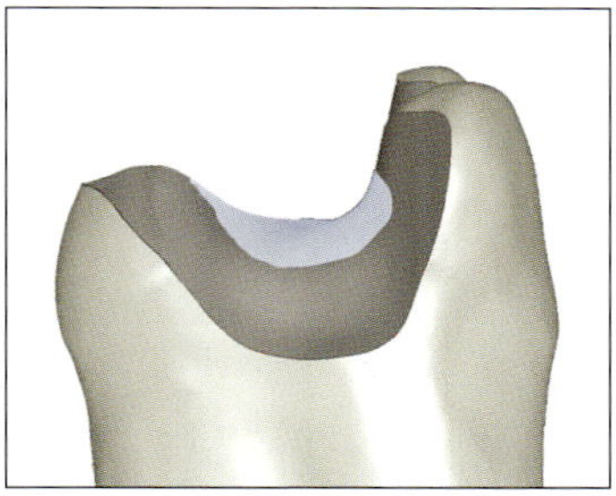

Abb. 4.113
Adhäsive Aufbaufüllung
(Abbildung mit freundlicher Genehmigung der biodentis GmbH, Leipzig)

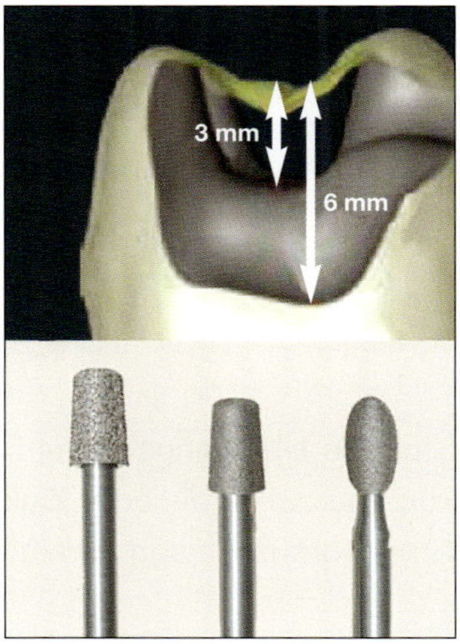

Abb. 4.114
Maximale Materialstärken bei lichthärtenden Adhäsiven und/oder Befestigungskompositen
(Abbildung mit freundlicher Genehmigung der biodentis GmbH, Leipzig)

Retentionsform unnötig, runde Formen

Auch bei Keramikteilkronen ist eine Retentionsform nicht nötig. Runde Formen (Abb. 4.115) sind anzustreben, Makroretention (Abb. 4.116) ist nicht nötig. Es sollte nur so viel präpariert werden, dass beim Eingliedern eine eindeutige Lagefixierung der Keramikrestauration in der definierten Endposition sichergestellt ist.

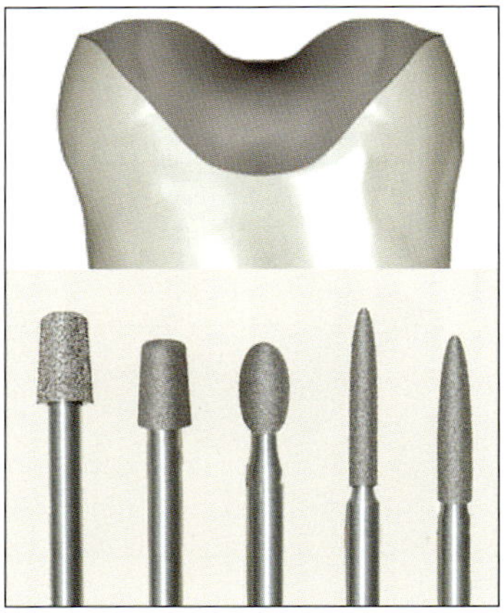

Abb. 4.115
Teilkronenpräparation bei Einkürzen aller Höcker
(Abbildung mit freundlicher Genehmigung der biodentis GmbH, Leipzig)

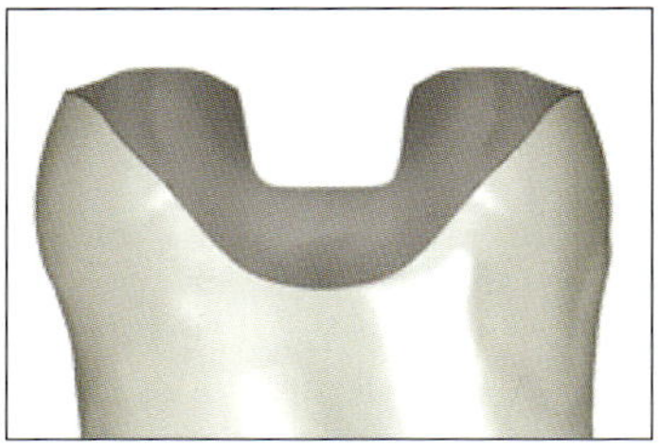

Abb. 4.116
Retentionsformen wie der hier abgebildete Retentionskasten sind nicht notwendig
(Abbildung mit freundlicher Genehmigung der biodentis GmbH, Leipzig)

Stumpfe Übergangswinkel

Stumpfe Übergangswinkel sind auch beim Übergang der Höckereinkürzung zur Oral- oder Bukkalfläche des präparierten Zahnes eine Grundvoraussetzung für stabile Verhältnisse.

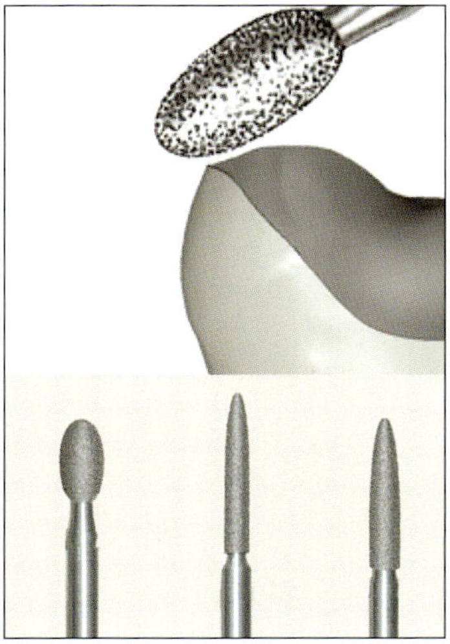

Abb. 4.117
Korrekte Übergangsgestaltung nach oral/vestibulär
(Abbildung mit freundlicher Genehmigung der biodentis GmbH, Leipzig)

Sollte nach der Kariesexkavation im approximalen Kastenbodenbereich kein Schmelz mehr vorhanden sein, ist das heute keine Kontraindikation mehr für adhäsiv befestigte Keramikrestaurationen [48, 56, 107]. Eine optimale Kontaminationskontrolle mittels Kofferdam sollte jedoch eingehalten werden.

Kofferdam

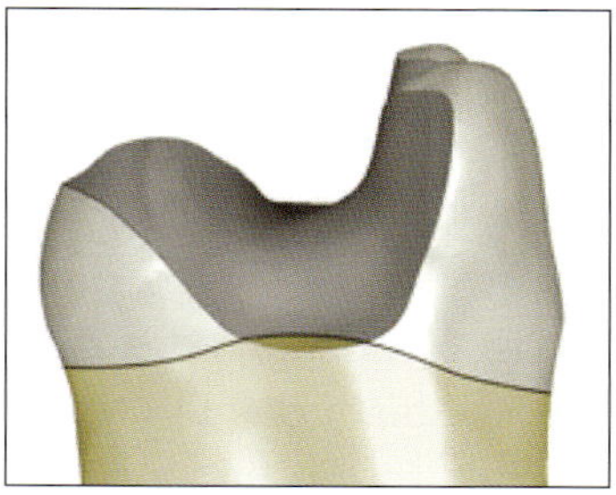

Abb. 4.118
Wenn eine sichere Trockenlegung durch Isolation mit Kofferdam möglich ist, stellt ein approximaler Dentinrand kein Problem dar (Abbildung mit freundlicher Genehmigung der biodentis GmbH, Leipzig).

Ausblick

Die vorstehenden Vorgaben sollen nachvollziehbar illustrieren, wie Präparationen ausgeführt werden sollten, um bestmögliche Voraussetzungen für die Überlebenswahrscheinlichkeit keramisch gefertigter Restaurationen zu erreichen. Die Vorgaben zeigen, dass die vermeintlich „einfache" Adhäsivpräparation ohne exakte Retentionskästen und filigrane Federränder aufgrund der Materialerfordernisse mindestens genauso viel Nachdenken und Expertise erfordert wie die klassische Präparation für Metallrestaurationen. Das dargestellte Vorgehen ist dabei zugleich so strukturiert, dass es nicht nur für Spezialisten nachvollziehbar ist und stellt ob seiner klaren Struktur einen Beitrag zu Qualitätssicherung in der Praxis dar. Die betroffene Prozesskette schließt die Zahntechnik ausdrücklich ein, weil derart präparierte Zähne eindeutige Restaurationsränder aufweisen und so das Restaurationsdesign erleichtern. Zudem sind derartig präparierte Kavitäten mittels moderner CAD/CAM-Verfahren deutlich besser herzustellen. Dieses zeigt, dass auch bei computergestützter Herstellung von Restaurationen die Expertise des Behandlers einen wesentlichen Einfluss auf das Gesamtergebnis behält.

Bestmögliche Voraussetzungen für Überlebenswahrscheinlichkeit

Qualitätssicherung in der Praxis

CAD/CAM-Verfahren

Expertise des Behandlers

Adhäsive Unterfüllung

Verbesserte Versiegelung

Eine Quintessenz der Forschungsanstrengungen zur Verbesserung der Dentinhaftung unter Keramikrestaurationen ist es, dass adhäsive Unterfüllungen die Versiegelung der Dentinoberfläche verbessern.

Zwei Hauptgefahren

Im Rahmen der Befestigung indirekter adhäsiver Restaurationen gibt es zwei Hauptgefahren für eine Dentinversiegelung und somit das Auftreten postoperativer Hypersensitivitäten.

Rein lichthärtende Adhäsive

Gefahr des Poolings (Pfützenbildung)

Nicht separate Polymerisation

1. Sehr oft wird die Keramik mit rein lichthärtenden Adhäsiven (Syntac, A.R.T. Bond, OptiBond FL) befestigt. Werden diese vor dem Einbringen des Befestigungskomposits polymerisiert, besteht die Gefahr des Poolings (Pfützenbildung) und das Inlay geht nicht mehr in die Endposition. Verbläst man das Bonding ganz dünn, wird es fast nur noch aus Sauerstoffinhibitionsschicht bestehen und kaum noch polymerisieren. Wird das rein lichthärtende Adhäsiv nicht separat polymerisiert (das dürfte noch immer in der Mehrzahl der Praxen so geschehen), ist unter einem dicken (> 4 mm) oder dunklen Inlay (> A3,5) eine ausreichende Polymerisation des Adhäsivs nicht mehr gewährleistet.

Provisorischer Zement verunreinigt Dentin

2. Wird das Provisorium mit einem provisorischen Zement eingesetzt, ist es sehr schwer, diesen Zement wieder aus der Kavität zu entfernen. Weder Scaler noch Polierpaste sind wirklich dazu in der Lage, das durch den provisorischen Zement verunreinigte Dentin effektiv zu reinigen.

Alle diese Faktoren tragen dazu bei, dass bei Keramikrestaurationen mindestens ebenso viele Hypersensitivitäten entstehen wie bei direkten Kompositrestaurationen.

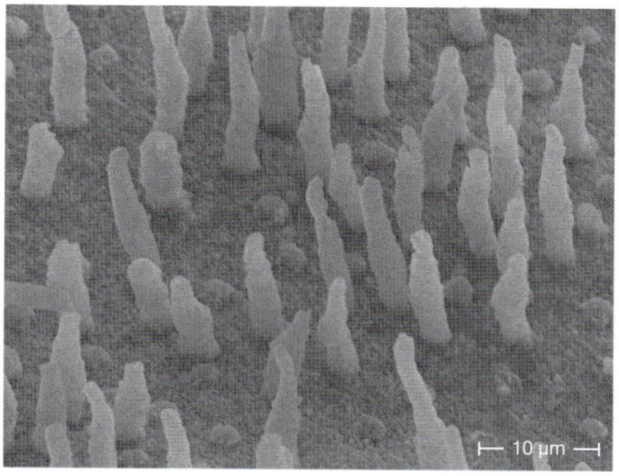

Abb. 4.119
Schwach ausgeprägte Verbundzone unter einem Adhäsivinlay, wenn nicht genug Licht durch die Keramik dringt, aber ein rein lichthärtendes Bonding Agent verwendet wird

Vorteile bei adhäsiver Unterfüllung vor der Abformung

Wird jedoch in der ersten Sitzung vor der Abformung eine adhäsive Unterfüllung gelegt, wird das Dentin bereits vor der potenziellen Kontamination effektiv versiegelt. Weder die Verunreinigung durch provisorischen Zement noch eine unzureichende Polymerisation durch ein Keramikinlay können die Dentinhaftung stören. Außerdem kann über diese adhäsive Unterfüllung die spätere Dicke des Inlays gesteuert werden, sodass man auch ohne schlechtes Gewissen mit lichthärtenden Adhäsiven befestigen kann. Ein weiterer Vorteil der adhäsiven Unterfüllung ist der Tragekomfort für den Patienten, da während der Provisorientragezeit keine unangenehmen Missempfindungen auftreten.

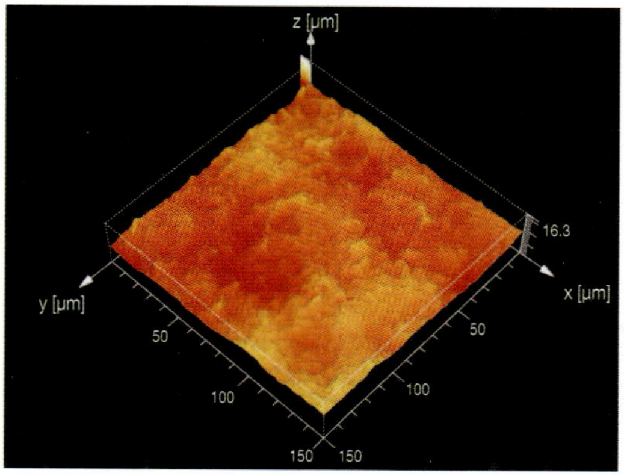

Abb. 4.120
Schmierschicht durch Reinigung der Kavität mit Pulverstrahlgerät mit carbonathaltigem Puder (Prophyflex). Carbonathaltige Prophylaxepulver reduzieren die Dentinhaftung um mindestens 50 %. Der Schmelzhaftung schaden sie nicht. Glycin- oder aluminiumtrihydroxidhaltige Pulver schaden weder der Schmelz- noch der Dentinhaftung.

Adhäsive Befestigung

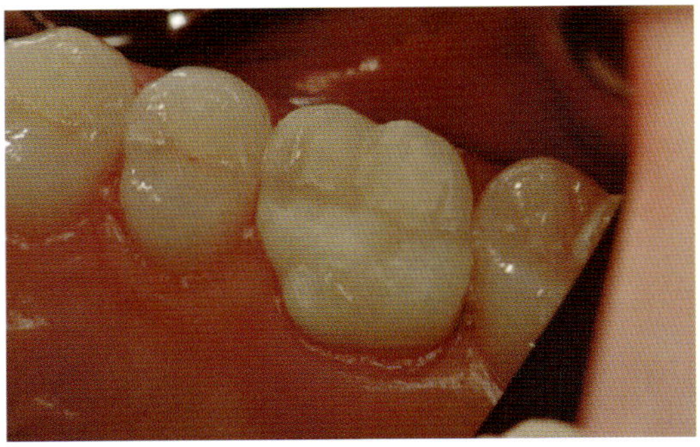

Abb. 4.121
Zustand zu Beginn der zweiten Sitzung. Teilkronenpräparation am ersten Molaren, das Provisorium ist noch in situ.

Gründliche Reinigung der Kavität

Nach dem Abnehmen des Provisoriums muss auf eine gründliche Reinigung der Kavität geachtet werden. Ist wie im vorliegenden Fall die Kavität gerade so tief, um die Schichtstärke der Keramik zu gewährleisten, reduziert sich die Fläche der adhäsiven Unterfüllung lediglich auf die approximalen Bereiche. Die Reinigung sowohl der adhäsiven Unterfüllung als auch des potenziell kontaminierten Dentins erfolgt idealerweise mit einem intraoralen Sandstrahler (z. B. Rondoflex, KaVo; Microetcher, Danville Engineering).

Bei adäquater Präparation kann die Passung des Keramikinlays oder -onlays lediglich durch den Approximalkontakt gestört sein.

Kofferdam von Vorteil

Kofferdam ist hier in jeder Hinsicht ein Vorteil, da die meist tiefen approximalen Kästen ohne absolute Trockenlegung nicht sicher kontaminationsfrei gehalten werden können. Sollte die indirekte Restauration bereits ohne Kofferdam einprobiert worden sein, ist es immer sinnvoll, auch bei angelegtem Kofferdam den Sitz nochmals zu überprüfen, da der Gummizug des Kofferdams ausreichend sein kann, dass das Keramikinlay nicht mehr in die Kavität passt.

Abb. 4.122
Nach Anlegen von Kofferdam wird die Kavität gründlich gereinigt. Ideal hierfür sind Sandstrahler mit Korund. Der distale Kasten ist zervikal nicht mehr schmelzbegrenzt. Das spielt für die klinische Prognose dann keine Rolle, wenn eine ausreichende Trockenlegung (hier am einfachsten mit Kofferdam) möglich ist.

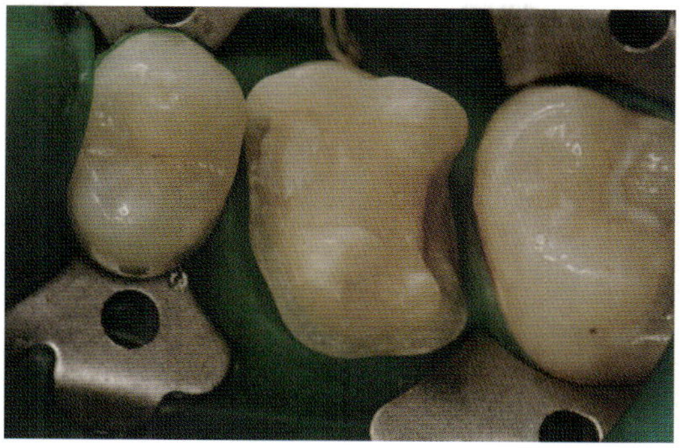

Abb. 4.123
Dentinoberfläche (REM, 1:1000) nach Entfernung des Provisoriums, Abkratzen des provisorischen Zements mit einem Scaler und Phosphorsäureätzung. Noch immer sind 50 % der Dentintubuli mit provisorischem Zement verschmiert. Dadurch wird die Dentinhaftung unter Adhäsivinlays massiv behindert. Ideal ist die Kavitätenreinigung daher mit carbonatfreien Pulvern oder Aluminiumoxidpartikeln.

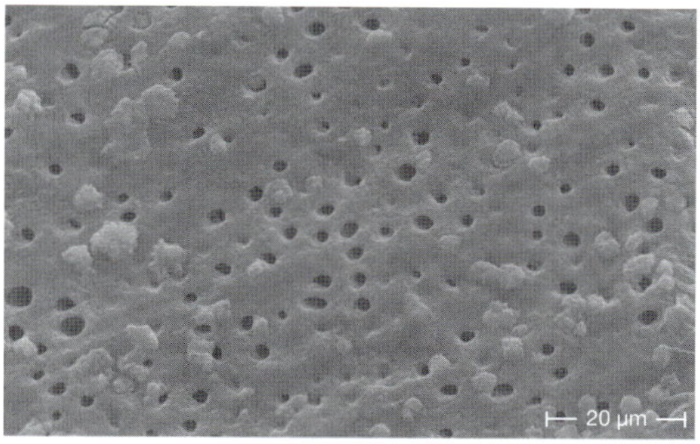

Vorbehandlung der Zahnhartsubstanzen

Ist die Kavität dekontaminiert und die adhäsive Unterfüllung angeraut, kann mit der Vorbehandlung der Zahnhartsubstanzen begonnen werden. In der Zwischenzeit kann die Stuhlassistenz mit der Vorbereitung der Inlayunterseite beginnen.

Abb. 4.124
Das Anspießen des Keramikkörpers geschieht nach der Anprobe und intraoralen Anpassung auf dem Technikmodell von mesial mit einem Pinselhalter, der in der Öffnung mit einem provisorischen Inlaymaterial beschickt ist. Nach der Polymerisation bleibt das Inlay bis zum definitiven Einsetzen bestens fixiert.

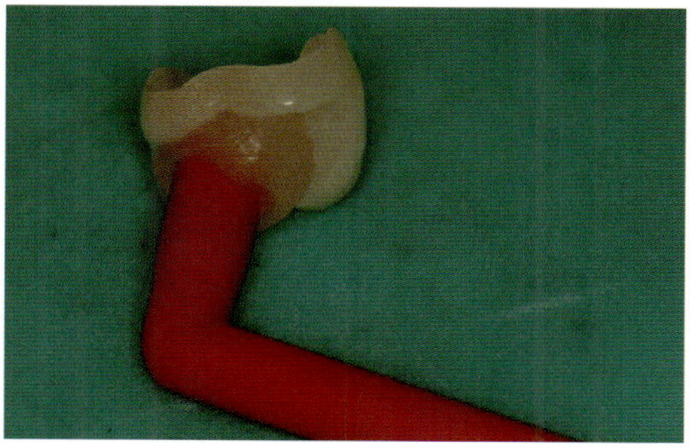

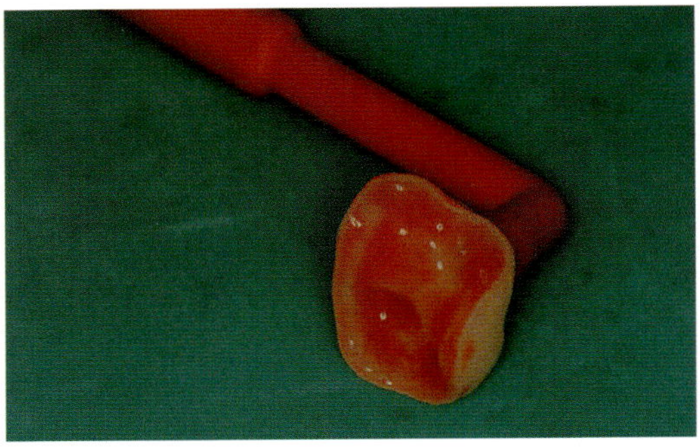

Abb. 4.125
Glaskeramikinlays werden idealerweise mit Flusssäure geätzt (5 % für 45–60 Sekunden). Wichtig ist dabei, die Säure immer wieder zum Rand hinzubürsten, um am wichtigsten Punkt eine gute Ätzwirkung zu erzielen.

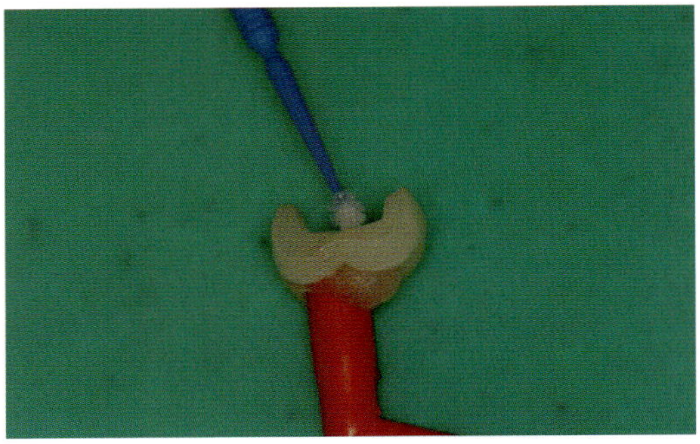

Abb. 4.126
Nach Abspülen der Säure und Reinigung in Alkohol im Ultraschallbad für 5 Minuten wird das Inlay getrocknet und mit Einkomponenten-Silan vorbehandelt. Dabei lässt man das Silan für 5 Minuten einwirken und verbläst dann das Lösungsmittel. Daraufhin wird das Inlay auf der Unterseite mit Bonding Agent eingepinselt, welches verblasen wird. Danach wird das Inlay unter einer orangefarbenen oder komplett lichtundurchlässigen Abdeckung versteckt, damit das Bonding Agent nicht versehentlich polymerisiert.

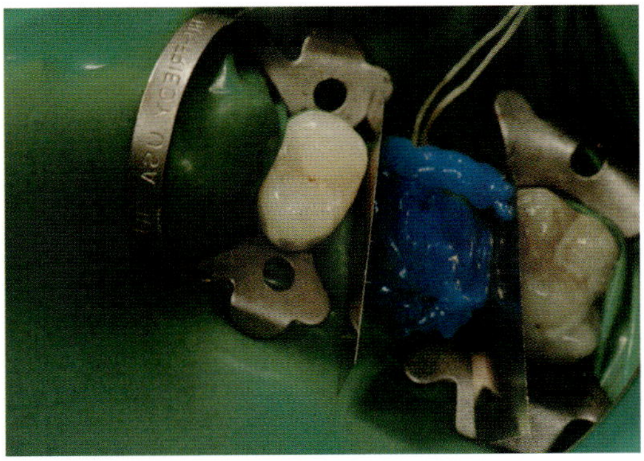

Abb. 4.127
Konditionierung analog der Etch-and-rinse-Technik mit Phosphorsäure für 15–20 Sekunden. Die Nachbarzähne werden mit Matrizen geschützt.

Einsatz der Phosphorsäure

Für den Einsatz der Phosphorsäure gelten dieselben Regeln wie bei der direkten Kompositrestauration. Maximal 15 Sekunden Dentinätzung bestimmen das Prozedere.

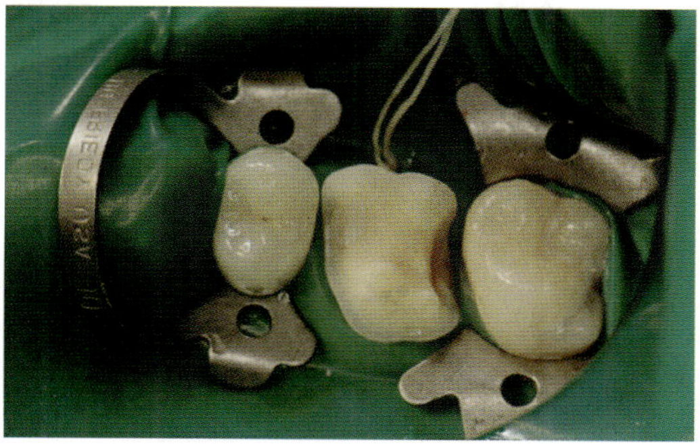

Abb. 4.128
Gründliche Trocknung zur Elimination des Wassers verhindert das eigentliche Wet bonding. Durch den beträchtlichen Wassergehalt des verwendeten Primers eines Mehrflaschen-Etch-and-rinse-Adhäsivsystems wurde auf ein Re-wetting verzichtet. Entscheidend ist eine wiederholte Kontrolle der Dichtigkeit des Kofferdams gerade im distalen Bereich, der weit unter der Gingiva endet. Hier ist die Anwendung eines zugfesten X-heavy-Latexkofferdams zu empfehlen, der erfahrungsgemäß viel mehr Verdrängungsdruck auf die Papille ausübt als latexfreier Kofferdam. Die Kofferdamklammer wurde nach distobukkal rotiert, um die Papille zwischen den Zähnen 6 und 7 zusätzlich zu fixieren.

Das Schmelzätzmuster wird begutachtet, wobei die Dentinoberfläche eher trocken als feucht ist. Man kann bei Mehrschrittadhäsiven (hier: Syntac) fakultativ ein Re-wetting durchführen, alle Mehrflaschenadhäsive enthalten jedoch so viel Wasser, dass man auch darauf verzichten kann.

Re-wetting fakultativ

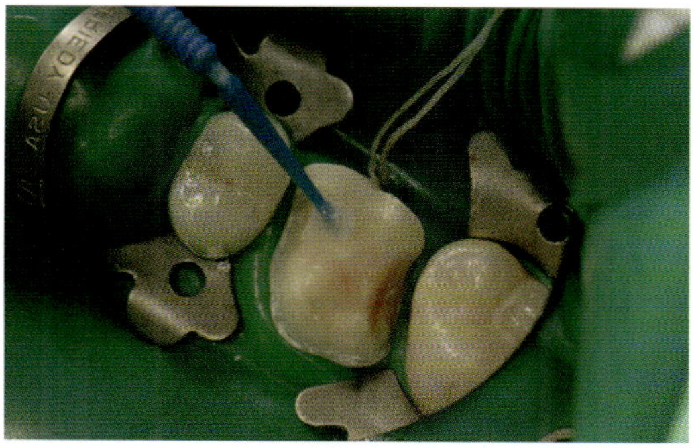

Abb. 4.129
Applikation von Primer 1 (Syntac Primer) und Primer 2 (Syntac Adhesive). Da die kollagenfixierende Wirkung des 2. Primers bekannt ist, ist es bei Anwendung von Syntac empfehlenswert, das Adhesive (2. Primer) lieber länger einwirken zu lassen. Daher ist es sinnvoll, das Adhesive zu applizieren und im Überschuss in der Kavität zu belassen und sich währenddessen um die Inlayvorbehandlung zu kümmern. Das Adhesive wird dann erst kurz vor der Applikation des Bonding Agents verblasen und getrocknet.

Wird mit Mehrschrittadhäsiven gearbeitet, ist es immer wichtig, den Primer (OptiBond FL, Scotchbond Multi-Purpose, A.R.T. Bond) oder Primer und Adhesive (Syntac) zu trocknen, damit kein Wasser auf der Oberfläche zurückbleibt. Ein sanftes Verblasen ist hier völlig fehl am Platz!

Primer trocknen

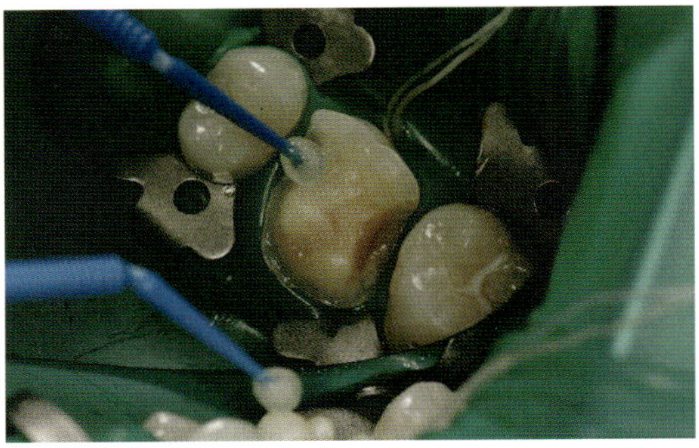

Abb. 4.130
Bei der Applikation des Bonding Agents (hier: Heliobond) sollten sowohl die OP-Leuchte als auch die Deckenbeleuchtung ausgeschaltet sein, um eine unbeabsichtigte Anpolymerisation zu verhindern. Eine separate Polymerisation des Bonding Agents hätte den Vorteil der etwas besseren Dentinversiegelung, birgt aber die Gefahr, dass bei übersehenem Pooling das Inlay nicht mehr in die Endposition zu bringen ist und frakturieren könnte.

Bonding Agent

Dualhärtendes Kompositsystem

Ebenso wie bei der Kompositrestauration sollte das Bonding Agent (hier: Heliobond) im Überschuss aufgetragen werden, um eine gute Penetration in die vorbehandelten Zahnhartsubstanzen zu gewährleisten. Das Bonding Agent wird nach einer kurzen Einwirkzeit dünn verblasen und abgedeckt. Alternativ wäre die Anwendung eines dualhärtenden Adhäsiv-Kompositsystems wünschenswert (z. B. Panavia F 2.0, Kuraray; XP Bond + SCA + Calibra, Dentsply DeTrey; AdheSE DC + Variolink II, Ivoclar Vivadent).

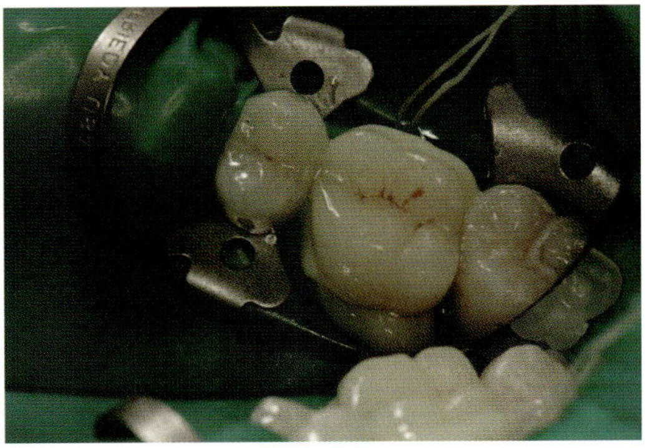

Abb. 4.131
Das Inlay/Onlay wird mit der Pinselhaltervorrichtung auf die Kavität gedrückt und platziert. Durch eine Drehung löst sich der Pinselhalter leicht vom Inlay. Beim Eingliedern von großvolumigen Teilkronen wie hier ist die Anwendung hochvisköser Befestigungskomposite nicht zu empfehlen (hier: Variolink II low).

USI-Technik

Niedrigvisköse Befestigungskomposite

Während bei Keramikinlays die Anwendung der Ultraschallbefestigungstechnik (USI: Ultrasonic insertion technique) Vorteile bietet, da die Überschussentfernung durch die hohe Viskosität des Komposits erleichtert ist, bieten sich bei Teilkronen wie im vorliegenden Fall niedrigvisköse Befestigungskomposite an (hier: Variolink II low), da die Restauration leichter in die Endposition gleitet.

Zähplastische Konsistenz abwarten

Während bei der USI-Technik sofort mit der Überschussentfernung begonnen werden kann, ist es bei dünnfließenden Befestigungskompositen ratsam, erst eine zähplastische Konsistenz des Komposits abzuwarten, um nicht die ganze Restauration mit fließfähigem Komposit zu verschmieren.

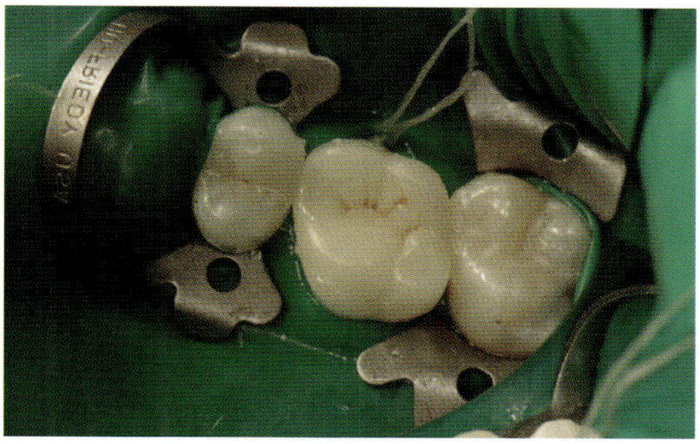

Abb. 4.132
Die Entfernung der Kompositüberschüsse erfolgt erst dann, wenn das dualhärtende Material beginnt „anzuziehen“ (andernfalls wird das dünnflüssige Komposit nur über alle Flächen geschmiert). Hierfür eignen sich Scaler, approximale Amalgamschnitzer und Superfloss.

Approximale Überschussentfernung

Die approximale Überschussentfernung geschieht idealerweise mit Zahnseide oder Superfloss. Ein kurzes Anhärten und Absprengen des Befestigungskomposits ist nur bei Keramikkronen empfehlenswert, da gerade okkusale Klebefugenanteile dadurch in ihrer Integrität gefährdet werden können.

!

Vor der Lichthärtung ist es sinnvoll, die Kompositklebefuge mit Glyceringel abzudecken, um die Ausbildung einer Sauerstoffinhibitionsschicht zu verhindern.

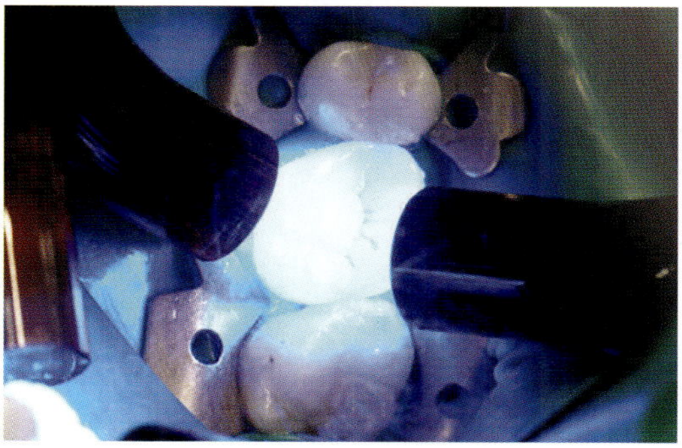

Abb. 4.133
Nach der Entfernung der Überschüsse wird die Klebefuge mit Glyceringel abgedeckt und insgesamt für mindestens 240 Sekunden polymerisiert. Gerade bei Verwendung rein lichthärtender Komponenten (hier: Heliobond ohne separate Polymerisation) durchdringt den Inlaykörper oft viel weniger Licht, als man denkt.

Längere Polymerisation

Die Polymerisation durch das Keramikinlay dauert in der Regel wesentlich länger als bei direkten Kompositfüllungen – 40 Sekunden pro Fläche sind das absolute Minimum, gerade dann, wenn mit rein lichthärtenden Materialien gearbeitet wird. Es macht Sinn, wie in der gezeigten klinischen Situation mit zwei Polymerisationslampen zu arbeiten, um Zeit zu sparen. Gerade in Zeiten der neuen Hochleistungs-LED-Lampen bietet es sich an, den Zahn während der Hochleistungsphotopolymerisation mit leichtem Luftstrom zu kühlen.

Luftstromkühlung

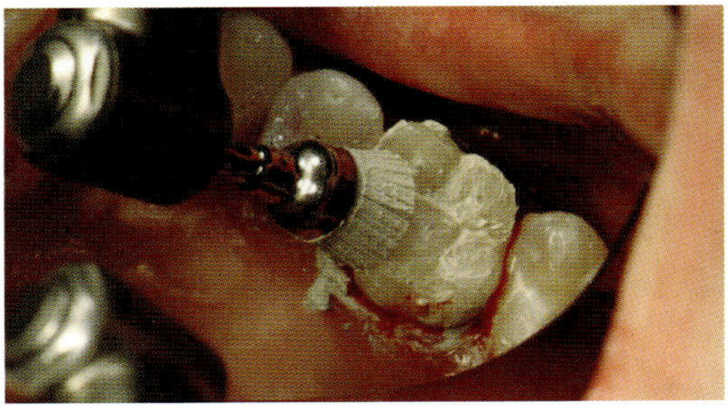

Abb. 4.134
Die abschließende Politur ist (bei jeder Keramikarbeit) gar nicht hoch genug einzuschätzen. Vor allem wenn (wie oft) okklusal eingeschliffen werden muss, ist eine intraorale Hochglanzpolitur eminent wichtig für den Langzeiterfolg. Nach der Verwendung von Finierdiamanten mit Wasserkühlung (auch beim Reduzieren des Approximalkontakts) erfolgt die Politur mit speziellen Keramikpoliergummis und abschließend routinemäßig mit Diamantpolierpaste. Wird auf der Randleiste nach der okklusalen Korrektur nicht perfekt poliert, steigt das Risiko, dass die Restauration nach 3–5 Jahren frakturiert, um ein Vielfaches!

Okklusale Korrekturen erfordern Hochglanzpolitur

Sollte es notwendig geworden sein, okklusale Korrekturen durchzuführen, ist eine anschließende Hochglanzpolitur absolute Grundvoraussetzung für eine gute Langzeitprognose der Keramikrestauration. Durch unzureichende intraorale Politur nach dem rotierenden Einschleifen werden Mikrorisse gesetzt, welche nach ca. 4 Jahren klinischer Beanspruchung zur Fraktur des Keramikkörpers führen können [47, 107, 159, 162, 163].

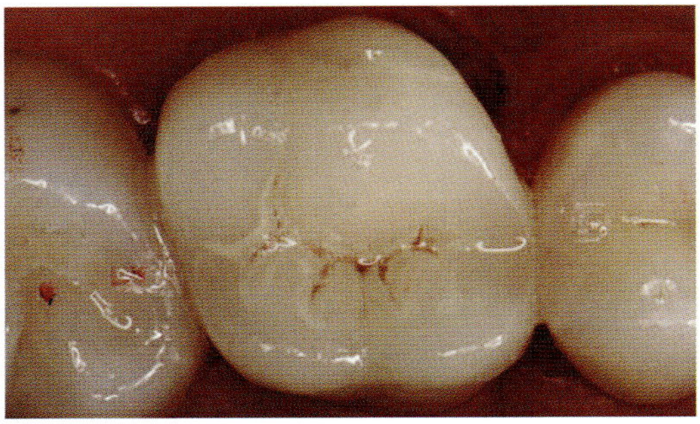

Abb. 4.135
Adhäsiv befestigtes Keramikonlay

Adhäsives Prozedere bei mehreren Inlays nebeneinander

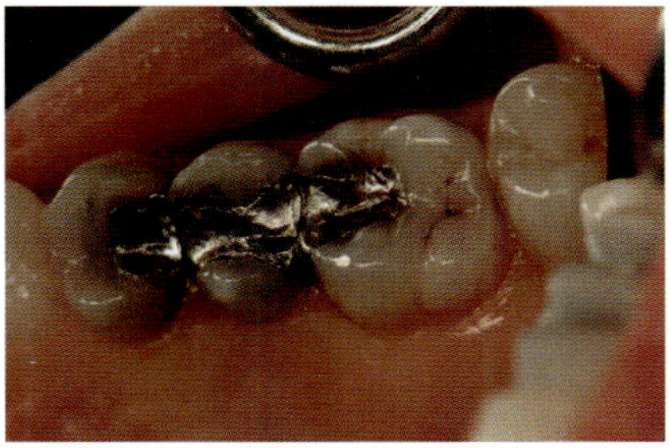

Abb. 4.136
10 Jahre alte Amalgamrestaurationen

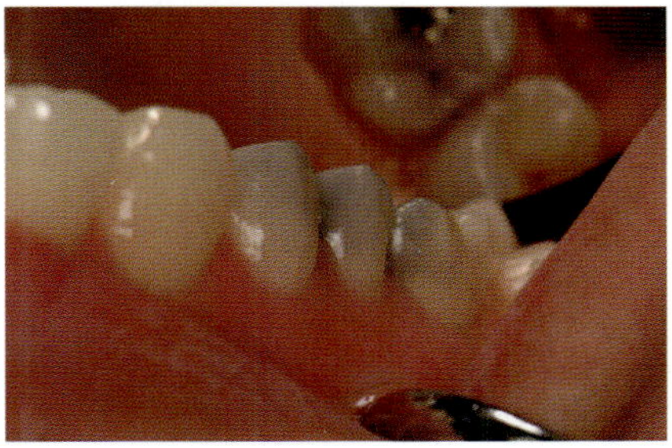

Abb. 4.137
Die versorgten Zähne erscheinen beim Lächeln grau.

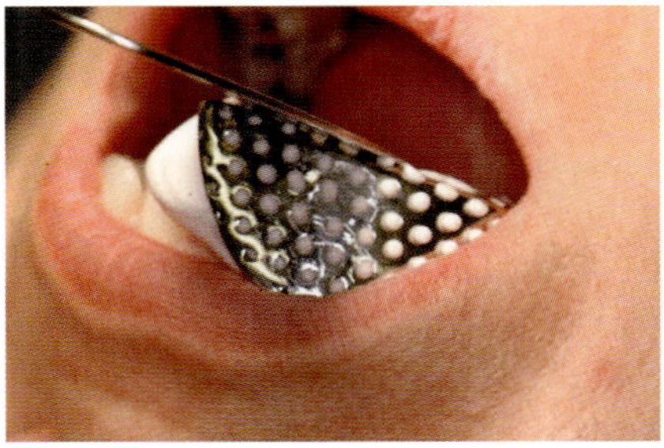

Abb. 4.138
Vorabformung mit Knetsilikon

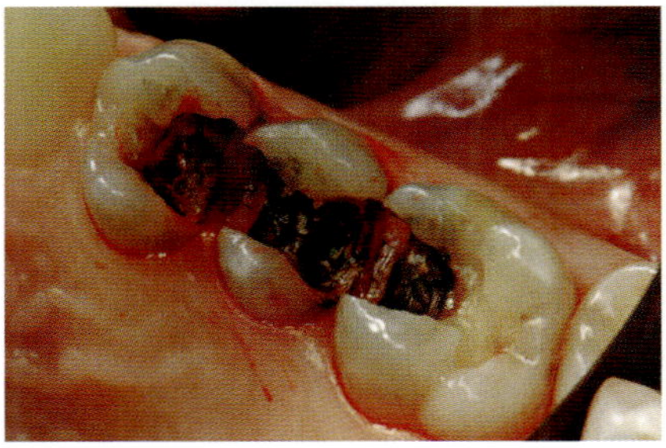

Abb. 4.139
Situation nach Entfernung der Amalgamfüllungen. Die Sekundärkaries ist stark unterminierend. Schon jetzt sollte man sich Gedanken machen, wie man die spätere okklusale Ausdehnung der Keramikkörper limitieren kann – und primär unter sich gehend exkavieren.

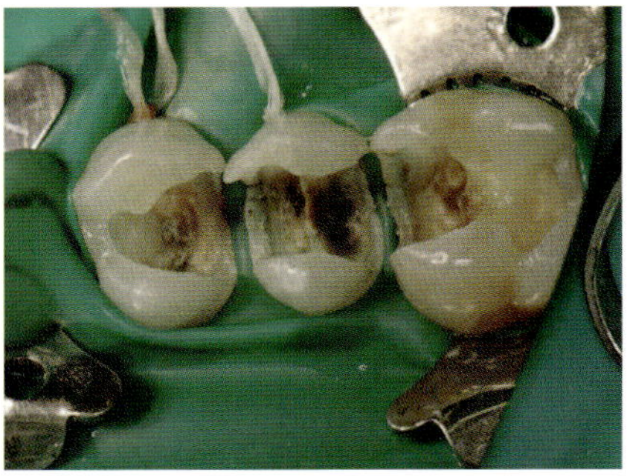

Abb. 4.140
Zustand nach stark unterminierender Kariesexkavation. Würde man die Kavitätenwände jetzt parallelisieren, wären Kronenversorgungen die logische Konsequenz.

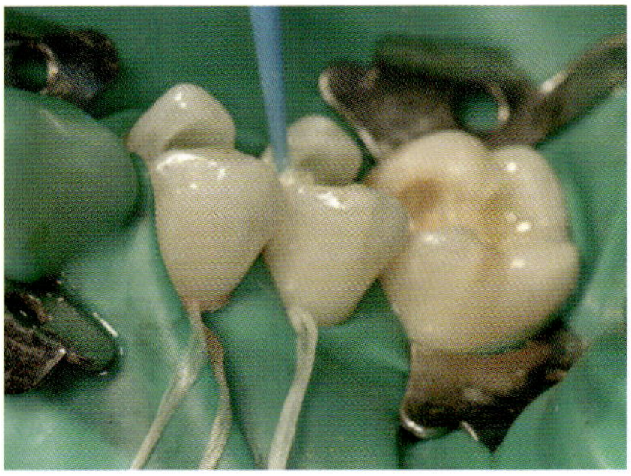

Abb. 4.141
Die Kavitäten werden jetzt zur Aufnahme adhäsiver Aufbaufüllungen adhäsiv vorbehandelt. Da für diese Aufbaufüllungen die Schmelzhaftung keine Rolle spielt, ist es empfehlenswert, alle Kavitäten gleichzeitig mit einem Zwei-Schritt-Self-Etch-Adhäsiv vorzubehandeln. Das bringt Vorteile im Handling: Wird mit Phosphorsäure geätzt und versehentlich irgendwo am Schmelzrand nicht komplett mit Bonding Agent bedeckt, fließt bei der späteren Provisorienherstellung provisorischer Kunststoff in den geätzten Schmelz und kann nur noch rotierend entfernt werden.

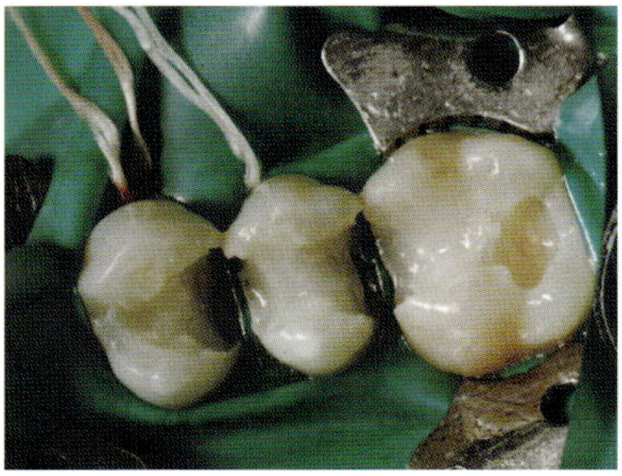

Abb. 4.142
Modellation der adhäsiven Unterfüllung aus weißem Komposit (hier: CoreX). In Kavitätenanteilen, die gerade tief genug sind, um die spätere Keramikschichtstärke zu erlauben, wird keine adhäsive Unterfüllung gelegt. Neben der effektiven Dentinversiegelung und Kontaminationsblockade werden auch die Präparationen schöner als ohne Aufbaufüllung. Gerade bei CAD/CAM-Inlays ist das ein entscheidender Faktor zu besserer Passung der Keramikkörper in der Befestigungssession.

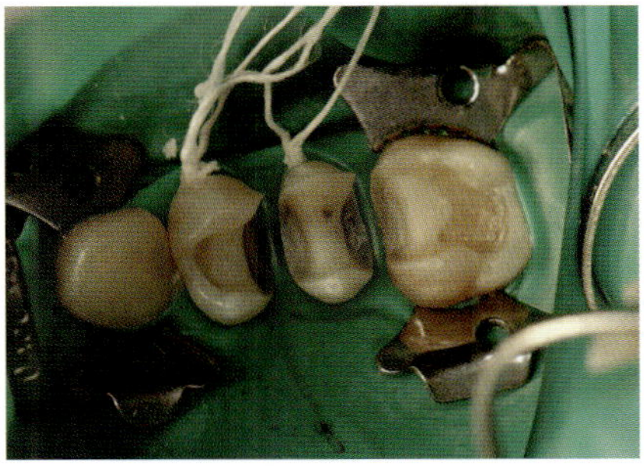

Abb. 4.143
Nach der Polymerisation der adhäsiven Aufbaufüllungen müssen die Kavitäten akribisch nachfiniert werden, um Bonding- oder Kompositreste von den Kavitätenrändern zu entfernen. Andernfalls würden nicht Zahnränder, sondern Kompositränder abgeformt. Dieser Schritt ist in der Theorie leicht gefordert, in der praktischen Umsetzung jedoch ohne Lupenbrille kaum zu bewerkstelligen.
Ein letzter Vorteil der adhäsiven Aufbaufüllung ist die Tatsache, dass durch die Applikation der Unterfüllungen die Dicke des späteren Inlaykörpers gezielt gesteuert werden kann. Das erlaubt es dann, auch mit lichthärtenden Komponenten zu arbeiten, welche durch die Keramik polymerisiert werden können. Die gewählten Präparationsformen in diesem klinischen Beispiel waren am 4er od, am 5er mod mit bukkalem Höckerspitzenersatz und mo mit mesiobukkalem Höckerspitzenersatz analog der Präparationsregeln am Anfang des Kapitels.

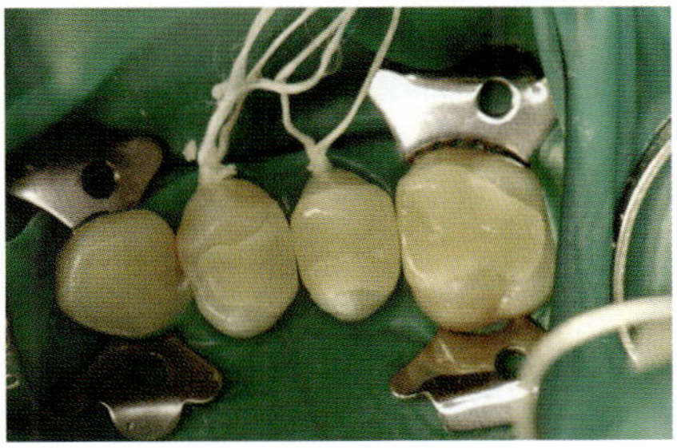

Abb. 4.144
Einpassen der Inlays. Man kann Adhäsivinlays auch ohne Kofferdam einprobieren, was aber wenig Sinn macht, da man sie unter Kofferdam ohnehin noch mal einprobieren muss. Oft übt der Kofferdam so viel Zug auf die Zähne aus, dass unter Kofferdam die Approximalkontakte nochmals leicht modifiziert werden können. Es ist also gefährlich, die Inlays nur ohne Kofferdam einzuprobieren, da sie evtl. dann unter Kofferdam nicht mehr passen.
Passgenauigkeit: Die maximale Klebefugenbreite sollte 200 µm nicht überschreiten, vor allem approximal, da dort sonst Über- bzw. Unterschüsse kaum kontrollierbar sind. Die hier gezeigten biodentis-Inlays (zentral gefräste Industriekeramik nach dem CAD/CAM-Verfahren) zeigen eine gute Passform, die Klebefugenbreite okklusal-bukkal am 4er ist grenzwertig, aber klinisch akzeptabel.

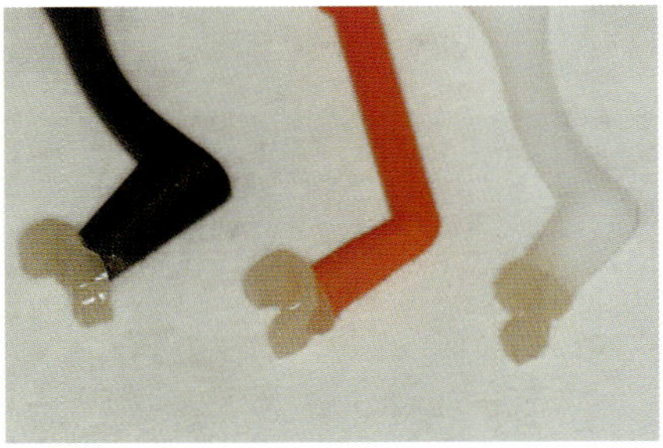

Abb. 4.145
Vorbehandlung der Inlays mit bewährter Pinselhaltertechnik. Je dunkler, desto weiter distal sind die Inlays vorgesehen.

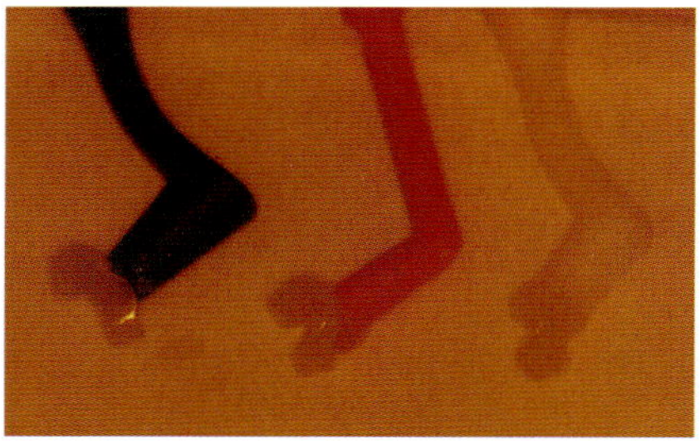

Abb. 4.146
Abdecken mit VivaPad

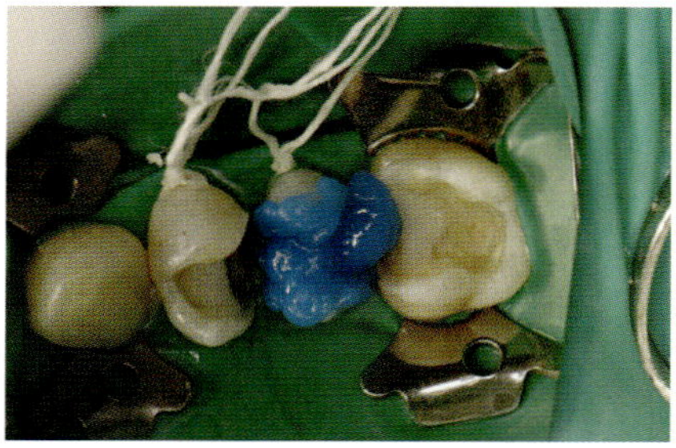

Abb. 4.147
Masterfrage: Setzt man die Inlays dieser Straße einzeln nacheinander oder gleichzeitig ein?
Es gibt keine eindeutige Antwort. Für den Ungeübten ist es sicher besser, jedes Inlay einzeln einzusetzen, um nicht in Zeitnot das komplette Behandlungsergebnis aufs Spiel zu setzen. Aber: Hier besteht eine erhebliche Gefahr, am falschen Ort zur falschen Zeit Primer oder Bonding in nicht dafür vorgesehene Nachbarkavitäten zu verblasen und dort dann die Adhäsivtechnik von Grund auf unmöglich zu machen. Ein einzeln nacheinander stattfindendes Befestigen der Adhäsivinlays ist also nur dann sicher, wenn die nicht bearbeiteten Nachbarzahnkavitäten sauber provisorisch versorgt sind. Das ist möglich mit provisorischem Inlaymaterial (Fermit, Clip) oder auch mit Teflonband aus dem Baumarkt.
Aufgrund der beschriebenen Gefahren wird in dieser klinischen Serie das gleichzeitige Einsetzen beschrieben, im Rahmen dessen wiederum ein paar wichtige Grundregeln beachtet werden müssen:

1. Die Etch-and-rinse-Technik kann nicht an allen Zähnen gleichzeitig durchgeführt werden, da die Ätzzeiten so nicht umzusetzen sind. Folge wären zu lange Dentinätzzeiten mit den beschriebenen Nachteilen. Also muss die Phosphorsäurekonditionierung nacheinander erfolgen. Dabei kann, wie in dieser Abbildung gezeigt, auch Phosphorsäure in die Nachbarkavität gelangen, aber nur dort, wo adhäsive Unterfüllung vor Überätzung schützt.
2. Die weitere Vorbehandlung erfolgt idealerweise gleichzeitig für alle Kavitäten, da es keine zu lange Primereinwirkzeit gibt und eine Kreuzkontamination nur auf diese Weise sicher auszuschließen ist.

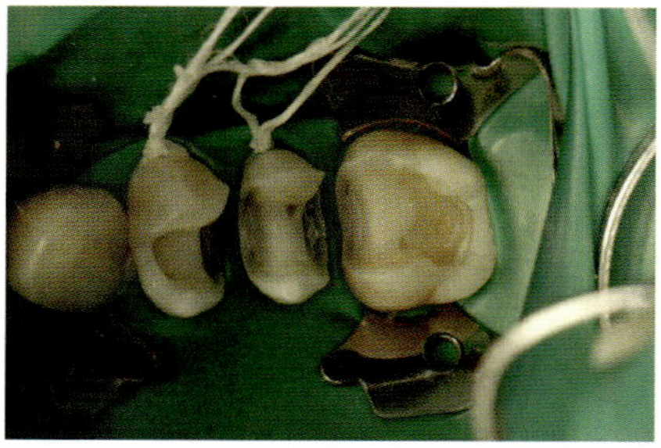

Abb. 4.148
Trocknung und Kontrolle des Ätzmusters. Ein Re-wetting kann durch den wasserhaltigen Primer entfallen, kann aber auch durchgeführt werden.

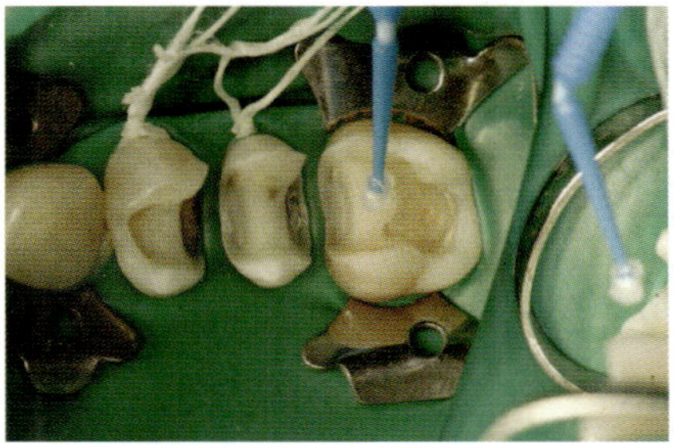

Abb. 4.149
Gleichzeitige Vorbehandlung der Kavitäten mit Primer, Adhesive und Bond

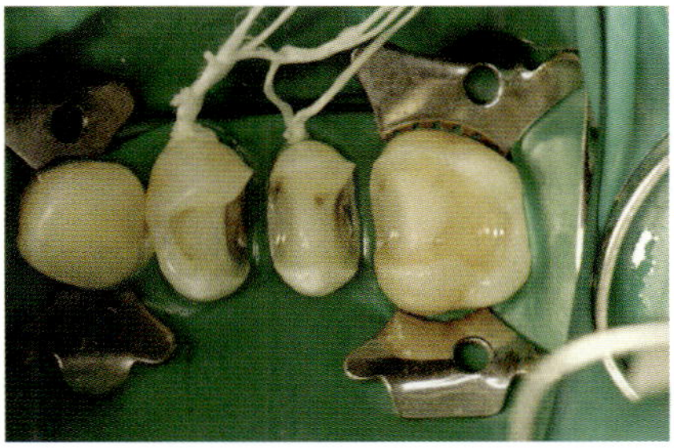

Abb. 4.150
Großzügige Applikation des Bonding Agents

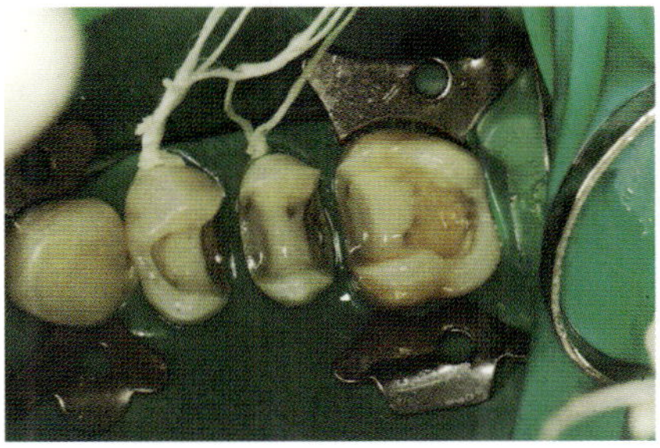

Abb. 4.151
Ausschalten von OP-Leuchte und Oberlicht, Bonding Agent dünn verblasen und nicht lichthärten

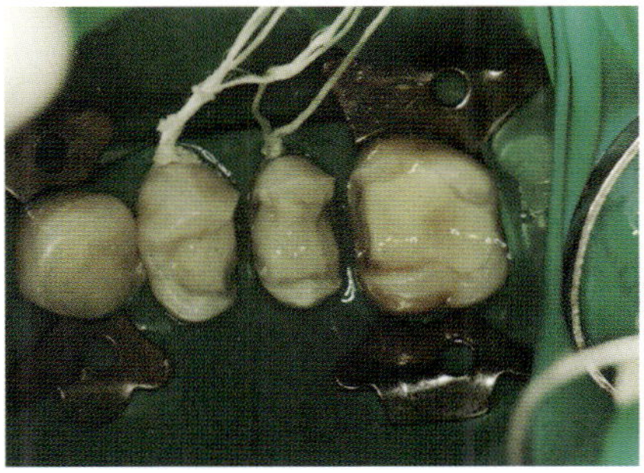

Abb. 4.152
Applikation des Befestigungskomposits (hier: Variolink Ultra Base). Bei der gleichzeitigen Befestigung ist es empfehlenswert, rein lichthärtende Komponenten (Heliobond, Variolink Base oder Tetric classic, wegen schlechterer Schallaktivierbarkeit nicht Tetric Ceram oder Tetric EvoCeram) anzuwenden, um im Zuge der Überschussentfernung nicht unter Zeitdruck arbeiten zu müssen.

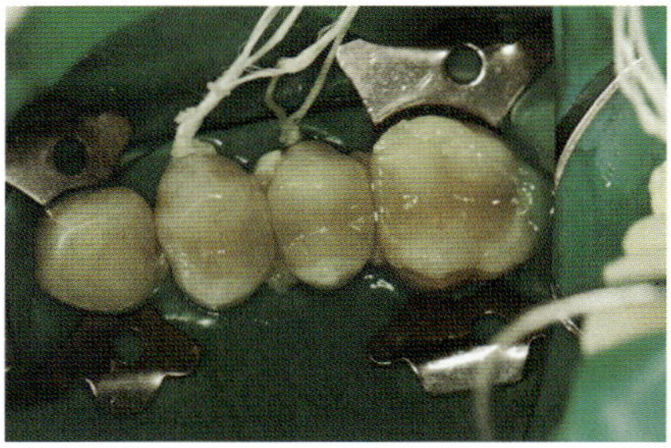

Abb. 4.153
Einbringen der Inlays mit der Pinselhaltertechnik und Schallaktivierung, falls die Inlays nicht so schon in die Endposition zu bringen sind. Abdecken der Klebefugen mit Glyceringel

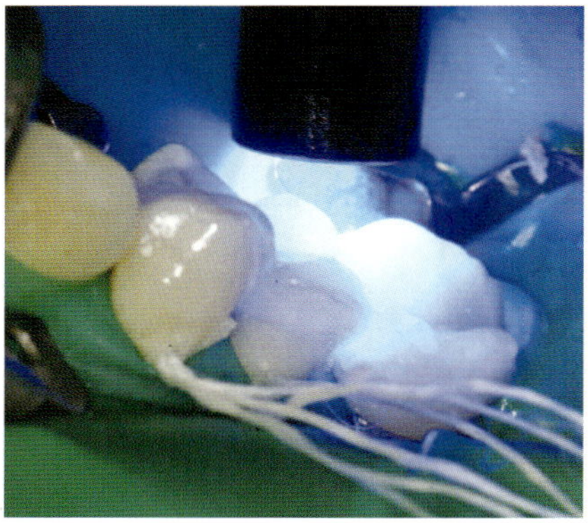

Abb. 4.154
Photopolymerisation für > 200 Sekunden pro Zahn

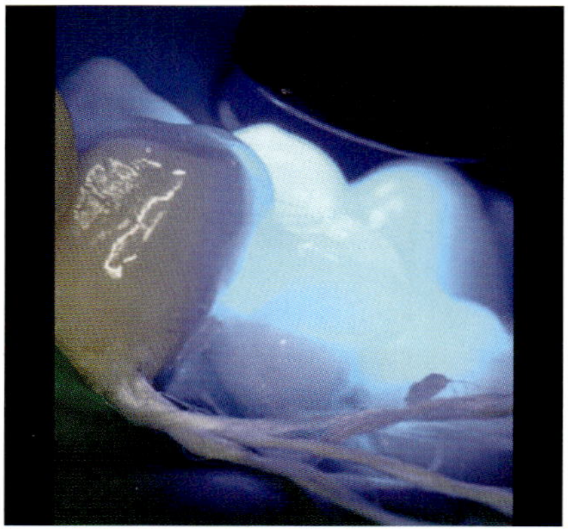

Abb. 4.155
Auch hier sollte der Abstand zwischen Lichtaustrittsöffnung und Inlay möglichst gering sein. Aufgrund der erheblichen Leistungen mancher moderner Polymerisationslampe ist es sicherlich kein Fehler, die belichteten Zähne mit Luftstrom zu kühlen.

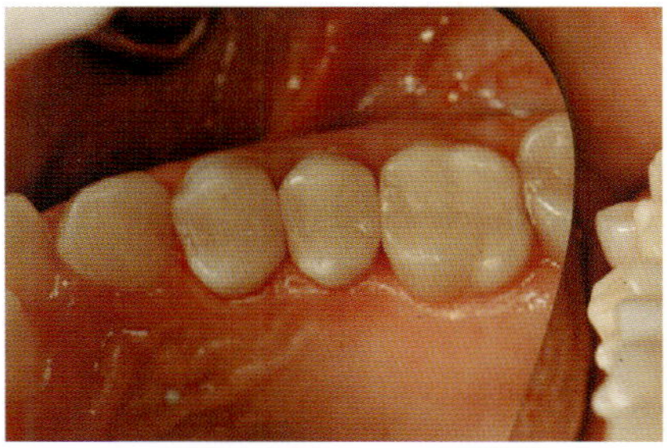

Abb. 4.156
Fertige Restaurationen nach der Politur

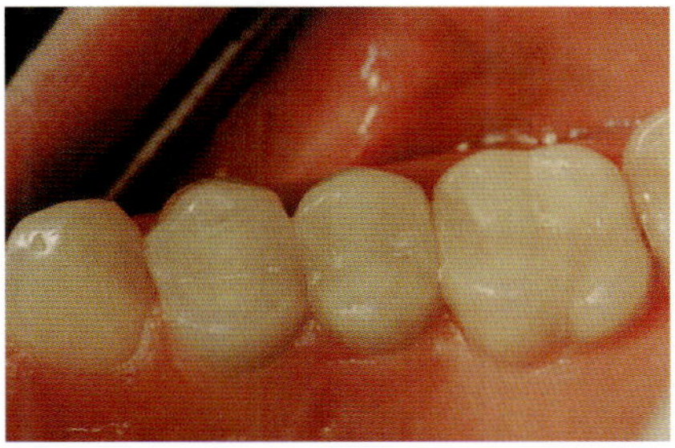

Abb. 4.157
Restaurationen beim nächsten Recall

Eigene Langzeiterfahrungen mit Keramikinlays und Keramikonlays anhand klinischer Bilder

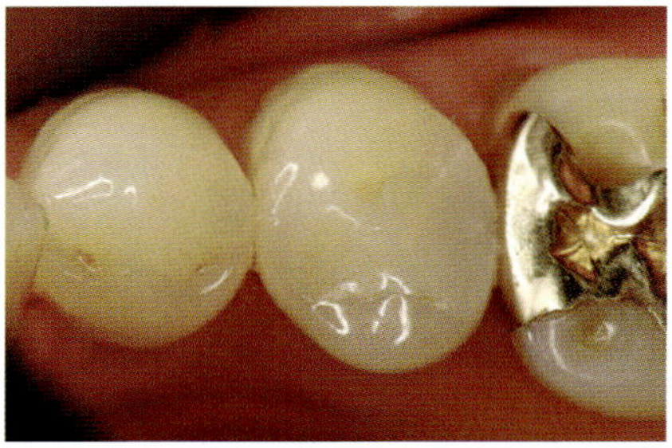

Abb. 4.158
IPS-Empress-Inlay nach 12 Jahren Liegedauer. Leichte marginale Defekte

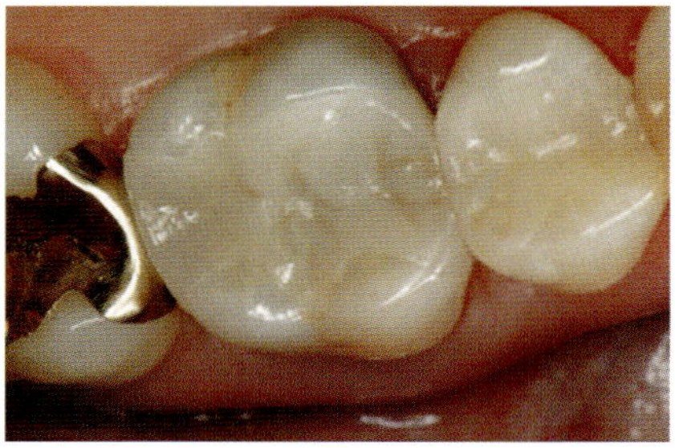

Abb. 4.159
IPS-Empress-Inlays nach 12 Jahren Liegedauer

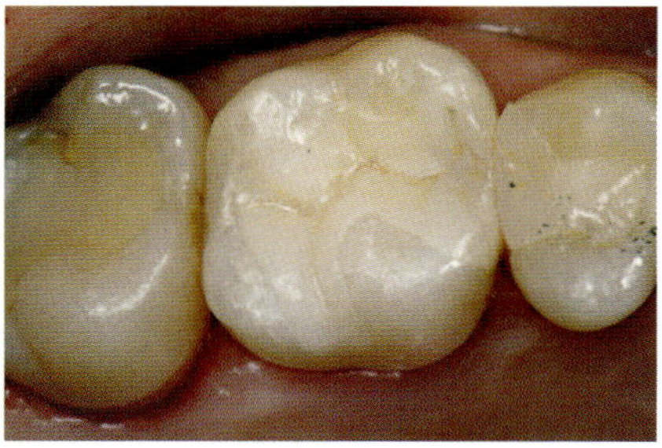

Abb. 4.160
IPS-Empress-Inlay nach 12 Jahren Liegedauer. Charakteristisch sind Randaussprengungen vor allem am 5er okklusal-palatinal.

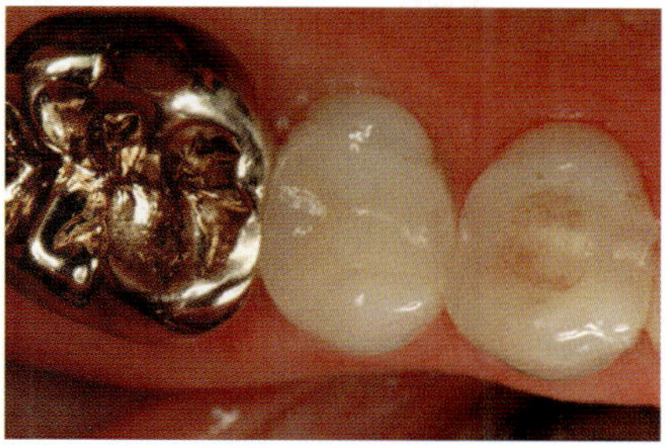

Abb. 4.161
IPS-Empress-Inlays nach 12 Jahren Liegedauer. Der 4er musste bereits nach 3 Jahren trepaniert werden.

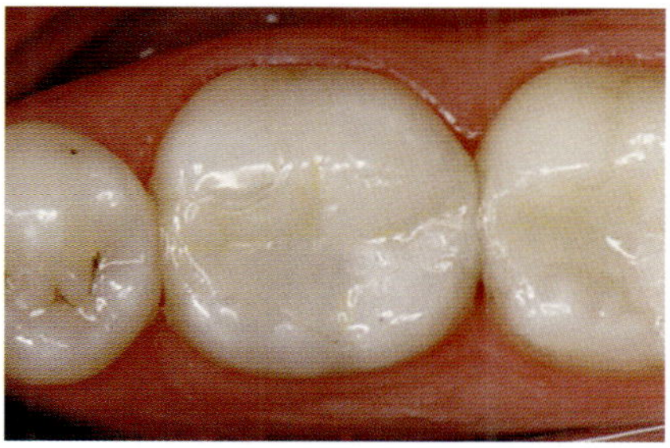

Abb. 4.162
IPS-Empress-Inlay nach 12 Jahren Liegedauer

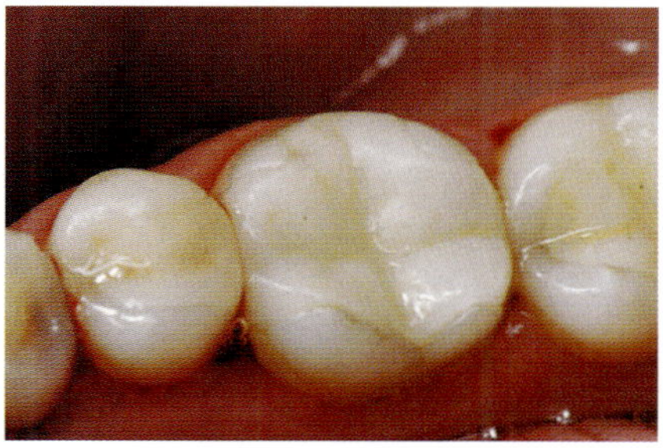

Abb. 4.163
IPS-Empress-Inlays nach 12 Jahren Liegedauer. Die linguale Klebefuge am 6er zeigt deutliche Abrasions- und Degradationserscheinungen.

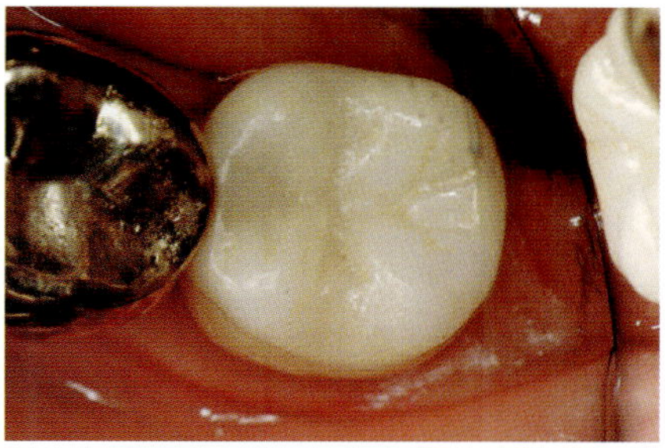

Abb. 4.164
IPS-Empress-Onlay nach 12 Jahren Liegedauer

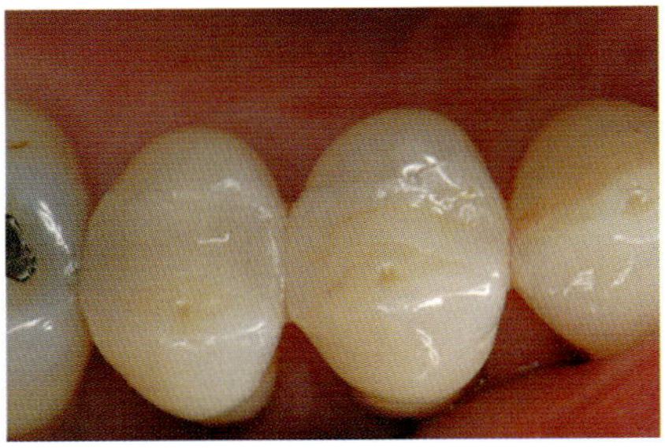

Abb. 4.165
IPS-Empress-Inlays nach 12 Jahren Liegedauer. Bis auf die mit der Sonde zu detektierende Klebefugenabrasion von 100 µm hervorragende klinische Bewährung

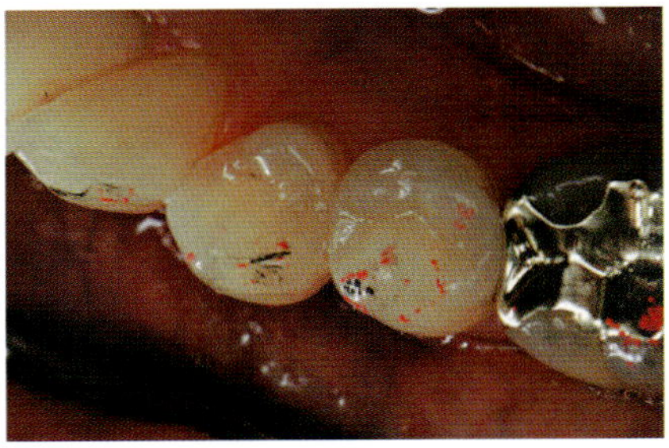

Abb. 4.166
IPS-Empress-Inlay nach 12 Jahren Liegedauer

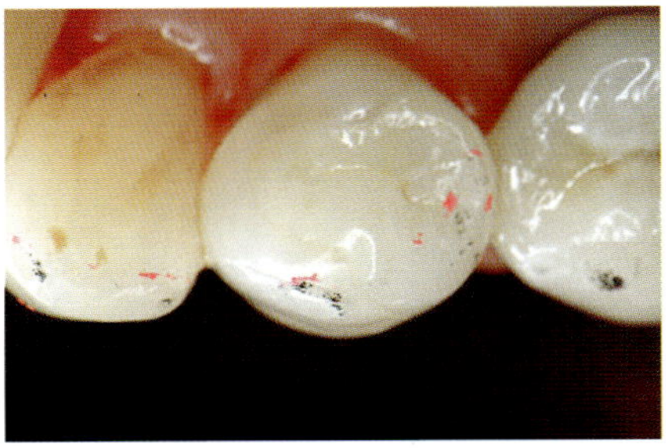

Abb. 4.167
IPS-Empress-Inlay nach 12 Jahren Liegedauer. Die Glanz- und Approximalbeständigkeit ist einer Kompositfüllung überlegen.

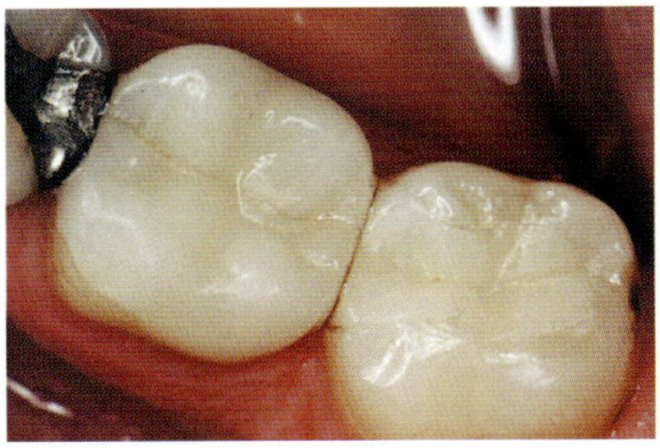

Abb. 4.168
IPS-Empress-Inlays nach 12 Jahren Liegedauer. Während der 7er nur leichte marginale Defekte zeigt, ist die Teilkrone am 6er von mesial nach distal durchgebrochen.

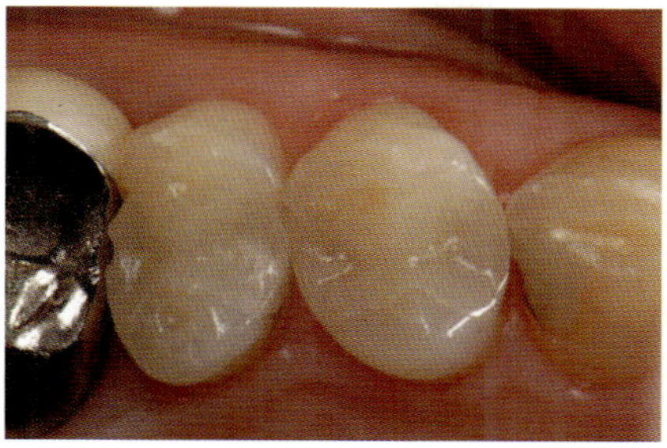

Abb. 4.169
IPS-Empress-Inlays nach 12 Jahren Liegedauer. Charakteristisches Chipping der distalen Randleiste am 5er als Hauptversagensmechanismus bei Keramikinlays. Die Abrasionsfacetten legen jedoch den Verdacht nahe, dass der Bruxismus der Patientin initial unterschätzt wurde.

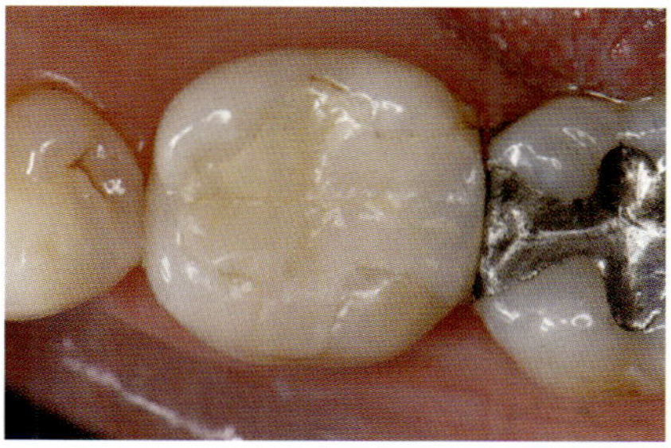

Abb. 4.170
IPS-Empress-Inlay nach 12 Jahren Liegedauer. Leichte marginale Defekte

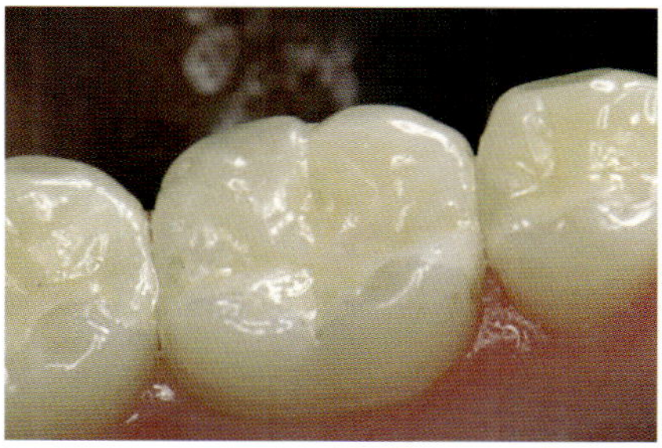

Abb. 4.171
Befriedigendes Erscheinungsbild von 3 IPS-Empress-Inlays nach 12 Jahren Liegedauer

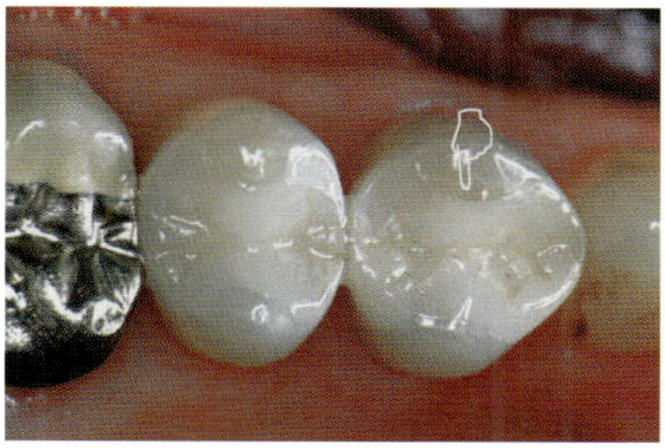

Abb. 4.172
IPS-Empress-Inlays nach 12 Jahren Liegedauer. Bis auf minimale Randveränderungen (Zeiger) gute klinische Performance

Faktoren für den Langezeiterfolg

Im Rahmen des adhäsiven Befestigens ergeben sich zwei wichtige Faktoren für den Langezeiterfolg mit Keramikinlays:

Akribische Politur

- Die intraorale Politur eingeschliffener Bereiche hat akribisch zu erfolgen, sonst werden Frakturen begünstigt.

Gute Passung

- Eine gute Passung des Inlays erleichtert die Überschussentfernung, für eine gute klinische Prognose reichen 200 µm Klebefugenbreite aber aus.

Positive Keramikstufen eliminieren

Weiterhin ist zu beachten: Nach 10 Jahren bilden sich oft positive Keramikstufen. Man ist gut beraten, diese Stufen zu eliminieren, da hier Prädilektionsstellen für späte Frakturen des Keramikkörpers entstehen.

!

Für Kompositinlays gelten die gleichen Regeln wie für Keramikinlays. Die Vorbehandlung der Unterseite erfolgt idealerweise mit CoJet oder Sandstrahler. Bezüglich der Abrasion gelten jedoch die gleichen Limitationen wie bei direkten Füllungen, daher ist ein Keramikinlay wohl die bessere Wahl.

Postendodontische Versorgung

Wurzelkanalstifte werden seit Langem zur Restauration wurzelkanalbehandelter Zähne eingesetzt. Dabei wurde vermutet, dass nach der Wurzelkanalbehandlung eine Versprödung des Zahnes eintritt. Diesen Folgen sollte durch das Einbringen eines Wurzelkanalstiftes und den dadurch entstehenden Schienungseffekt entgegengewirkt werden. Durch verschiedene Studien ist allerdings mittlerweile belegt worden, dass sich die physikalischen Eigenschaften eines Zahnes durch endodontische Behandlungsmaßnahmen nicht wesentlich verändern und avitale Zähne nicht vermehrt verspröden oder frakturieren [164, 165]. Andere Aspekte wie beispielsweise ein unterschiedlicher Feuchtigkeitsgehalt von vitalen und avitalen Zähnen als möglicher Einflussfaktor sind nicht belegt. Eine Veränderung der Dentinstruktur durch mögliche Alteration oder Änderungen des Kollagens sind von geringerer Bedeutung [166].

Wurzelkanalstifte

Physikalische Eigenschaften bei Endodontie

Endodontisch behandelte Zähne verspröden *nicht*. Sie werden nur in ihrer Architektur durch die Reduktion der Zahnhartsubstanz erheblich geschwächt.

!

Ursache der Schwächung des Zahnes ist vielmehr die Reduktion der Zahnhartsubstanz, welche durch die Zugangskavität, die Entfernung des Kavumdaches und die Wurzelkanalaufbereitung bedingt ist [164, 165]. Andere noch stärker substanzraubende Behandlungsmaßnahmen wie die Revision von Wurzelkanalfüllungen, Bohrungen für Wurzelkanalstifte oder aber Wurzelspitzenresektionen schwächen durch den hohen Substanzabtrag den endodontisch behandelten Zahn darüber hinaus [164, 165]. Wurzelkanalstifte sind nach diversen Untersuchungen nicht geeignet, die Stabilität von endodontisch behandelten Zähnen zu erhöhen [167]. Im Falle einer Stiftverankerung wurde in einigen Studien eine resultierende Schwächung, eine höhere Frakturanfälligkeit beziehungsweise eine höhere klinische Misserfolgsrate von Zähnen mit Wurzelkanalfüllungen nachgewiesen, nachdem

Substanzraubende Behandlungsmaßnahmen

Studien über Stiftverankerung

diese mit einem Stift versorgt worden waren [168, 169]. Dabei scheint die Form der Wurzelstifte keinen Einfluss auf die Frakturresistenz zu besitzen. Daher sollten Stifte generell nicht als Stabilisierung des Zahnes gesehen werden, sondern der Retention für den prothetischen Aufbau dienen [168, 169].

!

Es ist wichtig, beim Thema Wurzelstifte die Begriffe Retention und Stabilisierung nicht zu verwechseln. Ein Stift wird in der Regel dann eingesetzt, wenn aus dem Kanallumen zusätzliche Retention für den Aufbau besorgt werden muss. Ein konventionell befestigter Stift führt jedoch keine Stabilisierung herbei, im Gegenteil.

Maximaler Erhalt der Zahnhartsubstanz

Das Anlegen der Kavität zur Aufnahme des Wurzelkanalstiftes ist einigermaßen riskant, die Folgen (z. B. Perforationen) können teilweise erst später erkannt werden [168, 169]. Dagegen weisen Zähne ohne eine Stiftversorgung große Frakturwiderstände auf. Daraus ist zu folgern, dass bei maximalem Erhalt der Zahnhartsubstanz die beste Stabilität eines Zahnes erzielt werden kann [170].

Wurzelfrakturrisiko

Die klassische Form des Stiftaufbaus ist der Metallstift aus Gold oder Titan, welcher als konfektionierter Stift nach Präparation der Stiftkavität und Abdrucknahme entweder an einen angussfähigen Stift angegossen oder vollständig individuell gegossen wurde [170]. Aktive, gewindetragende Stifte mit zylindrischer Geometrie erreichen die höchsten Retentionswerte, verursachen jedoch im Vergleich zu anderen Stiftsystemen höhere Spannungskonzentrationen innerhalb der Wurzel [171]. Dadurch wird das Risiko einer Wurzelfraktur deutlich erhöht. Da diese Form des Stiftaufbaus keinerlei stabilisierenden Effekt auf die Wurzel hat, gilt der konventionell zementierte Metallstift als nicht mehr zeitgemäß.

!

Da konventionell zementierte Metallstifte den Zahn destabilisieren, gelten sie als nicht mehr zeitgemäß.

Die Fortschritte im Bereich der Adhäsivtechnik ermöglichen den Aufbau endodontisch behandelter Zähne und stellen damit die klassischen Behandlungsprinzipien zunehmend infrage. Heute können wurzelkanalbehandelte Zähne durch adhäsive Aufbauten so restauriert werden, dass der Einsatz von Wurzelkanalstiften umgangen und der Restzahn somit in seiner Substanz weitgehend erhalten werden kann. Ist die koronale Zahnhartsubstanz jedoch schon weit reduziert oder ist der Querschnitt eines Zahnes für den alleinigen adhäsiven Aufbau zu gering, sodass durch auftretende Kräfte der Aufbau nicht ausreichend stabil ist, sind Wurzelkanalstifte auch heute noch die einzige Möglichkeit, einen Aufbau dauerhaft zu befestigen. Wird in diesen Fällen kein Stift gesetzt, kann es durch die mechanische Wechsellast zu einer Ermüdung des adhäsiven Verbunds mit Aufbauverlust kommen.

Wurzelkanalstift nur bei geringem Substanzangebot

Durch die Adhäsivtechnik können Wurzelstifte heute in vielen Fällen umgangen werden, wenn aber keine Retention mehr vorhanden ist, ist ein Stift noch immer indiziert.

!

Die Frage nach der Erhaltungsmöglichkeit des endodontisch zu versorgenden Zahnes muss vor einer Therapie gemäß den Richtlinien der Europäischen Gesellschaft für Endodontie (ESE) und der Deutschen Gesellschaft für Zahn-, Mund- und Kieferheilkunde (DGZMK) getroffen werden. Anhand des endodontischen und parodontalen Zustands sowie nach der Beurteilung der Restaurationsfähigkeit und der prothetischen Wertigkeit des Zahnes muss entschieden werden, ob der Zahnerhalt möglich und sinnvoll ist oder ob die Extraktion der betroffenen Zahnes die bessere Entscheidung darstellt.

Frage nach der Erhaltungsmöglichkeit

Wartezeiten nach der Wurzelkanalbehandlung

Es ist mittlerweile unstrittig, dass ein endodontisch behandelter Zahn zügig weiterversorgt werden sollte [172]. Dies wird für die Situation nach Behandlung einer Pulpitis und, bei Symptomfreiheit, auch nach Behandlung einer infizierten Nekrose empfohlen. Grund hierfür ist besonders die Frakturgefahr des durch Substanzabtrag stark geschwächten Zahnes, der durch die Versorgung mit einer Kompositfüllung als Langzeitprovisorium noch besser entgegengewirkt werden kann als mit Zementen oder anderen provisorischen Materialien.

Zügige Weiterversorgung

Kompositfüllung als Langzeitprovisorium

Eine Aufbereitung des Wurzelkanals für die Aufnahme eines Stiftes ist direkt nach der Applikation der Wurzelkanalfüllung ohne ein erhöhtes Risiko an Undichtigkeiten der apikalen Versiegelung möglich. Dieses direkte Vorgehen setzt jedoch voraus, dass das plastische Wurzelfüllmaterial (meist Guttapercha) in der Kondensationstechnik in den Kanal eingebracht wurde [172, 173]. Zudem besteht ferner die Möglichkeit, eine sektionierte Wurzelkanalfüllung zu legen. Hierbei wird von vornherein nur der apikale Kanalabschnitt obturiert und in derselben Sitzung die Präparation für einen Stiftaufbau vorgenommen. Einigen Studien zufolge hat die partielle Revision der Wurzelkanalfüllung und Präparation für einen Stiftaufbau jedoch hinsichtlich der Dichtigkeit keinen Nachteil gegenüber der sektionierten Wurzelkanalfüllung.

Kondensationstechnik und sektionierte Wurzelkanalfüllung

Planung und alternative Aufbautechniken

Kriterien für erfolgreiche Rekonstruktionen

Bereits vor der Rekonstruktion eines endodontisch zu behandelnden Zahnes muss festgestellt werden, ob alle notwendigen Kriterien für eine erfolgreiche Rekonstruktion gegeben sind. Dabei sollten die Restzahnhartsubstanz, die okklusale Funktion, die Topografie innerhalb des Kiefers und auch die Wurzelanatomie beachtet werden. Besitzt ein endodontisch behandelter Frontzahn lediglich eine Zugangskavität, ist aber sonst komplett intakt, so kann er durch eine Kompositfüllung allein aufgebaut werden. Die Adhäsivtechnik gestattet auch den Aufbau von endodontisch behandelten Frontzähnen mit plastischen Füllungsmaterialien, wobei auf Überkronung oder Einsatz eines Wurzelkanalstiftes meist verzichtet werden kann. Problematischer dagegen sind zusätzliche labiale, palatinale oder ausgeprägte inzisale Defekte zu bewerten, welche die Flexibilität eines Zahnes erheblich erhöhen. In diesen Fällen sollte zur Wiederherstellung der Ausgangsflexibilität eine Versorgung mit einem Kompositaufbau in Kombination mit einer indirekten Restauration (vollkeramisches Veneer oder Krone) erfolgen [174].

Kompositaufbau bei zusätzlichen Defekten

!

Die Prognose eines Rekonstruktionserfolges beim endodontisch behandlungsbedürftigen Zahn ergibt sich aus folgenden Kriterien: Menge an Restzahnhartsubstanz, okklusale Funktion, Topografie im Kiefer, Wurzelanatomie.

Molaren bieten oft noch genügend Zahnhartsubstanz zur Befestigung eines adhäsiven Aufbaus. Dies ermöglicht eine substanzschonende und sichere sowie dauerhafte Restauration des zu versorgenden Zahnes mit einem direkten Kompositaufbau unter Verzicht auf einen Wurzelkanalstift. Zur Erhöhung der Retention kann der Bereich des koronalen Wurzelkanalabschnitts wenige Millimeter weit mit Komposit gefüllt werden, wodurch zusätzlich zum adhäsiven Verbund eine makromechanische Verankerung geschaffen wird.

Molarensituation meist gut

Erhöhung der Retention

Bei Molaren sind heute kaum noch Wurzelstifte nötig.

!

Endodontisch behandelte Prämolaren oder Molaren mit ausgedehnten approximalen Defekten, aber ausreichend stabilen Kavitätenwänden lassen sich mit Komposit aufbauen und können anschließend mit einer wenigstens alle Höcker fassenden extrakoronalen Restauration in Form einer Teilkrone – oder bei stärkerem Substanzverlust einer Vollkrone – versorgt werden. Klassische Inlaypräparationen oder mod-Kavitäten sind generell kritisch zu bewerten, da diese die Festigkeit gegenüber intakten Zähnen um nahezu zwei Drittel reduzieren und damit ein erhöhtes klinisches Frakturrisiko nach sich ziehen [175]. Adhäsivinlays sind jedoch möglich.

Teilkrone oder Vollkrone

MOD-Gussinlays sind bei endodontisch behandelten Zähnen kontraindiziert. Adhäsivinlays sind eher möglich, man muss jedoch mit erheblich höheren Verlustraten rechnen als bei vitalen Zähnen.

!

Scheiden diese minimalinvasiven Techniken zur Schaffung zuverlässiger Retention für den Aufbau aus, sollten adhäsiv befestigte Stiftaufbauten zum Einsatz kommen.

Stiftaufbauten

Kanalaufbereitung und Präparation für Wurzelstifte

Zur besseren Abschätzung der verbleibenden Dentinwandstärke empfiehlt es sich, zunächst mit der zirkulären Präparation für die vorgesehene Restauration zu beginnen. Die Aufbereitungslänge sollte unter Berücksichtigung der Kanalanatomie mindestens der geplanten Kronenlänge entsprechen [176, 177]. Als Faustregel gilt, dass die Länge des Wurzelstiftes die Retention stärker beeinflusst als dessen Durchmesser [178]. Die verbleibende Wurzelkanalfüllung sollte dabei nicht weniger als vier Millimeter betragen [172].

Länge des Wurzelstiftes

Adhäsiv befestigte Wurzelkanalstifte und Kompositaufbauten ermöglichen in klassischer Weise eine minimalinvasive Versorgung des Zahnes. Somit können auch stark durch die Wurzelkanalbehandlung oder auch Kariesexkavation im Wurzelkanal geschwächte Zähne aufgebaut werden, und man erreicht hierdurch einen gewissen Stabilisierungseffekt. Kanalunregelmäßikeiten erzeugen zudem eine makromechanische Verankerung durch Unterschnitte. Der Wurzelkanalstift sollte zusätzlich von allen Seiten her von Komposit umgeben sein, um das Auftreten von koronalen Undichtigkeiten zu verhindern.

Klassische minimalinvasive Versorgung

!

Um einen korrodierenden Docht-Effekt zu vermeiden, sollte der Stift nach der Kronenpräparation allseits von Aufbaukomposit bedeckt sein.

Ferrule- oder Fassreifen-Effekt

Der Ferrule- oder Fassreifen-Effekt wird durch das Anlegen einer fast parallelwandigen Präparation apikal des Aufbaus erzielt. Die Kronenversorgung umfasst ringförmig diesen Bereich des Zahnes über eine Länge von ungefähr zwei Millimetern. Diese Methode dient der Kompensation von Scherkräften, welche bei Belastung durch den Wurzelstift auf die Wurzelkanalwand übertragen werden – daher tritt eine Stabilisierung von Zähnen durch den Ferrule-Effekt nachweislich ein

Fast parallelwandige Präparation apikal des Aufbaus

[168, 176, 179]. Dieses Vorgehen hat einen die Zahnwurzel stabilisierenden Effekt und verbessert zudem die Prognose des Zahnes [180].

> Der wichtigste Faktor für den Erfolg eines postendodontischen Aufbaus ist die Präparation eines Fassreifens (zervikales Fassen gesunder Zahnhartsubstanz). Ohne Fassreifen ist ein glasfaserverstärkter Kompositstift kontraindiziert.

!

Sind die Bedingungen für die Präparation nicht gegeben, kann bei ausreichender Wurzellänge durch chirurgische Kronenverlängerung oder kieferorthopädische Extrusion des Zahnes diese Möglichkeit herbeigeführt werden. Vor diesen Maßnahmen sollte nach erfolgreicher Wurzelkanalfüllung ein Aufbau bereits definitiv inseriert sein. Die frühzeitige Versorgung erlaubt eine bessere Einschätzung des verbleibenden Dentinsaums und des davon abhängigen Bereichs für die Einhaltung der biologischen Breite.

Kronenverlängerung oder kieferorthopädische Extrusion

Temporäre Versorgung

Undichtigkeiten im Kronenbereich, Sekundärkaries oder lange getragene provisorische Versorgungen sind wesentliche Faktoren für endodontische Misserfolge [181]. Die Adhäsivtechnik gestattet es dem Zahnarzt heute, dass der Wurzelkanal zu keiner Zeit temporär versorgt werden muss. Während in Deutschland nach dem Legen einer Wurzelkanalfüllung eine expektative Phase von 3 bis 6 Monaten von kassenärztlicher Seite befürwortet wird, empfiehlt die American Association of Endodontists (AAE) zur Minimierung des Frakturrisikos des endodontisch behandelten Zahnes dessen möglichst frühe dauerhafte Rekonstruktion. Die koronale Reduktion und das nachfolgende Setzen eines Adhäsivstiftes werden in der gleichen Sitzung durch einen plastischen Aufbau vervollständigt, der den Zahn in seiner Form und Funktion rekonstruiert. Vor einer Kronenversorgung stellt diese Form der Versorgung das ideale Provisorium dar. In derselben oder einer späteren Sitzung kann dieser Aufbau dann präpariert werden. Somit ist permanent ein bakteriendichter Verschluss garantiert.

Frühe dauerhafte Rekonstruktion

Bakteriendichter Verschluss

Klassische Stiftversorgung birgt Risiken

Die klassische Stiftversorgung machte nach Abdrucknahme oder Modellation des indirekt zu fertigenden Stiftaufbaus das Setzen eines temporären Stiftes notwendig. Folgen waren oft ein erhöhtes Frakturrisiko für die Zahnwurzel und die Gefahr der Reinfektion der Wurzelkanäle [182]. Provisorien und provisorische Zemente sowie konventionelle Wurzelkanalfüllungen sind nur für einen sehr begrenzten Zeitraum in der Lage, die Wurzelkanäle vor dem Eindringen von Bakterien und deren Endotoxinen zu schützen, die Gefahr der Reinfektion des Periapex wird erst mit der definitiven Versorgung reduziert [172].

!

Die Dekapitierung des endodontisch behandelten Zahnes mit der Begründung, hierdurch die Frakturgefahr zu reduzieren, während der Zahn noch nicht definitiv versorgt ist, muss heute abgelehnt werden, da durch die Möglichkeiten der Adhäsivtechnik deutlich besser geeignete Alternativen zur Verfügung stehen.

Metallfreie Stiftsysteme

Hochfeste Keramik oder Komposit-material

Metallfreie Stiftsysteme bestehen entweder aus hochfester Keramik (Zirkonoxidkeramik) oder aus Kompositmaterialien, die als Grundmasse ein Epoxidharz verwenden, welches durch Karbon-, Quarz- oder Glasfasern verstärkt ist. Diese Stifte sind entweder konisch oder parallel. An der Oberfläche sind diese Stifte zumeist glatt oder weisen auch teilweise Lakunen auf, die zusätzlich eine makromechanische Komponente bieten sollen. Die optischen und mechanischen Eigenschaften dieser Materialien sind teilweise sehr unterschiedlich und bestimmen den Einsatzbereich der verschiedenen Stiftsysteme. Das Erscheinungsbild transluzenter zahnfarbener Restaurationen kann durch die günstigen optischen Eigenschaften der meisten metallfreien Stifte vorteilhaft unterstützt werden [183].

Eigenschaften bestimmen Einsatzbereich

Karbonstifte Glasfaserstifte

Karbonstifte sind aufgrund ihres dunklen Erscheinungsbildes primär für den Molarenbereich entwickelt worden. Glasfaserstifte verfügen gegenüber Stiften aus Metall oder Keramik über einen dentinähnlichen Elastizitätsmodul und folglich ähnliches biomechanisches Verhalten mit einem günstigen, dem Dentin ähnlichen Wärmeausdehnungskoeffizienten [184–187]. Alle adhäsiv befestigten Stifte werden zudem quasi drucklos eingebracht, wodurch wiederum das Risiko der Längsfraktur reduziert wird. Ein weiterer Vorteil von Glasfaserstiften ist die Möglichkeit, sie unter Umständen wieder entfernen zu können. Langzeituntersuchungen zu diesen neuen Stiftsystemen liegen aufgrund der noch kurzen Verfügbarkeit erst spärlich vor [188–191].

Druckloses Einbringen

!

Unter den nichtmetallischen Wurzelstiften weisen die Glasfaserstifte die meisten Vorteile auf, richtige Langzeitdaten jenseits der 5 Jahre jedoch fehlen noch. Frühe Misserfolge sind aber bislang auf falsche Präparation und riesige intrakanaläre Defekte zurückzuführen [64, 187–189, 191–194].

Definitive Eingliederung von Wurzelkanalstiften

Die definitive Eingliederung von Wurzelkanalstiften kann sowohl konventionell mit Glasionomer- oder Zinkoxid-Phosphatzementen als auch adhäsiv mit selbst- oder dualhärtenden Befestigungskompositen in Verbindung mit einem korrespondierenden Dentinadhäsivsystem erfolgen.

Adhäsive Eingliederung

Im Rahmen einer Farbstoffpenetrations-Studie konnte gezeigt werden, dass der klassische Stiftaufbau auch hinsichtlich seiner Eingliederung den modernen Systemen unterlegen ist [192, 195]. Die Zementierung mit Zinkoxidphosphat- oder Glasionomerzement zeigte Farbstoffpenetration entlang des gesamten Stiftes und zeigt damit den Schwachpunkt dieser Befestigung auf. Auch wenn mittlerweile die Möglichkeit besteht, auch diese Metallstifte adhäsiv im Wurzelkanal zu befestigen, werden die meisten Metallstiftaufbauten mit Phosphat- oder Glasionomerzementen eingesetzt.

Klassischer Stiftaufbau den modernen Systemen unterlegen

!

Auch Metallstifte sollten adhäsiv befestigt werden.

Durch die adhäsive Eingliederung des Wurzelstiftes wird dessen Retention im Kanal gesteigert und eine bessere Abdichtung zwischen Kanalwand und Stiftoberfläche erzielt [196]. Problematisch ist die adhäsive Befestigung eines Stiftes im Wurzelkanal, wenn ein eugenol-basierter Wurzelkanalsealer verwendet wurde [197]. Der adhäsiv zu befestigende Stift sollte zuvor silanisiert werden [198, 199]. Zur Befestigung des Wurzelstiftes sollte das Befestigungskomposit sowohl auf den Stift als auch in den Wurzelkanal gegeben werden. Dazu wird idealerweise ein niedrigvisköses Komposit mittels Microbrush oder Papierspitze in den Kanal eingebracht.

Vorgehensweise

Aufbaumaterialien für direkte Stifte

Komposite sind aufgrund der dentinähnlichen mechanischen und optischen Eigenschaften sowie der elektrochemischen Unbedenklichkeit ideal geeignet, um Zahnhartsubstanz zu rekonstruieren. Bei der Integration von Glasfaserstiften ist dringend zu beachten, dass dieser allseitig von Komposit umgeben ist, da sonst die Gefahr der bakteriellen Besiedelung besteht, welche dann zu einer Infektion des Periapex führen kann [186, 187, 197–199].

Integration von Glasfaserstiften

Misserfolge und klinische Langzeitbewährung

Misserfolge von stiftversorgten Zähnen sind primär durch die mechanischen Eigenschaften der Werkstoffe bedingt und werden beeinflusst von der Länge und Formgestaltung der Stiftsysteme. Die häufigsten Ursachen sind Retentionsverluste und Wurzelfrakturen, seltener Sekundärkaries, Stiftfrakturen oder Wurzelperforationen durch die Stiftpräparation sowie deren Spätfolgen [186, 187, 197–199]. Die Wurzelfraktur stellt den problematischsten Befund dar und zieht nahezu immer die Extraktion des betroffenen Zahnes nach sich.

Hauptursachen

Wurzelfraktur

Die meisten klinischen Langzeitstudien wurden mit Wurzelkanalstiften auf Metallbasis durchgeführt. Einflussfaktoren sind das Stiftdesign, das Verhältnis Stift- zu Kronenlänge, die prothetische Versorgung sowie die Herstellungsmethode [168, 180, 197]. Die Rate der Misserfolge nach Stiftversorgung variiert von 0,6 % bis 4,4 %. Die Anzahl

Metallstifte

der Misserfolge ist im Oberkiefer signifikant höher, wobei besonders Frontzähne betroffen sind. Die 6-Jahres-Überlebensrate für gegossene Stiftkernaufbauten liegt bei 91 %, bei geschraubten Stiften mit Kompositaufbau sind es nur 81 % [200]. Individuell gegossene Metallstiftaufbauten in Kombination mit einer Kronenversorgung zeigten bei stark zerstörten Zähnen eine klinische Erfolgsrate von 90,6 % nach 6 Jahren [200].

Hauptsächlich Oberkieferfront betroffen

Für metallfreie Stiftsysteme liegt bislang nur wenig Datenmaterial über das klinische Langzeitverhalten vor. Erste klinische Erfahrungen mit Wurzelstiften aus Zirkonoxidkeramik oder faserverstärkten Kompositen sind jedoch vielversprechend. Durch den adhäsiven Verbund wird die Frakturgefahr auf ein Minimum reduziert. Da die adhäsive Befestigung des Wurzelstiftes eine sichere und längerfristige Abdichtung des Periapex zur Mundhöhle gewährleistet, ist diese Befestigungstechnik die Methode der Zukunft [64, 187, 188, 191, 196, 198, 201–203].

Metallfreie Stiftsysteme

Metallfreie Stiftsysteme aus Zirkonoxidkeramik oder faserverstärkten Kompositen zeigen bislang gute klinische Werte. Fraktur- und bakterienabweisend stellen sie die Methode der Zukunft dar.

!

Den Hauptindikationsbereich keramischer Wurzelstifte bildet aufgrund der damit verbundenen ästhetischen Vorteile für metallfreie Restaurationen der Frontzahnbereich des Oberkiefers.

Frontzahnbereich des Oberkiefers

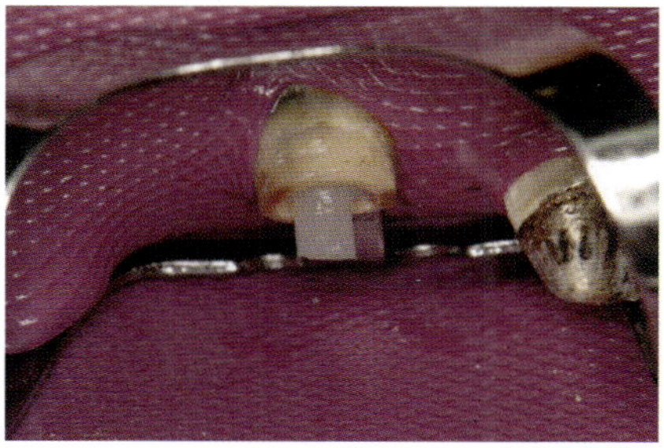

Abb. 4.173
Kürzen des Stiftes, damit er nach der Eingliederung komplett mit Komposit bedeckt ist. Glasfaserstifte, die durch die Kompositschicht ragen, unterliegen einem Docht-Effekt und korrodieren und degradieren schneller.

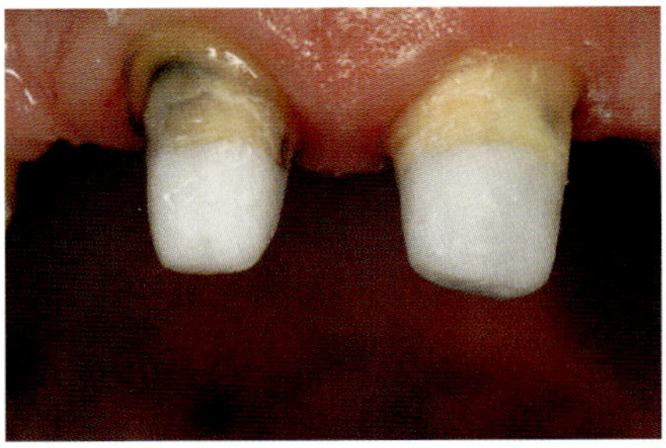

Abb. 4.174
Korrekte adhäsive Befestigung von Glasfaserstiften: Komplette Bedeckung mit Komposit und mindestens 1,5 mm Fassreifen (Ferrule). Der Fassreifen-Effekt ist der wichtigste Faktor zum Erfolg mit Glasfaserstiften.

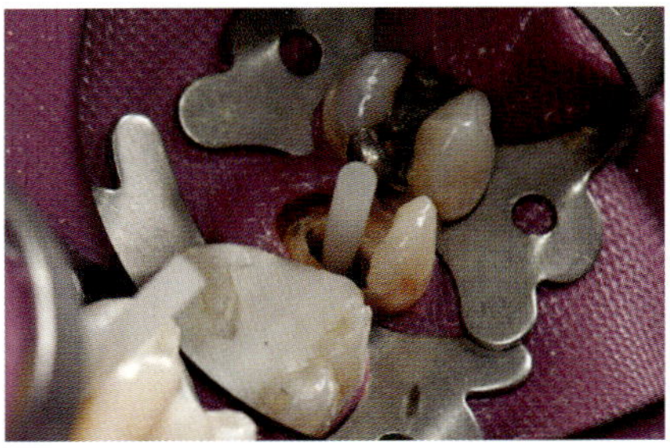

Abb. 4.175
Einprobe des Stiftes

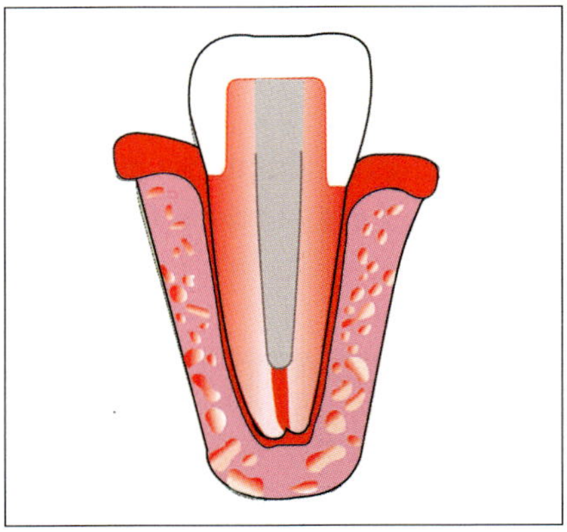

Abb. 4.176
Die Stiftbettpräparation erfolgt entweder in einer zweiten Sitzung nach dem vollständigen Erhärten des Wurzelkanalsealers oder in einer Sitzung als sogenannte sektionierte Wurzelkanalfüllung. Dabei werden nach der Stiftbettpräparation die apikalen 3–4 mm des Wurzelkanals mit einem kleinen Stück Guttapercha in Zentralstifttechnik obturiert (Stift muss Klemmpassung aufweisen). Danach wird das Stiftbett mit Microbrushes gereinigt und gleich der Stift gesetzt.

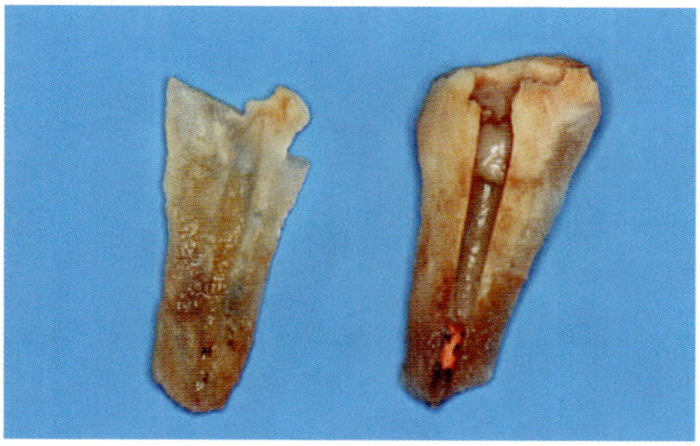

Abb. 4.177
Längsfraktur eines Zahnes mit konventionell zementiertem Metallstift

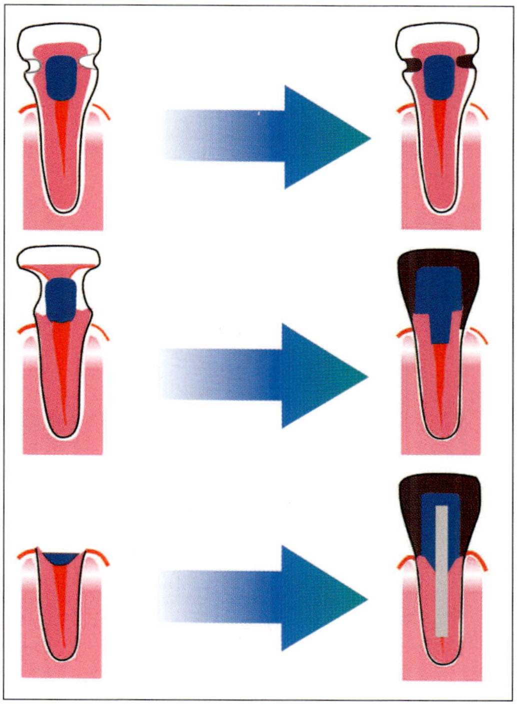

Abb. 4.178
Schema zur Erörterung der Frage, bei welchem Zerstörungsgrad der klinischen Krone ein Stift gesetzt werden muss (Frontzahn)

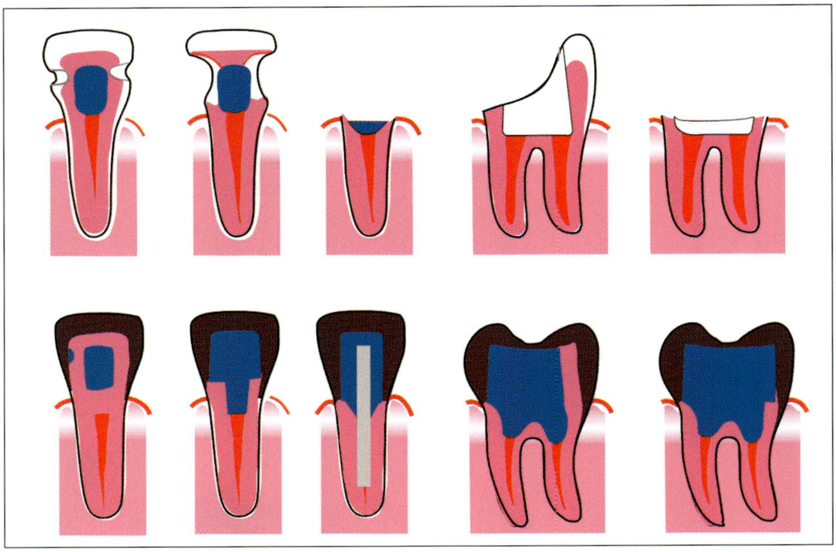

Abb. 4.179
Schema zur Erörterung der Frage, bei welchem Zerstörungsgrad der klinischen Krone ein Stift gesetzt werden muss (Seitenzahn)

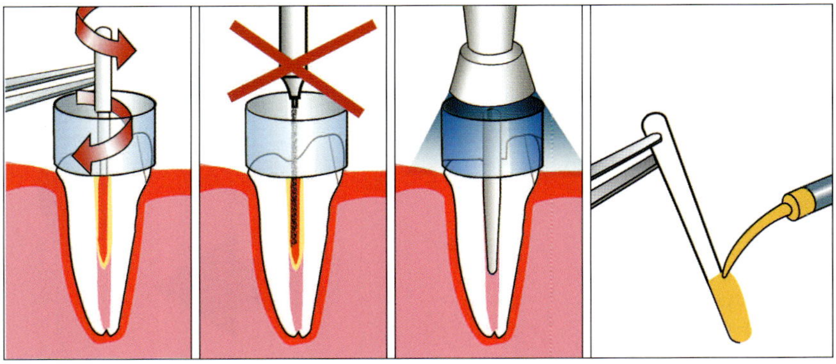

Abb. 4.180
Schema zur adhäsiven Befestigung von Glasfaserstiften. Der Stift wird in den Befestigungszement getaucht und dann in den Kanal gedreht. Einrotieren mit einem Lentulo führt oft viel schneller zur Polymerisation und sollte unterlassen werden.

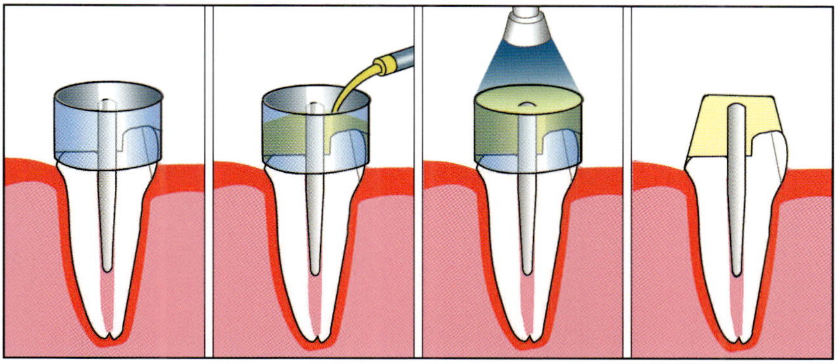

Abb. 4.181
Schema zur adhäsiven Befestigung von Glasfaserstiften. Ideal ist, wenn der Stift mit dem gleichen Material befestigt wird, aus dem auch der Aufbau gestaltet wird. Wichtig ist, dass der Stift nach der Präparation noch immer von Aufbaukomposit umschlossen ist. Daher ist der Stift schon vorher weit genug zu kürzen. Das Kürzen erfolgt rotierend mit einem Diamantschleifer, nicht mit Scheren oder Zangen.

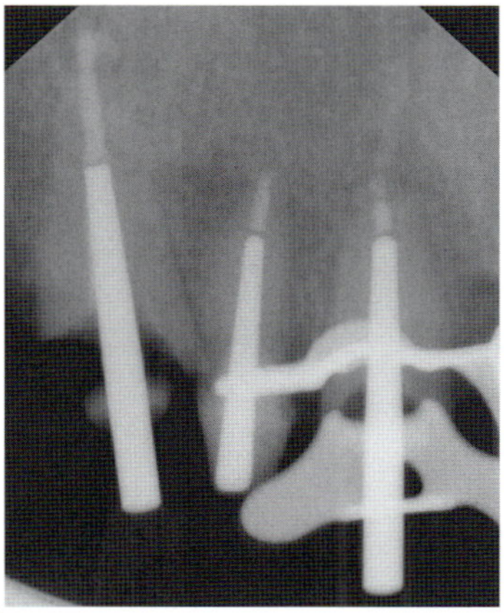

Abb. 4.182
Wünschenswerte Radioopazität von Glasfaserstiften (hier: FRC Postec Plus)

5
FAQs aus 300 Vorträgen zur Adhäsivtechnik – die 50 meistgestellten Fragen deutscher Zahnärzte aus 10 Jahren

Adhäsivtechnik allgemein

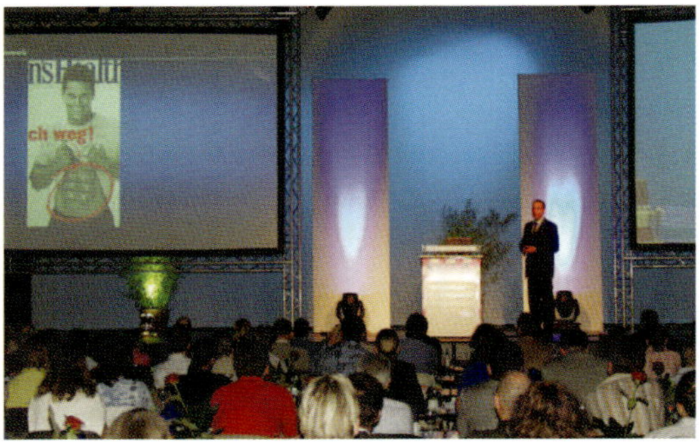

Abb. 5.1
Fortbildungsvortrag des Autors

1. Ist Kofferdam eine conditio sine qua non bei der Adhäsivtechnik?

Adhäsion unter Kofferdam funktioniert leichter

Nein. Es gibt keinen wissenschaftlichen Beweis dafür, dass Adhäsion unter Kofferdam *besser* funktioniert als unter relativer Trockenlegung. Aber es ist unbestritten, dass Adhäsivtechnik unter Kofferdam *leichter* funktioniert, daher ist Kofferdam für mich kein notwendiges Übel, sondern ein Segen in der Adhäsivtechnik.

Mir fällt bei diesem Thema immer ein Wortgefecht im Rahmen eines Kongresses in Italien ein. Ein Hauptredner gab zu, alle adhäsiven Maßnahmen immer unter Kofferdam zu machen. Ein anderer Redner meldete sich zu Wort und gab zu bedenken, dass es auch schlecht sitzenden Kofferdam gäbe, der nur sehr schlecht isoliere. Darauf sagte der erste Redner schlagfertig, dass ihm auch schon schlecht sitzende Watterollen untergekommen seien. Das bringt die Thematik auf den Punkt. Wozu sollten wir apodiktisch den Kofferdam immer als conditio sine qua non hinstellen, wenn er es nicht ist? Ich bevorzuge die Darstellung des Kofferdams als willkommene Arbeitserleichterung, statt ihn zu stigmatisieren. Mir ist es auch wichtig, dies in der studentischen Lehre so herüberzubringen.

Hand aufs Herz: Von allen Kompositrestaurationen in Deutschland – welche sehen in der Mehrheit besser aus, alle mit oder alle ohne Kofferdam gelegten? Na bitte.

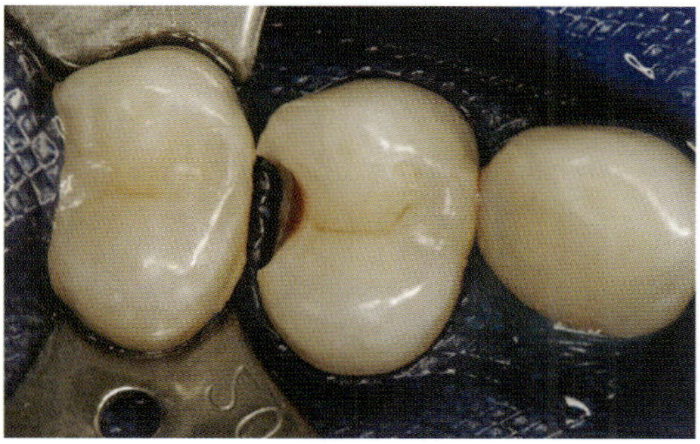

Abb. 5.2
Kofferdam erleichtert die Arbeit erheblich!

2. Ist Phosphorsäure heute noch nötig?

Auf alle Fälle ja. Es ist eines der größten Missverständnisse in der Geschichte der adhäsiven Zahnmedizin, dass Phosphorsäure etwas mit postoperativen Hypersensitivitäten zu tun habe. Mehr dazu im Rahmen der nächsten beiden Fragen.

Es bleibt jedoch unbestritten, dass kein einziges heute auf dem Markt verfügbares Adhäsivsystem in der Lage ist, ein ähnliches Retentionsniveau an Zahnschmelz zu erzeugen wie Phosphorsäure. Darum kämpfe ich in jeder Fortbildungsveranstaltung darum, die Verdrängung der Phosphorsäure wieder rückgängig zu machen. Gerade bei der Vermarktung von Self-Etch-Adhäsivsystemen ist es ein weit verbreiteter Trick, nur die (zugegebenermaßen manchmal guten) Dentinhaftungen zu zeigen. In der Synopse aus Schmelz- und Dentinhaftung ist jedoch gegen die konventionellen Adhäsivsysteme auf Mehrflaschenbasis kein Kraut gewachsen.

Verdrängung der Phosphorsäure rückgängig machen

Ein weiterer Vorteil der Phosphorsäureanwendung ist die optische Kontrolle. Während der Behandler nach erfolgter Phosphorsäureätzung den Erfolg anhand des kreidig weißen Ätzmusters erkennt, beruht die visuelle Kontrolle bei Self-Etch-Adhäsiven immer auf reiner Spekulation. Hier besteht zwar die Möglichkeit, die sauren Bestandtei-

Vorteil optischer Kontrolle

le mit Applikatorbürstchen einzumassieren, ein positiver Effekt ist jedoch nicht eindeutig belegt.

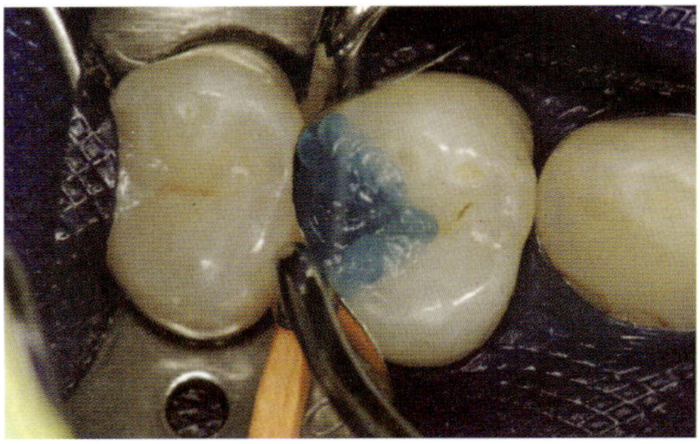

Abb. 5.3
Willst Du der Füllung Gutes tun, ätze an!

3. Darf man geätzten Schmelz berühren?

Ätzmuster leicht zerstörbar

Es macht keinen Sinn, frisch geätzten und getrockneten Schmelz zu berühren. In der Tat ist das Ätzmuster leicht zerstörbar, auch durch z. B. ein Wattepellet. In dem Moment, in dem das Ätzmuster mit Primer oder Bonding „geflutet" ist, wird es stabilisiert und bricht erst dann ein, wenn länger als 15 Sekunden an derselben Stelle gebürstet wird. Hier ist es also genau andersherum wie bei den Self-Etch-Adhäsiven, ein (zu langes) Einmassieren ist eher ein Risiko.

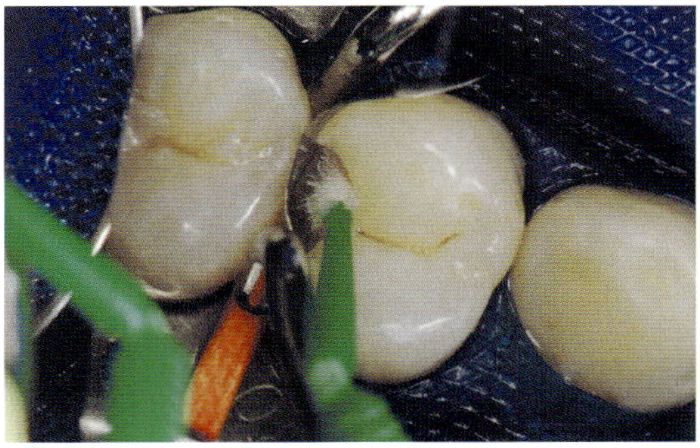

Abb. 5.4
Flüssigkeiten stabilisieren das empfindliche Ätzmuster

4. Wie lassen sich postoperative Hypersensitivitäten vermeiden?

Zunächst sollte man mit zwei falschen Thesen zu postoperativen Hypersensitivitäten (POH) aufräumen: Eine Unterfüllung schützt *nicht* vor postoperativen Hypersensitivitäten und die Kavitätentiefe hat *keinen* Einfluss auf die Wahrscheinlichkeit ihres Auftretens.

Für die effektive Vermeidung von POH sind zwei Faktoren grundlegend, eine effektive Versiegelung der Dentinoberfläche und die adäquate Schichtung des Komposits in der Kavität. Beste Voraussetzungen für eine effiziente Dentinversiegelung schaffen jene Adhäsivsysteme, welche ein hydrophobes Bonding Agent aufweisen (Mehrschritt-Etch-and-Rinse sowie Zweischritt-Self-Etch), wobei letztere vermutlich leichter anzuwenden sind. Eine separate Polymerisation sollte ebenfalls gegeben sein, bevor das Komposit geschichtet wird. Ignoriert man bei der Schichtung den C-Faktor, kann die gute Dentinversiegelung wieder zerstört werden, daher sollte man mit der ersten Schicht stets diejenigen Dentinkanälchen bedecken, welche eine Verbindung zur Pulpa aufweisen, also das Komposit so legen wie früher bei der Zementunterfüllung. Danach sollte gewährleistet sein, dass bei jeder Schicht die freie Kompositoberfläche nicht künstlich reduziert wird.

Effektive Dentinversiegelung und adäquate Kompositschichtung

C-Faktor beachten!

5. Was versteht man unter „Wet bonding"?

Der Begriff des „Wet bonding" (WB) kommt aus der Zeit, in der man begann, Dentin mit Phosphorsäure zu ätzen, um über die Hybridschicht eine dauerhafte Verbindung zum Dentin zu schaffen. Da zu dieser Zeit in den USA mit All-Bond 2 ein acetonbasiertes Adhäsivsystem den Markt beherrschte, erkannte man, dass damit ein Dentinbonding nur dann möglich war, wenn das Dentin nach dem Ätzen feucht belassen wurde. Für die in unserem Markt erhältlichen Mehrschrittadhäsive trifft diese Problematik nicht in dem Maße zu, da alle genannten Produkte ausreichend Wasser in ihren Primern enthalten. Trotzdem ist ein WB auch hier kein Fehler, sondern hilft auch hier zusätzlich, POH zu vermeiden.

Wet bonding

Dentin feucht belassen

Re-wetting

Wiederanfeuchten mit Sprühnebel

Die probateste Möglichkeit, WB in der täglichen Praxis zu implementieren, ist das sogenannte „Re-wetting“ (Wiederanfeuchten). Da die überwiegende Mehrzahl der Kavitäten auch nach erfolgter Phosphorsäureätzung getrocknet wird, um Kontaminationen zu verhindern, ist es ratsam, die Kavität erst gerade so lange zu trocknen, bis das Schmelzätzmuster sichtbar ist, und danach ein Re-wetting der Dentinoberfläche mit einem mit Sprühnebel beschickten Microbrush durchzuführen.

6. Was mache ich, wenn im Zuge des Wet bonding Wasser auf den Schmelz gelangt?

Das ist normal und stellt kein Problem dar.

7. Was mache ich, wenn trotzdem postoperative Hypersensitivitäten aufgetreten sind?

Kontrolle der statischen und dynamischen Okklusion

Wir gehen heute davon aus, dass bei korrektem Bonding und adäquater Inkrementtechnik die Rate an POH nicht über 5 % betragen sollte. Das ist in klinischen Studien hinreichend belegt. Es ist jedoch im Zusammenhang mit dem Trachten nach einem strammen approximalen Kontaktpunkt zu bedenken, dass der Zahn durch das Verkeilen evtl. so ausgelenkt wird, dass er in derselben Sitzung gar nicht korrekt eingeschliffen werden kann. Daher resultiert nach unserer Erfahrung mehr als die Hälfte der POH aus okklusalen Rekonstruktionen, die mit der dynamischen Okklusion interferieren. Man sollte daher nach einer Woche routinemäßig die statische und dynamische Okklusion kontrollieren und wird oft sein blaues Wunder erleben.

Insuffiziente Dentinversiegelung

Selten: Austausch der Restauration

Somit bleiben 2–3 % der Fälle mit insuffizienter Dentinversiegelung als Ursache für POH. Hier kann man je nach Leidensdruck des Patienten 2–4 Wochen warten und „auf Zeit spielen“. Sollten die Beschwerden nach 6–8 Wochen noch immer persistieren, sollte die Restauration ausgetauscht werden. Bei korrekter klinischer Vorgehensweise bleibt ein Patient von Hundert, bei dem die Restauration ausgetauscht werden muss. Das ist akzeptabel.

8. Wie lässt sich im Rahmen der Adhäsivtechnik Zeit sparen, ohne Qualitätseinbußen hinnehmen zu müssen?

Hier gibt es mehrere Möglichkeiten. Auch wenn es paradox klingt, Kofferdam hilft Zeit zu sparen: Wenn man nicht permanent saugen muss, kann man sich auf das Wesentliche konzentrieren und ist schneller.

Kofferdam

Die meiste Zeit kann man sparen, wenn man eine Hochleistungspolymerisationslampe verwendet: So lässt sich in der Regel die Polymerisationszeit eines Inkrements auf 20 Sekunden reduzieren, während mit einer schwächeren Lampe noch 40 Sekunden polymerisiert werden musste. Polymerisationszeiten von 10 Sekunden sind im Labor sicher in manchen Fällen transparenterer Komposite möglich, klinisch jedoch kaum zu realisieren.

Hochleistungspolymerisationslampe

Die Möglichkeit, mit simplifizierten Adhäsivsystemen durch weniger Applikationsschritte Zeit zu sparen, ist unter Praxisbedingungen verlockend, jedoch können hier nur maximal 45 Sekunden eingespart werden, die nur dann evtl. eine Rolle spielen können, wenn ohne Kofferdam gearbeitet wird, weil dann 45 Sekunden weniger Kontaminationsgefahr lauern. Daher ist die Zeitersparnis beim Bonding ein allgemein weit überschätztes Phänomen. Des Weiteren muss bei der Anwendung simplifizierter Adhäsivsysteme – vor allem bei den All-in-one-Adhäsiven – immer mit einer reduzierten Leistungsfähigkeit gerechnet werden.

Ein unter praktischen Gesichtspunkten relevanter Faktor in Bezug auf das Zeitsparen ist die gleichzeitige Versorgung mehrerer Kavitäten in einem Quadranten. Die Restaurationen sollten zwar einzeln gelegt werden, können aber gleichzeitig präpariert werden, und das spart Zeit.

Gleichzeitige Versorgung mehrerer Kavitäten

9. Welche Adhäsive sind für jede Indikation empfehlenswert?

Uneingeschränkt empfehlen kann man aufgrund der guten klinischen Langzeitresultate alle Mehrflaschenadhäsivsysteme mit Schmelz- und (zum Teil fakultativer) Dentinätzung. Da es von diesen nicht mehr viele auf dem Markt gibt, kann man auch Produkte nennen: A.R.T. Bond, Coltene/Whaledent; Gluma Solid Bond, Heraeus Kulzer; OptiBond FL,

Mehrflaschenadhäsivsysteme

KerrHawe; Scotchbond Multi-Purpose, 3M Espe; Syntac, Ivoclar Vivadent.

Zwei-Schritt-Self-Etch-Systeme

Auf einem Level mit den genannten Produkten sind die Zwei-Schritt-Self-Etch-Systeme, wenn eine selektive Schmelzätzung durchgeführt wird. Es muss jedoch darauf hingewiesen werden, dass die Etch-and-rinse-Technik auf dem Dentin hier mit Problemen verbunden ist, d. h.: Kommt Phosphorsäure an das Dentin, sind die Adhäsivsysteme aus dem ersten Absatz Mittel der Wahl, da sie auf eine Dentinätzung mit Phosphorsäure abgestimmt sind.

10. Wie ist es um die Biokompatibilität von Adhäsiven und Kompositen bestellt?

Schlechte Verarbeitung birgt Gefahren

Man begegnet in den letzten Jahren des Öfteren der Frage, ob moderne Füllungsmaterialien eine Gefahr für die Gesundheit unserer Patienten darstellen. Ich möchte diese Frage paradox beantworten: Komposite oder Adhäsive sind nicht gefährlich, aber schlecht verarbeitete Kompositfüllungen sind es sehr wohl, meist nicht für den Patienten, sehr wohl aber für die Pulpa.

Biokompatibilität: Objekt von Spekulationen

Die Biokompatibilität von Adhäsivsystemen ist immer wieder Objekt diverser Spekulationen, da es kein Geheimnis ist, dass unpolymerisierte Bestandteile aus Adhäsiven oder Kompositen zytotoxisch sein können. Die Frage ist nur, inwiefern dies auf polymerisierte Haftvermittler für direkte oder indirekte Restaurationen zutrifft. Daher unterscheidet man zwischen Monomerfreisetzung aus Füllungen (Effekt nach außen) und deren Pulpaverträglichkeit (Effekt nach innen):

Vertretbares Risiko

Die Momonerfreisetzung aus Restaurationen ist unbestritten, korreliert jedoch deutlich mit dem Polymerisationsgrad der Restauration, was ebenfalls für eine suffiziente Polymerisation unter klinischen Bedingungen spricht. Alle modernen Studien können noch immer keine definitive Abschätzung zum hier vorliegenden Risikopotenzial vorlegen, die auf dem Gebiet der Biokompatibilitätsforschung führenden Wissenschaftler sprechen jedoch von einem vertretbaren Risiko. Es sollte aber an dieser Stelle darauf hingewiesen werden, dass unsachgemäßer Umgang des zahnärztlichen Personals mit unpolymerisierten Adhäsiven (z. B. „Abstreifen“ des Primers am Handrücken) auch bei

Verwendung von Latex- oder Vinylhandschuhen (welche nur wenige Minuten dicht sind) ein gewisses Allergisierungspotenzial birgt und vermieden werden muss.

Allergisierungspotenzial

Abgesehen von der Caries-profunda-Situation sind Adhäsive nicht pulpatoxisch und können getrost ohne Unterfüllung verarbeitet werden, niedrige Raten postoperativer Hypersensitivitäten belegen dies eindrucksvoll. Bei schimmernder Pulpa (Restdentinschichtstärke < 300 µm) gehen die Meinungen auseinander, im Zweifelsfall ist eine konventionelle CP-Behandlung sicher kein Fehler. Als Lektüre empfehle ich „Biokompatibilität zahnärztlicher Werkstoffe" von Prof. Schmalz (Regensburg).

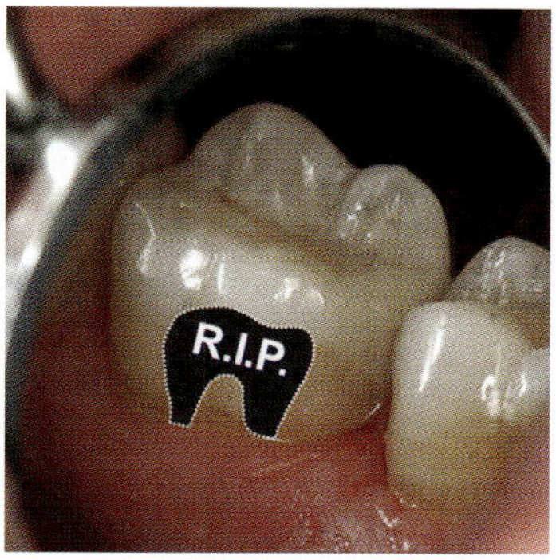

Abb. 5.5
Die Frage nach der Pulpaverträglichkeit von Adhäsiven und Kompositen wird oft sehr emotional diskutiert.

11. Macht es Sinn, bei Anwendung von Self-Etch-Adhäsiven den Schmelz separat zu ätzen?

Ja. Es ist immer sinnvoll, den Schmelz mit Phosphorsäure zu ätzen, die Ergebnisse sind besser, zuverlässiger und dauerhafter. Da alle Self-Etch-Adhäsive jedoch dafür entwickelt wurden, ohne Phosphorsäure auszukommen, ist es fraglich, bei dieser Adhäsivklasse die Phosphorsäureätzung „durch die Hintertür" wieder einzuführen, statt sinnvollerweise wieder auf Bewährtes zurückzugreifen.

Phosphorsäureätzung sinnvoll

Wer es trotzdem unbedingt machen will: Bitte Phosphorsäureätzung auf den Schmelz limitieren, auf geätztem Dentin funktionieren alle Self-Etch-Adhäsive immer schlechter als auf ungeätztem, vor allem über die Zeit.

12. Welche Trends sind auf dem Markt zu beobachten?

Ich befinde mich wissenschaftlich seit nunmehr 15 Jahren mitten im Dschungel der Adhäsivsysteme und muss feststellen: Es gab schon so viele Trends! Zumindest kurzfristig. Daher will ich kurzfristige Trends hier gar nicht darlegen, das interessiert vielleicht nächstes Jahr schon keinen mehr.

Self-Etch-Adhäsive

„Zweitadhäsiv“

Was zählt, sind die langfristigen Trends. Hier kann man anhand der Marktzahlen erkennen, dass Self-Etch-Adhäsive mehr und mehr Marktanteile bekommen. Gleichzeitig bleibt der Anteil verkaufter Etch-and-rinse-Adhäsive praktisch stabil. Das zeigt einfach, dass oft ein „Zweitadhäsiv“ für die Praxis angeschafft wird, in der Regel ein Self-Etch-System, das für besondere Indikationen (z. B. Klasse V) zum etablierten Mehrschrittsystem dazugekauft wird.

LED-Polymerisationsgeräte

Ein weiterer Trend ist die größer werdende Verbreitung moderner LED-Polymerisationsgeräte, welche der Qualität adhäsiver Restaurationen sicher zugute kommen wird.

Selbsthaftende Komposite

Abschließend ist der Trend zu niedrigschrumpfenden und selbsthaftenden Kompositen zu nennen, hierüber ist im Kapitel „Keramikinlays und Keramikteilkronen“ mehr zu lesen.

13. Gibt es unter den vielen neuen Self-Etch-Systemen Adhäsive, welche qualitätsmäßig hervorstechen?

Zwei-Schritt-Systeme

Betrachtet man die Masse der Self-Etch-Adhäsive heute, muss man nach wie vor zwischen den Zwei-Schritt- und den All-in-one-Systemen unterscheiden. Erstere sind in jedem Fall die bessere Wahl, da sie eine höhere Anwendersicherheit aufweisen und eine ausgezeichnete Dentinhaftung aufbauen. Diese sind AdheSE (Ivoclar Vivadent), Clearfil SE Bond, Clearfil Protect Bond (beide Kuraray), Fluorobond (Shofu), One Coat SE Bond (Coltene), Scotchbond SE (3M Espe). Bezüglich der Schmelzhaftung kann kein Self-Etch-System mit Etch-and-rinse-Adhäsiven konkurrieren.

14. Welche Adhäsivsysteme sind am besten auf Schmelz, welche am besten auf Dentin?

Schmelz: Alle Etch-and-rinse-Adhäsivsysteme. Schmelz

Dentin: Alle Adhäsivsysteme mit hydrophobem Bonding Agent (Mehrschritt-Etch-and-rinse, Zwei-Schritt-Self-Etch). Dentin

15. Wie dauerhaft kann Adhäsivtechnik mit den heutigen Materialien sein?

Unsere klinischen Studien zeigen mittlere Überlebensraten von 8–10 Jahren für direkte Kompositrestaurationen und 12–15 Jahre für indirekte Keramikrestaurationen. Dies deckt sich auch gut mit unseren In-vitro-Untersuchungen, im Rahmen derer die längsten Lagerungszeiten nun auch bei 14 Jahren liegen. Überlebensraten

In jährlichen Verlustquoten ausgedrückt, liegen wir bei Kompositrestaurationen je nach Größe bei 1,5–3 % und bei Keramik bei 1–2 %. Das kommt nahe, aber noch nicht ganz an die Langlebigkeit von Goldrestaurationen (0,5–1 %) heran, liegt aber im selben Range wie Amalgam (1–3 %). Verlustquoten

Ob mit den heute auf dem Markt befindlichen moderneren Materialien noch bessere Resultate erzielt werden können, ist nicht sicher, da die noch immer als erfolgreichste Adhäsivklasse einzustufenden Mehrschrittadhäsive auch „damals“ schon auf dem Markt verfügbar waren.

16. Was sind „Water trees“ und welche Bedeutung haben sie für den Patienten?

„Water trees“ (WT) sind Wasseransammlungen in der Hybridschicht und in der Adhäsivschicht bei adhäsiven Restaurationen, die in mikromorphologischen Untersuchungen im Transmissionselektronenmikroskop nachweisbar sind. Da simplifizierte Adhäsivsysteme, vor allem All-in-one-Präparate, auch nach ihrer Polymerisation noch hydrophil bleiben, „ziehen sie Wasser“ aus den Dentintubuli und werden dadurch schneller desintegriert. Je hydrophiler das Adhäsiv, desto größer die Gefahr, dass sich unter der Restauration eine nachgewiesenermaßen undichte permeable Membran befindet. Wasseransammlungen in Hybrid- und Adhäsivschicht; Desintegration

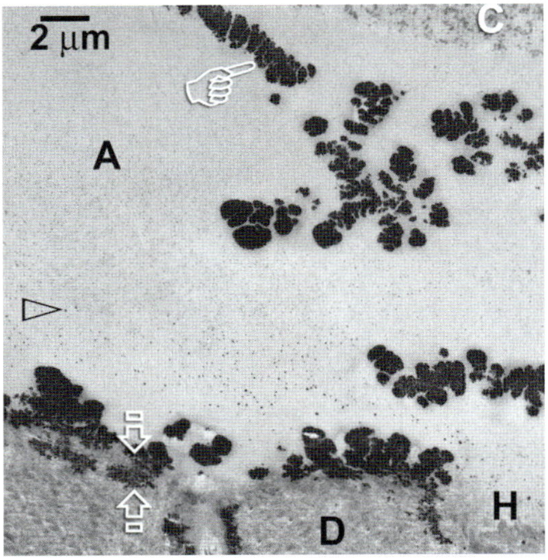

Abb. 5.6
Water trees desintegrieren den Komposit-Dentin-Verbund.

17. Inwiefern sind die vielen In-vitro-Daten in der Literatur auf den Patienten zu übertragen?

In-vitro-Daten mit Praxisorientierung

Das ist eine sehr interessante Frage, denn es wäre nicht im Sinne des Patienten, nur „Wissenschaft um der Wissenschaft willen" zu betreiben. Genau das tun wir nicht, nicht umsonst werden unsere Studien anhand ihrer Praxisorientierung international so oft zitiert.

Aussagen über klinische Tauglichkeit

Man kann in vitro diverse Materialparameter prüfen, um eine präklinische Aussage über klinische Tauglichkeit zu treffen: Abrasionsneigung, Biegefestigkeit, Haftung, Randqualität usw. Auf die adhäsive Performance bezogen, sind wir anhand der Kausimulation heute dazu in der Lage, das Randspaltverhalten in gewissen Grenzen für die klinische Situation vorherzusagen. Es ist jedoch noch nicht möglich eine „untere Grenze" zu ziehen, d. h. zu bestimmen, wie schlecht eine Randqualität in vitro sein darf, um klinisch noch eine Chance auf eine dauerhafte Restauration zu bekommen. Wir sind aber sehr wohl dazu in der Lage, Kombinationen aus Adhäsiv und Komposit im Falle eines guten In-vitro-Resultats eine gute klinische Prognose zu bescheinigen.

Eine Publikation unserer Arbeitsgruppe genau zu diesem Thema wurde 2008 mit dem Walkhoff-Preis ausgezeichnet.

Kompositrestaurationen im Seitenzahnbereich

18. Wie erreiche ich bei Kompositrestaurationen im Seitenzahnbereich einen strammen Approximalkontakt?

Machen wir uns nichts vor: Während die Rekonstruktion eines approximalen Kontaktpunkts bei Amalgam recht leicht war, trifft auf Komposit das Gegenteil zu. Wichtige Faktoren hierbei sind:

Wichtige Faktoren für strammen Approximalkontakt

- Wenn der Kontaktpunkt im Rahmen der Präparation nicht komplett aufgelöst wird, ist er auch nachher bei der Applikation der Restauration leichter wieder zu bewerkstelligen.
- Dicke Matrizenbänder verbieten sich von selbst.
- Tofflemire-Matrizen sind nur bei noch vorhandenem Approximalkontakt und bei kleineren Kavitäten indiziert, sonst sind sie eher Hindernis als Adjuvans.
- Teilmatrizensysteme (Compositight, GDS; Palodent, Dentsply DeTrey) helfen durch ihre konvexe Form, einen guten Kontaktpunkt zu gestalten, sind aber vor allem bei zweiflächigen Kavitäten positiv zu bewerten.
- Holzkeile separieren besser als Lichtkeile.
- Holzkeile separieren nur dann gut, wenn sie trocken sind. Es mag sein, dass Holzkeile bei der nassen Präparation Wasser aufnehmen und vielleicht auch ein wenig quellen, die Separationsleistung nimmt jedoch ab. Man kann ja während der Präparation „Pre-wedging“ betreiben und nach der Kofferdamapplikation mit einem trockenen Keil der nächsten Größe separieren.

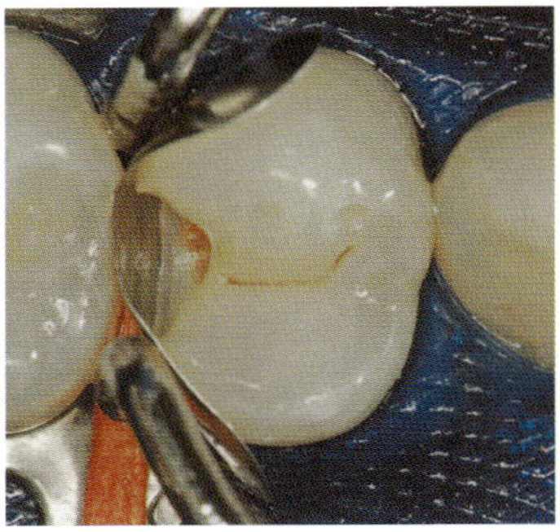

Abb. 5.7
Teilmatrizen erleichtern in vielen Situationen das Schaffen eines strammen Approximalkontakts.

19. Welche Schichttechnik ist im Seitenzahnbereich zu bevorzugen, und macht die Applikation von Schmelz- und Dentinfarben Sinn?

Kleine Kavitäten

Diese Frage ist nicht für jede Kavität gleich zu beantworten. In kleinen Kavitäten (z. B. erweiterte Fissurenversiegelung, approximaler Slot) ist es gar nicht möglich, abstruse Modellationsgeometrien zu verfolgen, da die Größe der Kavität dies klinisch gar nicht zulässt. Hier sollte vielmehr darauf geachtet werden, das Füllungsmaterial blasenfrei in die Kavität einzubringen. Bei Kavitäten der beschriebenen Größe ist auch der exakte Anstellwinkel der Inkremente nicht so entscheidend für den klinischen Erfolg wie bei mittleren bis großen Restaurationen, bei denen der Schichttechnik größere Bedeutung zukommt. Hier sollte immer zuerst das Dentin versiegelt werden (Lining-Technik oder selektives Bonding nach Krejci) und danach jedes Inkrement so gestaltet werden, dass viel freie Oberfläche für spannungsärmeren Schrumpf bleibt.

Mittlere bis große Restaurationen

Schichttechnik mit Schmelz- und Dentinfarben

Im Rahmen der biomimetischen Schichttechnik mit Schmelz- und Dentinfarben begegnet einem oft der apodiktische Merksatz „Mache aus jeder Klasse II erst eine Klasse I“. Man modelliert also erst aus Schmelzmasse die Randleiste, nimmt dann das Matrizenband ab und modelliert dann mit dem zentralen Dentinkern weiter. Das ist aus der Überlegung der besseren Modellierbarkeit sicherlich sinnvoll, hat aber auch Nachteile: Eine Klasse-I-Kavität hat einen höheren C-Faktor als eine Klasse II, das Entfernen der Matrize mitten im Arbeitsablauf kann eine Kontamination begünstigen, und zu dicke approximale Schmelzschichten bei bichromatischer Layering-Technik begünstigen ein gräuliches Erscheinungsbild der Füllung. Daher bin ich kein Fan der beschriebenen Zentripetaltechnik, auch Fissurenmalerei betreibe ich nur auf Wunsch des Patienten (bisher nur Kollegen). Hier liegt die Befriedigung mehr beim Behandler als beim Patienten, oder?

20. Kann man Kompositfüllungen reparieren?

Mögliche Kompositreparatur

Im Prinzip ja, aber hier waren mehrere Jahre Forschungsarbeit nötig, um klinisch akzeptable Vorgehensweisen zu erarbeiten, da gealtertes Komposit ein eher ungünstiger Haftungspartner ist. So basiert die Möglichkeit der Kompositreparatur auch nicht auf chemischer Anpolymerisation, sondern primär auf Oberflächenphänomenen, also in der Regel Oberflächenvergrößerung durch Anrauen oder entsprechende additive oder subtraktive Maßnahmen.

Oberflächenvergrößerung

Sandstrahlen oder Anrauen

Als Mittel der Wahl ist hier das intraorale Sandstrahlen mit Aluminiumoxid zu nennen, ebenfalls möglich ist das Anrauen mit grünen Siliciumcarbid-Steinchen oder rauen Diamantschleifern, welche aber im Vergleich zu Sandstrahlern in engen approximalen Kavitäten die wichtigen Kavitätenränder (im Falle von „Komposit in Komposit“) nicht erreichen können oder zu Beschädigungen am Nachbarzahn führen. Durch diese Maßnahmen wird eine substanzielle Oberflächenvergrößerung und daraus resultierend eine gewisse Mikroretention produziert, die für einen dauerhaften Verbund ausreichend ist.

Mikroretention

Intraorale Silikatisierung

Bei einer reinen Begrenzung in Komposit ohne Beteiligung der Zahnhartsubstanzen ist die intraorale Silikatisierung (intraorales Rocatec oder CoJet, 3M Espe) erste Wahl, da hier das Komposit silikatisiert wird und somit auch silanisiert werden kann. In allen anderen Fällen der Oberflächenvergrößerung ist eine Silanisierung jedoch sinnlos, da dem Silan der Adhäsionspartner fehlt.

21. Ab welcher Kavitätengröße ist es sinnvoll, die indirekte Versorgung zu wählen?

Indirekte Versorgung rückläufig

Die indirekte Versorgung per se ist rückläufig. Das liegt primär daran, dass heute im Vergleich zu noch vor 15 Jahren mit direkten Restaurationen viel mehr möglich ist und wir uns langsam aber sicher auch mehr zutrauen. Die DGZMK schreibt in ihrer Stellungnahme zu direkten Kompositrestaurationen im Seitenzahnbereich, dass heute sogar einzelne Höcker überkuppelt werden können. Das stimmt zwar, mir wäre aber hier ein distolingualer Höcker lieber als ein mesiopalatinaler.

Flächengröße für Okklusalkontakt entscheidend

Es bleibt dabei: Komposite spielen ihr ganzes Potenzial dann aus, wenn sie minimalinvasiv in der Primärversorgung Verwendung finden. Hier sind sie allen anderen Füllungsmaterialien überlegen, in großen Sekundärversorgungen nicht. Dabei ist jedoch nicht das Volumen der Restauration entscheidend, sondern die Größe der Fläche, die okklusalen Kontakt trägt. Wenn gar keine okklusale Abstützung mehr auf dem Schmelz vorhanden ist, würde ich mich immer für eine indirekte Restauration (CAD/CAM ausgenommen) entscheiden.

22. Wie vermeidet man weißliche Ränder an Kompositrestaurationen?

Brechen der Kante vermeidet weiße Ränder

Weiße Ränder an Kompositrestaurationen sind ein Lichtbrechungseffekt, der durch winzige Schmelzrisse neben dem Füllungsrand verursacht wird. Im Falle einer rechtwinkligen Präparation ohne Schmelzabschrägung reißt nicht der Verbund Komposit-Schmelz, sondern der Schmelz in sich. Durch ein leichtes Brechen der Kante kann dies vermieden werden.

23. Ist eine Schmelzabschrägung bei Kompositrestaurationen im Seitenzahnbereich nötig?

Schmelzabschrägung besser, aber …

Diese Frage resultiert zum Teil aus Frage 22. Es ist unbestritten, dass die Qualität des abgeschrägten Schmelzes besser ist als die des nicht abgeschrägten Schmelzes, da die Prismen in der Regel „von vorne“ geätzt werden und das Ätzmuster tiefer wird. Außerdem hilft eine Schmelzabschrägung, die in Frage 22 angesprochenen weißen Ränder zu vermeiden.

Man sollte jedoch bedenken, dass die Schmelzabschrägung aus einer Zeit kommt, in der man das komplette Dentin mit Zement abdeckte, weil noch keine adäquaten Adhäsionsstrategien zum Haftungspartner Dentin vorhanden waren. Dadurch kam natürlich der Schmelzhaftung eine größere Bedeutung zu, und eine Oberflächenvergrößerung durch

Abschrägung machte Sinn. Nachdem heute beide Zahnhartsubstanzen zur Haftung genutzt werden, rückt die Bedeutung der Schmelzabschrägung in den Hintergrund. Es ist daher völlig ausreichend, die Präparationsaußenkante leicht zu brechen, was gerade mithilfe sonoabrasiver Spitzen leicht möglich ist. Eine übertriebene Abschrägung von 1–2 mm ist außerdem nicht immer leicht vom Füllungsmaterial auszufließen und birgt gerade in distalen Molarenkavitäten die Gefahr der Unterschussbildung.

… rückt in den Hintergrund

Keine übertriebene Abschrägung

24. Wie poliere ich effektiv im Seitenzahnbereich?

Es ist immer sinnvoll, sich bei der Modellation vor der Photopolymerisation so viel Zeit zu lassen, dass die Ausarbeitung gar nicht so umfangreich ausfällt. Wir empfehlen ein 5-Stufen-System zur Politur: Scaler zum Entfernen der nicht geklebten Überschüsse und Bondfahnen – Polierscheiben zum Angleichen der Ränder im Bereich der approximalen Kastenwände – Feinkorndiamanten/Arkansassteinchen mit FG-Ansatz zur okklusalen Ausarbeitung – diamantierte Stahlstreifen für den approximalen Kastenboden – siliciumcarbidbelegte Bürstchen zur Hochglanzpolitur.

5-Stufen-System zur Politur

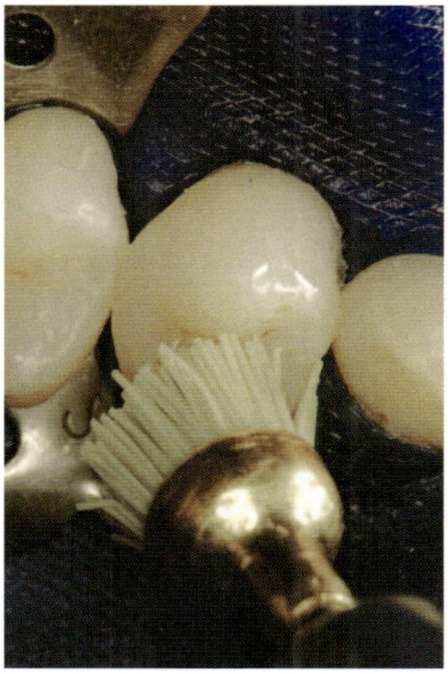

Abb. 5.8
Siliciumcarbidbürstchen funktionieren trocken und langsam.

25. Wie sind die Langzeiterfahrungen mit Komposit im Seitenzahnbereich, z. B. im Vergleich zu Amalgam?

Bei Regeleinhaltung: der Amalgamfüllung mindestens ebenbürtig

Analog zur Frage nach der Dauerhaftigkeit kann auch diese Frage positiv beantwortet werden. Auf eines sollte man jedoch in diesem Zusammenhang immer hinweisen: Bei unsachgemäßem Umgang ist die Prognose einer Amalgamfüllung in der Regel noch immer besser als bei Komposit oder adhäsiv befestigter Keramik. Adhäsivtechnik verzeiht weder Fehler noch „Abkürzungen". Unter Einhaltung der wenigen wichtigen Regeln der Adhäsivtechnik jedoch ist die Kompositfüllung im Seitenzahnbereich dem Amalgam mindestens ebenbürtig.

26. Wo liegen die Limitationen bei Komposit im Seitenzahnbereich?

Früher ging man immer davon aus, dass es über die Zeit einfach nicht möglich sein würde, eine dauerhafte Adhäsion zwischen Biomaterialien und Zahnhartsubstanzen zu erreichen und somit Sekundärkaries das größte Problem sei und bleiben würde. Das kann man aus heutiger Sicht so nicht mehr bestätigen.

Werkstoffkundliches

Abrasionsstabilität

Okklusale Ausdehnung

Die Limitation bei der Dauerbeständigkeit von Kompositen sind hauptsächlich in ihren werkstoffkundlichen Parametern zu sehen, nicht mehr in der Adhäsionsproblematik früherer Jahre. Komposite sind noch immer weniger abrasionsstabil als Amalgam, Gold oder Keramik. Komposite frakturieren zwar weniger häufig als Keramik, aber noch immer häufiger als Amalgam oder Gold. In der Synopse liegt die Limitation bei Kompositfüllungen in der okklusalen Ausdehnung. Das bedeutet nicht, dass Überkupplungen einzelner Höcker nicht funktionieren würden, jedoch ist bei unachtsamer okklusaler Ausdehnung Richtung Höckerspitze die Wahrscheinlichkeit eines früheren Versagens – vielleicht nach 7 oder 8 Jahren – naturgemäß gegeben.

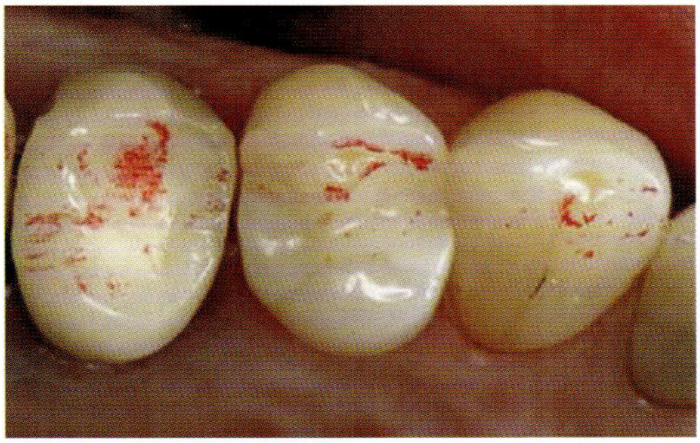

Abb. 5.9
12 Jahre alte Kompositrestauration an 24

27. Wie kann ich meinem Patienten qualitativ hochwertige Kompositfüllungen anbieten, ohne selbst dabei draufzuzahlen?

Die Antwort auf diese Frage ist in der Theorie einfach, in der Praxis nicht immer: Man sollte sich im Prinzip bei jedem Patienten unabhängig von seiner Versicherung immer exakt die Zeit bezahlen lassen, die man für die Restauration aufwenden musste. Dieses Rechenmodell ist die Zukunft, alles andere ist unlogisch.

Exakte Zeit bezahlen lassen

Meist werde ich jedoch mit gewissen Bedenken konfrontiert, dass es nicht vertretbar oder transportierbar sei, dem Patienten „so viel Geld für eine Kompositfüllung abzunehmen". Diese Herangehensweise ist falsch und auf dem alten Irrglauben begründet, dass direkte Restaurationen minderwertig seien. Ich hoffe, dass spätestens die neue GOZ damit aufräumen wird.

Irrglaube der Minderwertigkeit

Ein oft ins Feld geführtes Argument ist auch: „Ich praktiziere auf dem Land, da geht so etwas nicht." Doch auch in ländlichen Gegenden würde ein Zuzahlungsmodell funktionieren, wenn es nicht so viele Kollegen gäbe, die Kompositfüllungen noch immer „auf Kasse" anbieten. In diesem Zusammenhang kann ich nur den Kollegen Dr. Zeppenfeld aus Flensburg zitieren: „Die Kassenkompositfüllung ist immer schlecht – entweder für den Zahn … oder für den Zahnarzt."

Zuzahlungsmodell

Kompositrestaurationen im Frontzahnbereich

28. Ist eine Schmelzabschrägung bei Kompositrestaurationen im Frontzahnbereich nötig?

Nach Art der Belastung und Ästhetik

Die Antwort ist prinzipiell ähnlich wie im Seitenzahnbereich, im Prinzip kommt die Anschrägung aus der Zeit der Zementunterfüllung. Im Frontzahnbereich gibt es aber zwei Unterschiede, die Art der Belastung und die Ästhetik. Art der Belastung: Bei großen Schneidekantenaufbauten ist es sinnvoll, auch etwas mehr anzuschrägen; kleine Klasse-III-Defekte können im Prinzip auch ohne Anschrägung funktionieren, aber im sichtbaren Bereich erlaubt eine Schmelzabschrägung generell einen besseren farblichen Übergang zwischen Komposit und Zahnhartsubstanz. Ein Wellenschliff („Wave bevel") ist sehr hilfreich.

Wellenschliff

29. Welche sind die am häufigsten gemachten Fehler bei der Frontzahnästhetik?

Häufigste Fehler bei Frontzahnästhetik

Farbauswahl zu spät bzw. unter Kofferdam, zu dicke Schmelzschichten bei bichromatischer Farbschichtung, Politur auf spiegelnden Hochglanz, Verschiebung approximaler Kantenlinien.

Der letzte Punkt ist Ausdruck der alten Regel, dass die drei wichtigsten Faktoren für gute Frontzahnästhetik 1. die Form, 2. die Form und 3. die Form sind.

30. Was ist bei der Auswahl des Komposittyps zu beachten?

Prinzipiell sind alle auf dem Markt verfügbaren Komposite ästhetisch ansprechend. Bei größeren Restaurationen jedoch spielt die Transluzenz eine große Rolle. Ist diese zu groß, scheint die dunkle Mundhöhle des Patienten durch die Füllung und lässt die Füllung grau wirken, obwohl sie dies nicht ist. Daher sind biomimetische Komposite für die ästhetisch ansprechende Frontzahnrestauration sicher zu empfehlen. Es sollte aber deutlich darauf hingewiesen werden, dass die biomime-

Biomimetische Komposite zu empfehlen

tische Schichttechnik im Frontzahnbereich kein Selbstläufer ist und einen gewissen Aufwand und sichere Vermeidung von Fehlern bedeutet. Das Resultat ist jedoch sehr befriedigend, sowohl für den Patienten als auch für den Zahnarzt.

31. Wie mache ich möglichst keine Fehler bei der Farbauswahl?

In einem Buch habe ich einmal gelesen, dass die Farbauswahl bei Kompositrestaurationen immer morgens um 11 Uhr an einem Nordfenster durchzuführen sei. Solche Empfehlungen finde ich immer sehr schade, da sie wenig nützen. Daher kann man als Empfehlung lediglich angeben: Neonlicht möglichst aus, OP-Leuchte nur als zusätzliche Entscheidungshilfe, im Zweifelsfall eine Nuance dunkler auswählen. Die eigentliche Crux bei der Farbauswahl ist die Tatsache, dass man versucht, Zahnfarben nach einem System zu charakterisieren, das für weiß bemalte Metallflächen vor Keramikverblendung gemacht ist. Sehr sinnvoll sind chromatische Abstufungen wie z. B. bei Miris 2, welches mit einer völligen Abkehr vom Vitapan-System einhergeht.

Fehlervermeidung bei Farbauswahl

Wendet man sich der biomimetischen Schichtung zu, ist es meist sinnvoll, die Farbe des Dentinkerns zervikal an den 3ern zu bestimmen, dort ist die Dentindicke am größten und die Möglichkeit der optischen Erfassung am leichtesten für den Behandler.

Farbe des Dentinkerns an den 3ern

32. Gibt es spezielle Präparationsrichtlinien bei Komposit im Frontzahnbereich?

Während man im Seitenzahnbereich meist strikt minimalinvasiv arbeitet, gibt es zwei Regeln, die das ästhetische Erscheinungsbild verbessern helfen: Zum einen sollten scharfe Kanten wie bei Vollkeramikkronenpräparationen stets abgerundet werden, und zum anderen ist es meist sinnvoll, labial einen Wellenschliff („Wave bevel") als zweite Anschrägung anzulegen. Diese Maßnahme transportiert die längste Strecke der Anschrägung in die Vertikale. Da die meisten Schmelzrisse bei Patienten in der Vertikalen verlaufen, ist eine vertikale Linie auch weniger sichtbar als jede horizontale oder schräg verlaufende Linie im Zahn. Das vereinfacht die Unsichtbarkeit der ästhetischen Kompositrestauration an Frontzähnen.

Kantenabrundung

Wellenschliff als zweite Anschrägung

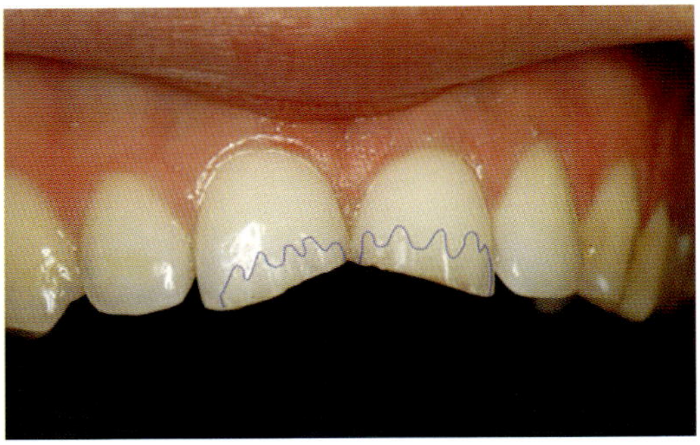

Abb. 5.10
Wave bevel

33. *Wie vermeide ich gräulich wirkende Restaurationen?*

Zu hohe Transluzenz

Dieses weit verbreitete Phänomen beruht auf dem Problem der hohen Transluzenz einiger Universalkomposite und vor allem der Schmelzmassen biomimetischer Komposite. Weist also ein Komposit per se eine zu hohe Transluzenz auf oder werden Schmelzmassen in zu dicken Schichtstärken aufgetragen, scheint die dunkle Mundhöhle durch diese Schicht und die Füllung erhält einen Grauton.

34. *Muss ich bei verfehlter Ästhetik die komplette Restauration erneuern?*

Komposit-reparatur z. T. ausreichend

Hier kommt es darauf an, inwieweit die Ästhetik verfehlt wurde. Wurde der komplette Dentinkern mit einer falschen Farbe geschichtet, wird es schwer werden, ohne zumindest fast komplette Entfernung der Restauration zu arbeiten. Gerade aber bei größeren Schneidekantenaufbauten kann es oftmals ausreichend sein, nur den labialen Anteil im Sinne einer Kompositreparatur zu entfernen und damit bereits ein befriedigendes Resultat zu erzielen.

35. *Wie poliere ich effektiv im Frontzahnbereich?*

Im Vergleich zum Seitenzahnbereich spielt auch hier die Ästhetik eine größere Rolle. Vor allem bei der Gestaltung der Labialfläche sollte man stets bemüht sein, die Oberflächentextur der Restauration derjenigen der Nachbarzähne anzugleichen, d. h. bei jugendlicheren Patienten eher mit rauer, perikymatienreicher Oberfläche und bei älteren Patienten glatter und glänzender. Silikonpolierer sind auf der Palatinalfläche eher indiziert, hier aber auch mit maximaler Wasserkühlung einzusetzen, auf der Labialfläche sind für die approximalen Anteile rotierende Scheibchen und für die zentralen Anteile siliciumcarbidbelegte Bürstchen ein guter Weg zu einem natürlichen Erscheinungsbild.

Silikonpolierer, rotierende Scheibchen, Siliciumcarbidbürstchen

36. Ab welcher Kavitätengröße ist es sinnvoll, indirekt zu arbeiten?

Ebenso wie im Seitenzahnbereich existiert eine Indikationsgrenze, die sicherlich zum Teil auch vom verwendeten Material, noch mehr aber von der Erfahrung des Behandlers abhängt. Eine einfache Entscheidungshilfe ist es sicherlich, wenn man für die Rekonstruktion eines Frontzahnes so lange beschäftigt ist, dass sich der ganze Aufwand betriebswirtschaftlich nicht mehr lohnt. Dies ist in der Regel dann der Fall, wenn die approximale Überschussvermeidung bei tiefen Kavitäten kaum mehr beherrschbar wird oder durch zu dezimierte Zahnhartsubstanzen die Symmetrien in der Front nur noch schwer zu rekonstruieren sind.

Indikationsgrenze für Kavitäten

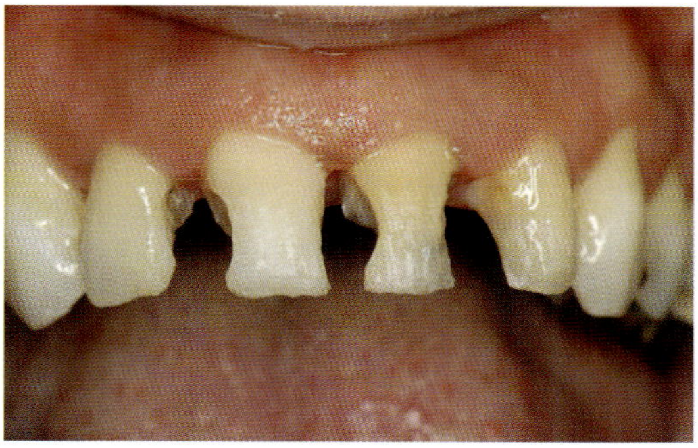

Abb. 5.11
Die 1er weisen zu große Defekte auf – hier machen Kompositrestaurationen keinen Sinn mehr.

Keramikinlays

37. Ist eine Schmelzabschrägung bei Keramikinlays nötig?

Schmelzabschrägung mit Vorteilen und Widersprüchen

Man kann im Prinzip auch bei Präparationen für Keramikinlays- und -onlays eine Schmelzabschrägung präparieren, die Vorteile sind dieselben wie bei jeder anderen Präparation, nämlich dass die dreidimensionale Qualität des Schmelzätzmusters verbessert wird. Eine Schmelzabschrägung widerspricht jedoch einer Grundregel der Präparation für Keramik: Präpariere bei Keramik nie dünn auslaufende Keramikränder. Man kann sich darüber unterhalten, ob man den approximalen Kasten bei Keramikinlaypräparationen leicht abfallend präpariert und somit eine leichte Schmelzabschrägung in die Präparationsgeometrie einbaut, unsere klinischen Langzeitdaten bestätigen jedoch auch einer 90°-Stufe sehr gute klinische Überlebensraten über 15 Jahre Beobachtungszeitraum.

CAD/CAM-Restaurationen

Bei CAD/CAM-Restaurationen verbietet sich eine Schmelzrandabschrägung erst recht, da die digitale Abformbarkeit darunter leidet.

38. Ist es empfehlenswert, das Bonding Agent vor dem Einbringen des Befestigungskomposits zu polymerisieren?

Separates Polymerisieren vor dem Einbringen möglich, aber …

Diese Frage lässt sich nicht einfach beantworten. Auf der einen Seite ist es rein mathematisch möglich, denn durch Ätzen von Zahnhartsubstanz und Inlay und Spacer des Zahntechnikers wird in der Regel mehr Platz geschaffen, als eine polymerisierte Schicht eines Adhäsivs benötigen würde. Dr. Mörig (Düsseldorf) demonstriert dies in jedem seiner klinischen Arbeitskurse, und die Teilnehmer machen es ihm erfolgreich nach.

Trotzdem gibt es zwei Dinge, die mich zögern lassen, diese Technik ubiquitär zu empfehlen: 1.) Wir stellten im Rahmen einer Doktorarbeit das dünne Ausblasen von Bonding Agents im Phantomkopf nach und mussten feststellen, dass sich Adhäsive zwar dünn verblasen lassen, aber danach gerne wieder „zusammenlaufen" – und eben doch die

Poolings

gefürchteten Poolings (Pfützen) bilden, die schlussendlich ein In-die-

Endposition-Gleiten des indirekten Objekts vereiteln können bis hin zur Fraktur der Keramik. 2.) Der Effekt des separaten Polymerisierens des Adhäsivs vor dem Einbringen des Befestigungskomposits ist nach unseren Untersuchungen vermutlich deutlich in seiner Bedeutung überschätzt. Eine dünne Schicht Adhäsiv ist durch die Sauerstoffinhibition stark kompromittiert und wird an vielen Stellen in der Kavität gar nicht polymerisieren.

Effekt vermutlich überschätzt

39. Wie sind dualhärtende Materialien in dieser Indikation zu bewerten? Und wie verhalten sich selbstadhäsive Zemente wie RelyX Unicem?

Das ist genau die richtige Frage, um die letzte Frage abschließend zu beantworten. Man sollte beim adhäsiven Befestigen weniger darauf spekulieren, ob das Adhäsiv nun separat oder sekundär durch den Inlaykörper polymerisiert werden sollte, sondern vielmehr auf dualhärtende Systeme bauen, welche diese Frage völlig in den Hintergrund treten lassen.

Dualhärtung ist Trumpf

Und dies trifft sowohl auf das Adhäsivsystem als auch auf das Befestigungskomposit zu. Ist es nicht einfach unlogisch, auf ein dualhärtendes Befestigungskomposit zu vertrauen, wenn man vorher ein lichthärtendes Adhäsivsystem appliziert und aus o. g. Gründen nicht separat polymerisiert? Dann kann man gleich mit rein lichthärtenden Materialien arbeiten. Diese haben aber in unseren klinischen Studien im Vergleich zu dualhärtenden Befestigungskompositen klare Nachteile gezeigt. Daher kann die Empfehlung nur lauten: Dualhärtung ist Trumpf.

Rein lichthärtende Materialien mit Nachteilen

Gerade hier haben selbstadhäsive Befestigungskomposite wie RelyX Unicem ihre Vorteile, da hier z. T. mit zwei Initiatorsystemen gearbeitet wird, was eine gute Dunkelhärtung sichert. Die Limitation der selbstadhäsiven Zemente liegt lediglich in der Schmelzhaftung, die Dentinhaftung ist bei den meisten recht gut.

Selbstadhäsive Komposite von Vorteil

40. Bis zu welcher Spaltbreite kann man Keramikinlays noch einsetzen?

Dies ist in Anbetracht der hervorragenden klinischen Ergebnisse von Cerec-I-Inlays eine interessante Frage. Bei Goldrestaurationen wurde stets eine Passgenauigkeit von < 50 µm gefordert. Der Grund dafür war die empirisch belegte These, dass der Zement in Fugen < 50 µm nicht ausgewaschen werden würde und so keine Sekundärkaries am Rand der Restauration entsteht. Nun befindet sich aber in der Klebefuge von Adhäsivinlays kein Zement, sondern das um ein Vielfaches weniger lösliche Komposit. Warum darf also die Klebefugenbreite bei Adhäsivinlays nicht 1 mm betragen, wenn wir aus dem gleichen Material auch erweiterte Fissurenversiegelungen machen, ohne darüber nachzudenken?

Spaltbreite bis 0,2 mm

Die Antwort auf diese Frage liegt in der Beherrschbarkeit des (vor allem) approximalen Überschusses. Hier hat sich in eigenen Studien gezeigt, dass bei Klebefugenbreiten > 200 µm die Überschussentfernung gerade im approximalen Bereich nicht mehr zuverlässig durchgeführt werden kann, da hochvisköse Komposite in Schollen aus der Fuge gezogen werden und niedrigvisköse Materialien geradezu aus der Fuge herauslaufen – dass also bei beiden Viskositäten die Gefahr von Unterschussbildungen sehr groß wird. Unterhalb der Grenze von 200 µm tritt dieses Phänomen nicht auf, daher lautet die Antwort 0,2 mm.

41. Muss man die Klebefuge mit Glyceringel abdecken?

Auf Glyceringel nicht verzichten

Glyceringel verhindert die Ausbildung einer Sauerstoffinhibitionsschicht auf dem Befestigungskomposit. Lässt man das Glyceringel weg, polymerisieren die obersten 20–30 µm des Befestigungskomposits nicht aus und werden bei der Politur einfach weggeschwemmt. Das bedeutet, dass der Patient bereits mit einer simulierten einjährigen Klebefugenabrasion entlassen wird. Relativiert wird dieser Betrag natürlich durch Einschleifen und Politur im Bereich der Klebefuge. Da aber sowohl die Applikation als auch das Entfernen des Glyceringels einfach ist, sollte man nicht darauf verzichten.

42. *Wie spießt man eine indirekte Restauration am besten an?*

Es gibt auf dem Markt eine ganze Reihe von Anspießhilfen zu kaufen. Diese sind jedoch meist nicht ganz billig und im Handling nicht optimal. Meine bevorzugte Methode zum Anspießen ist ein Pinselhalter mit plastischem Provisorienkunststoff (siehe Abb. 5.12). Das Komposit wird unpolymerisiert in den Pinselhalter gepresst, angespitzt, von mesial auf das im Modell befindliche Inlay gedrückt und dann erst polymerisiert.

Pinselhaltertechnik

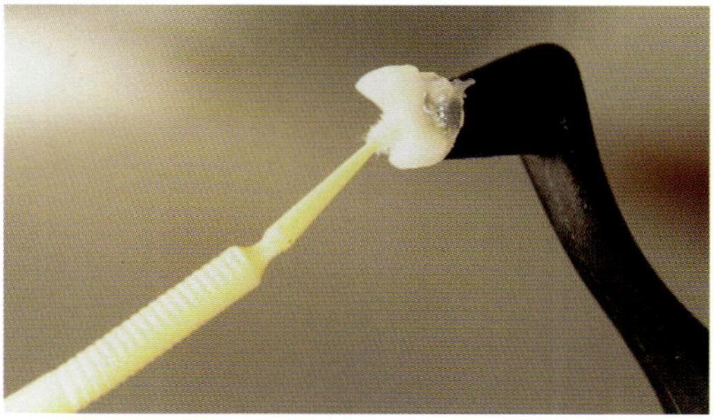

Abb. 5.12
Pinselhaltertechnik

43. *Gibt es spezielle Regeln bei der adhäsiven Befestigung mehrerer Inlays nebeneinander?*

Da diese Situation oft vorkommt, ist dies eine mehr als berechtigte Frage. Bei mehreren Inlays nebeneinander besteht immer die Gefahr der Kontamination einer Nachbarkavität. Wird z. B. Bonding Agent in die Nachbarzahnkavität verblasen, bevor diese geätzt wird, wird das spätere Ätzen erfolglos bleiben und das Fundament der Befestigung nicht funktionieren.

Gefahr der Kontamination einer Nachbarkavität

Daher gibt es nur zwei Möglichkeiten, die Inlays einzeln nacheinander oder alle gleichzeitig zu befestigen. Die sicherere Variante ist das Befestigen nacheinander, jedoch muss hier penibel darauf geachtet werden, dass keine Kreuzkontaminationen stattfinden, indem entweder Fermit/Clip zum Verschließen der Nachbarzahnkavitäten verwendet wird oder das Provisorium eingesetzt bleibt. Das Befestigen mehrerer Objekte auf einmal sollte nur mit rein lichthärtenden Materialien durchgeführt werden, um genügend Zeit für die Überschussentfernung zu haben. Hier ist es empfehlenswert, die Kavitäten einzeln zu

Sicherere Variante: nacheinander Befestigen

Gleichzeitiges Befestigen mit rein lichthärtenden Materialien

ätzen und gleichzeitig zu ätzen/bonden, damit bleibt eine Kreuzkontamination ausgeschlossen. Bei der Photopolymerisation muss aber auch auf ausreichende Dauer geachtet werden (pro Inlay mindestens 240 Sekunden).

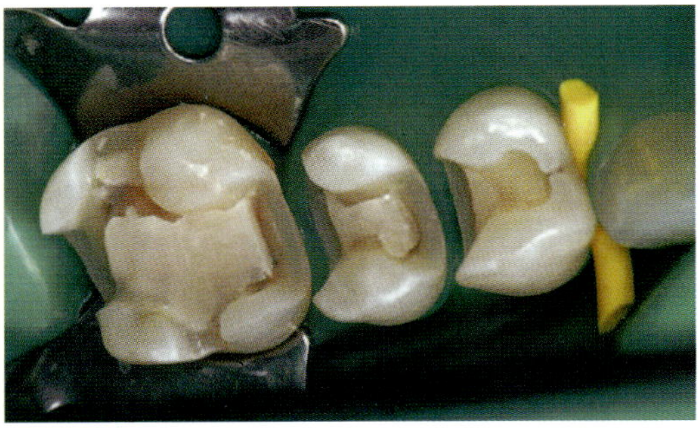

Abb. 5.13
Inlays einsetzen: Einzeln oder gleichzeitig?

44. Wie bewerkstellige ich Einschleifen und Politur am besten?

Feinstkorndiamanten

Diamantpolierpasten

Auch wenn der Zahntechniker präzise arbeitet, in manchen Fällen muss nach dem adhäsiven Befestigen eingeschliffen werden. Dies erfolgt mit Feinstkorndiamanten, auch das Reduzieren des approximalen Kontaktpunkts. Im Sinne der Lebensdauerverlängerung müssen eingeschliffene Bereiche wieder auf Hochglanz poliert werden, hier empfehlen sich diamantierte Silikonpolierer und abschließend Diamantpolierpasten für Keramik.

45. Wie sind die Langzeiterfahrungen mit Keramikinlays? Warum haben Sie keine Kompositinlays erwähnt?

Langzeiterfahrungen …

Die jährliche Verlustquote liegt bei Keramikinlays und -onlays bei 1–2 %, in unserer bis dato längsten Studie über 12 Jahre bei 1,3 % mit einer mittleren Überlebenszeit von 12–13 Jahren.

… für Kompositinlays ähnlich gut

Die Daten für Kompositinlays sind ähnlich gut. Wenn der Patient sich für eine indirekte, im Labor gefertigte Arbeit entscheidet, will er jedoch in der Regel Keramik. Daher wurden diese Inlays hier nicht näher beleuchtet. Unsere Erfahrungen sind jedoch gut (da wir im Studentenkurs Kompositinlays vergünstigt anbieten, um genügend Übungsfälle für Studenten zu bekommen).

Aufbau des endodontisch behandelten Zahnes

46. Verspröden wurzelkanalbehandelte Zähne?

Nein. Das ist ein weit verbreiteter Irrglaube. Der avitale Zahn enthält nur unwesentlich weniger Wasser als der vitale. Das Stabilitätsproblem bei avitalen Zähnen liegt in der Entfernung des strategisch wichtigen Pulpadaches und in der weiteren Schwächung im Zuge der Wurzelkanalaufbereitung und ggf. Stiftbettpräparation. Dadurch wird die Zahnhartsubstanz so stark dezimiert, dass der Zahn z. B. bei der Extraktion spröder wirkt oder leichter frakturiert.

Zähne wirken nur spröder

47. Wie wichtig ist die Präparation?

Die Präparation ist das Wichtigste, der Effekt des verwendeten Stiftes ist viel geringer.

Im Zuge der Präparation ist darauf zu achten, dass der wurzelkanalbehandelte Zahn mindestens 1 mm zervikal im gesunden Dentin gefasst wird (Fassreifen-Effekt/Ferrule-Effekt). Dieser stabilisierende Effekt ist viel bedeutsamer als die Frage nach dem Stiftmaterial per se.

Stabilisierender Fassreifen-Effekt

48. Muss jeder wurzelkanalbehandelte Zahn mit einem Stift versorgt werden?

Nein. Hier unterscheidet man heute zwischen Stabilisation und Retention. Ist der Zahn so stark zerstört, dass Retention aus dem Kanal „geholt" werden muss, ist ein Stift sicherlich ratsam. Zur Stabilisierung der Restzahnhartsubstanz jedoch eignen sich nur adhäsiv befestigte Stifte. Ist noch genug Zahnhartsubstanz vorhanden, um Retention für eine indirekte Restauration zu schaffen, kann auf einen Wurzelstift verzichtet werden.

Adhäsiv befestigte Stifte

49. Welche Materialien sind zum Aufbau des wurzelkanalbehandelten Zahnes empfehlenswert?

Glasfaserverstärkte Kompositstifte von Vorteil

Aus heutiger Sicht ist es sicherlich sinnvoll, zum Aufbau endodontisch behandelter Zähne Stifte aus glasfaserverstärkten Kompositen zu wählen, diese haben gegenüber Metall- oder Keramikstiften zwei essenzielle Vorteile: Im Versagensfall beobachtet man weniger katastrophale Zahnfrakturen ohne Möglichkeit der Wiederversorgung, und die Stifte können leicht wieder entfernt werden.

Gleiches Aufbaumaterial günstig

Im Rahmen des klinischen Prozedere ist es wünschenswert, wenn das Befestigungsmaterial für den Aufbaustift das gleiche ist wie für den plastischen Stumpfaufbau darüber. Das erleichtert das Handling enorm.

50. Lässt sich zum Wurzelkanaldentin überhaupt eine zuverlässige Haftung aufbauen?

Bonding an Wurzelkanaldentin vielversprechend

Diese Frage lässt auf viele Hintergrundinformationen schließen. In der Tat ist das dauerhafte Bonding an Wurzelkanaldentin nicht ganz trivial. Unsere Studien mit bis zu 3 Jahren Wasserlagerung jedoch zeigen bei Verwendung vielversprechender Materialien sehr gute Resultate.

6
Hinweise für die Zahnmedizinische Fachangestellte

Rolle der zahnmedizinischen Assistenz ist oft unterschätzt

Die Rolle der zahnmedizinischen Assistenz beim Erreichen von erfolgreicher Adhäsivtechnik ist oft unterschätzt. Daher soll dieser wichtige Faktor zum Ende dieses Buches nicht unterschlagen werden. Auch eine Schulung der Stuhlassistenz führt zu reproduzierbareren Resultaten bei adhäsiven Restaurationen.

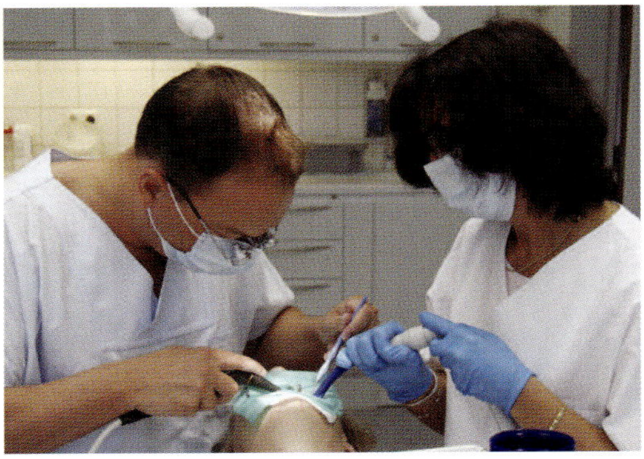

Abb. 6.1
Die fitte Stuhlassistenz ist das schönste Geschenk für den Behandler.

Die wichtigsten Hinweise für die Zahnarzthelferin bei adhäsiven Restaurationen seien nachfolgend aufgeführt:

Arbeitsplatzvorbereitung

Klare Absprachen mit dem Behandler

Instrumente und Materialien

Die Helferin ist dafür verantwortlich, dass der Arbeitsplatz korrekt vorbereitet ist. Eine klare Absprache mit dem Behandler über individuelle Gewohnheiten ist notwendig, um schneller zum Ergebnis zu kommen. Jeder Behandler bevorzugt andere Instrumente und Materialien, je besser die zahnmedizinische Assistenz vorbereitet ist, desto einfacher ist die Behandlung.

Farbauswahl

Vier Augen sehen besser als zwei

Vier Augen sehen besser als zwei. Die Bestimmung der Zahnfarbe wird immer durch die Stuhlassistenz begleitet. Außerdem sind Damen seltener farbenblind als Herren.

Kofferdam

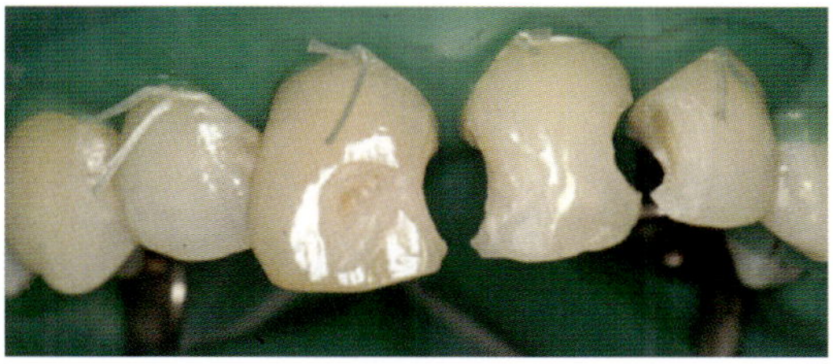

Abb. 6.2
In dieser (und vielen anderen Situationen) ist Kofferdam ein Segen.

Es ist von jeder gut geschulten Stuhlassistenz zu wünschen, dass sie eine effiziente Kofferdamtechnik beherrscht. Für den Behandler ist es wesentlich entspannter, Adhäsivtechnik unter Kofferdam durchführen zu dürfen. Jeder Zahnarzt träumt davon, den Patienten bereits mit Kofferdam vorzufinden, denn es gibt kein schöneres Arbeiten. Muss der Kofferdam aber erst durch den Behandler gelegt werden, verstreicht unnötige Zeit.

Effiziente Kofferdamtechnik

Zeitersparnis

Vorbereitung der Präparationsinstrumente

Auch hier ist es wünschenswert, wenn dem Behandler bereits alle gängigen Präparations- und Finierdiamanten herausgestellt werden, damit nicht während der Behandlung noch in Schubladen gestochert werden muss.

Präparations- und Finierdiamanten

Bei schallunterstützten Diamantspitzen ist es sinnvoll, gerade bei mod-Kavitäten zwei Airscaler mit je einem mesialen und einem distalen Ansatz vorzubereiten, damit nicht während der Behandlung umgeschraubt werden muss.

Zwei Airscaler bei mod-Kavitäten

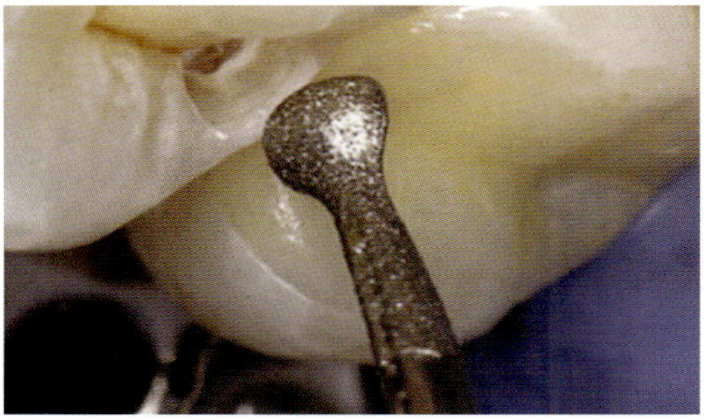

Abb. 6.3
Korrekte Instrumentenauswahl. Bei der Anwendung von schallschwingenden Instrumenten kann man je einen Airscaler mit der mesialen und der distalen Spitze bestücken – Ihr Behandler wird entzückt sein!

Konditionierung der Zahnhartsubstanzen

Säureschutz

Wird zur Konditionierung der Zahnhartsubstanzen mit Phosphorsäure gearbeitet, kann die Assistenz auch dem Patienten eine Schutzbrille aufsetzen. Zumindest sollte sie den Patienten dazu auffordern, beim Absprayen der Säure die Augen zu schließen.

„Wächterin der Uhr"

Die Stuhlassistenz ist die „Wächterin der Uhr", sie lässt den Sekundenzeiger nie aus den Augen, damit die Ätzzeiten der Zahnhartsubstanzen exakt eingehalten werden können.

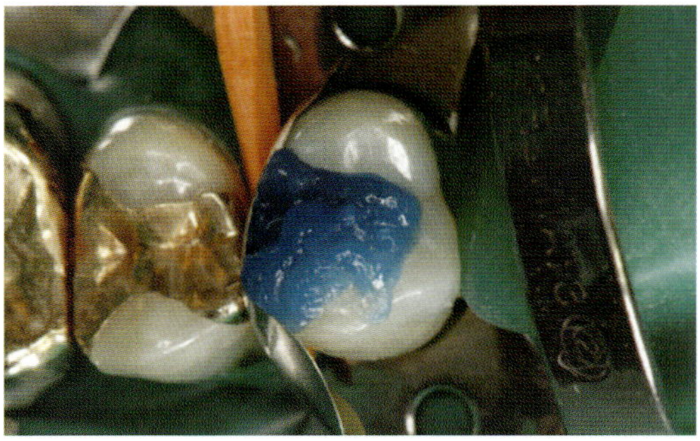

Abb. 6.4
Die Stuhlassistenz ist die Wächterin der Uhr.

Re-wetting

Vorbereitung des Re-wetting

Die Vorbereitung des Re-wetting kann ebenfalls von der Stuhlassistenz durchgeführt werden. Man hält ein Microbrush in einem Abstand von 30 cm vor das Luft-Wasser-Spray – fertig. Es sollte lediglich ein „Raureif" auf dem Bürstchen liegen.

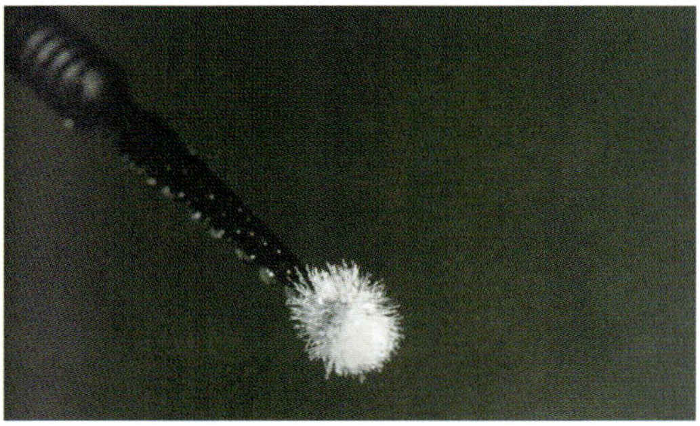

Abb. 6.5
Microbrush mit Raureif für adäquates Re-wetting. Einfach – aber effizient.

Primer und Bonding

Vorportionieren

Das Vorportionieren von Primer und Bonding obliegt stets der Stuhlassistenz. Hier kommt es neben der richtigen Reihenfolge auch darauf an, für jede zu applizierende Flüssigkeit einen neuen Applikator bereitzustellen. Ein Applikator für unterschiedliche Flüssigkeiten ist gefährlich, da das Ergebnis komplett zunichte gemacht werden kann. Ferner sollte an Primer und Bondings nicht gespart werden.

Neuer Applikator

Aktivierungsmechanismen

Bei der Anwendung von All-in-one-Adhäsiven muss die Assistenz darauf achten, dass eventuelle Aktivierungsmechanismen (z. B. Easy Bond, 3M Espe; AdheSE one, Ivoclar Vivadent) korrekt ausgeführt werden.

Materiallagerung

Der im Rahmen der Verwendung von All-in-one-Adhäsiven aus einer Flasche wichtigste Punkt ist die Lagerung des Materials. Hier ist es wichtig, die Gebrauchsanweisung exakt zu studieren, da es hier noch immer Produkte gibt, die immer im Kühlschrank zu lagern sind. Geschieht dies nicht, hydrolysiert das Adhäsiv binnen weniger Wochen und ist nicht mehr effizient.

Speichelzieher direkt am Zahn

Beim Verblasen von Primern und Bonding Agents ist es sinnvoll, wenn die Assistenz mit einem Speichelzieher ohne Kappe direkt am Zahn absaugt, um ein unnötiges Verteilen in der Mundhöhle zu vermeiden.

Einwirkzeiten beachten

Auch bei Priming und Bonding ist die Stuhlassistenz die „Wächterin der Uhr", denn auch hier müssen alle Herstellerangaben bei den Einwirkzeiten penibel beachtet werden. Jede Abkürzung im Arbeitsablauf führt zu dramatisch reduzierten Schmelz- und vor allem Dentinhaftungen.

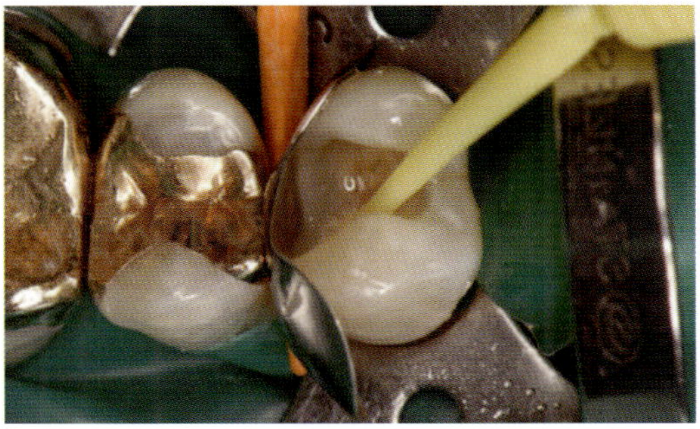

Abb. 6.6
Ein vorgeknicktes Microbrush erfreut jeden Behandler.

Polymerisation

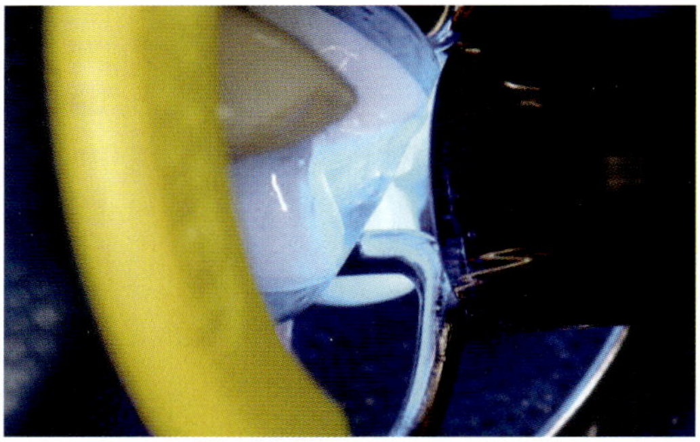

Abb. 6.7
Minimaler Abstand Lampe – Komposit!

Ausführung der Lichtpolymerisation

Die Ausführung der Lichtpolymerisation wird fast ausschließlich von der Stuhlassistenz bewerkstelligt. Daher sollte eine Helferin stets über die **Grundregeln der Photopolymerisation** aufgeklärt sein:

Nah an das Komposit

- Abstand zum Komposit: Es muss immer darauf geachtet werden, dass das Lichtaustrittsfenster der Polymerisationslampe so nah wie möglich an das zu polymerisierende Komposit gebracht wird, da die Intensität mit dem Quadrat des Abstandes von der Kompositoberfläche abnimmt.

20 Sekunden für Hochleistungslampen

40 Sekunden ideal

- Dauer der Polymerisation: Es mag Kombinationen aus Lampe und Komposit geben, die es erlauben, ein Kompositinkrement für 10 Sekunden zu polymerisieren. Um klinisch auf der sicheren Seite zu sein, ist es jedoch nötig, für 20 Sekunden zu härten. Diese 20 Sekunden gelten aber nur für Hochleistungslampen (z. B. LED der neuesten Generation), bei älteren Geräten und dunkleren Kompositfarben (dunkler als A3,5 oder opake Dentinmassen) gelten noch immer 40 Sekunden als ideal. Jeder Behandler ist bei der akribischen Einhaltung der Polymerisationszeiten ungeduldig, umso mehr muss die Stuhlassistenz als „Wächterin der Uhr" darauf achten, dass dies eben nicht passiert.

Selbstständiges Nachhärten

- Nachpolymerisieren: Die Assistenz kann auch selbstständig nach dem Abnehmen der Stahlmatrize noch einmal nachhärten.
- Wartung und Überprüfung der Lampe: Dentale Radiometer zeigen zwar je nach Hersteller z. T. unterschiedliche Absolutwerte an, sind

aber zur Konstanzprüfung in der Praxis hervorragend geeignet. Nach jüngsten Erhebungen schwanken die Leistungen der Polymerisationslampen in deutschen Zahnarztpraxen erheblich, und Werte von < 100 mW/cm^2 sind keine Seltenheit. Mit so einer Lampe müsste man jedes Inkrement für mehr als 1 Minute polymerisieren!

Konstanzprüfung

Auch die Wartung der Lampe ist wichtig: Es sollte immer wieder überprüft werden, dass sich keine Bonding- oder Kompositreste auf dem Lichtaustrittsfenster befinden. Das ist zwar ein Hinweis dafür, dass mit niedrigem Abstand zum Komposit polymerisiert wird, reduziert aber die Leistung erheblich. In deutschen Praxen weisen nur ca. 50 % aller Polymerisationslampen saubere Austrittsfenster auf. Eine einfache Methode, um dieses Phänomen vollständig zu vermeiden, ist zurechtgeschnittene Frischhaltefolie, die bei jedem Patienten gewechselt wird.

Saubere Lichtaustrittsfenster

Zurechtgeschnittene Frischhaltefolie

Ferner sollte auch der Lichtstab immer wieder ausgebaut und auf Defekte überprüft werden, da leichte Stöße hier zum Ausfall einiger optischer Fasern und zur Reduktion der Lichtleistung führen können.

Lichtstab überprüfen

- Vorsicht bei Leuchtstäben! Die meisten Polymerisationslampen weisen heute Leuchtfaserstäbe auf, die optisch wie kleine Bienenwaben aussehen. Problematisch in der Handhabung sind die sogenannten Lichtstäbe, die aus einem einzigen Glaslichtleiter bestehen. Diese dürfen bei der Behandlung am Patienten nicht mit Finger, Kofferdam oder Wange in Berührung kommen, da sonst bei diesen Lichtstäben die Lichtleistung dramatisch sinkt.

Leuchtstab nicht berühren

Politur

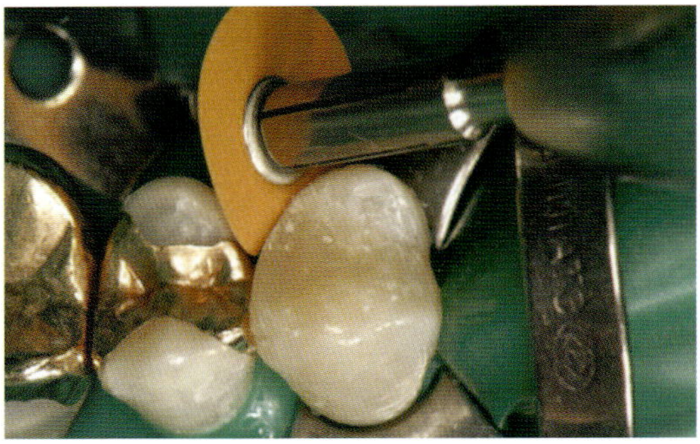

Abb. 6.8
Vorsicht mit Sandpapierscheiben!

Kofferdam

Abhalten der Weichteile

Gerade bei der Politur mit SofLex-Scheiben ist es wichtig, dass noch Kofferdam liegt. Sollte der Kofferdam bereits abgenommen sein, ist ein akribisches Abhalten der Weichteile unabdingbar, damit der Patient nicht verletzt wird. Das passiert schnell und ist sehr ärgerlich.

Fluoridierung

Abschließende Fluoridierung

Es ist noch immer sinnvoll, nach Abschluss jeder adhäsiv-rekonstruktiven Maßnahme den Zahn abschließend zu fluoridieren, da oft auch Schmelzanteile mitpoliert werden. Dies kann abschließend auch selbstständig von der zahnmedizinischen Assistenz durchgeführt werden.

Vorbehandlung von Keramikinlays

Achtung bei Flusssäureätzung!

Bei der Ätzung der Unterseite von Keramikinlays mit Flusssäure sind mehrere Dinge akribisch zu beachten:

- Schutzbrille, langer Kittel und Schutzhandschuhe gehören dazu, denn Flusssäure ist ein starkes Kontaktgift!
- Die Flusssäure muss hartnäckig zum Rand hingestrichen werden, damit genau dort, wo es auf gute Haftung ankommt, auch genügend Ätzung stattfindet.

- Auch das forcierte Absprayen der Säure ist gefährlich, da es hierbei zum Verspritzen kommen kann.
- Die Silanisierung sollte für 5 Minuten durchgeführt werden, bevor das Lösungsmittel mit sanftem Luftstrom verdunstet wird.
- Nach dem Auftragen des Bonding Agents muss das Inlay abgedeckt werden, um eine unbeabsichtigte Polymerisation des Adhäsivs zu vermeiden.

Inlayabdeckung

7
Anhang

Literatur

1. Lutz F, Phillips RW. [Classification of new composite resin systems: analysis and evaluation]. Dent Cadmos 1985;53:13–29.
2. Hickel R, Manhart J, Garcia-Godoy F. Clinical results and new developments of direct posterior restorations. Am J Dent 2000;13:41D–54D.
3. Hickel R, Manhart J. Longevity of restorations in posterior teeth and reasons for failure. J Adhes Dent 2001;3:45–64.
4. Hickel R, Kaaden C, Paschos E, Buerkle V, Garcia-Godoy F, Manhart J. Longevity of occlusally-stressed restorations in posterior primary teeth. Am J Dent 2005;18:198–211.
5. Krejci I, Besek M, Lutz F. Clinical and SEM study of Tetric resin composite in posterior teeth: 12-month results. Am J Dent 1994;7:27–30.
6. Manhart J, Neuerer P, Scheibenbogen-Fuchsbrunner A, Hickel R. Three-year clinical evaluation of direct and indirect composite restorations in posterior teeth. J Prosthet Dent 2000;84:289–296.
7. Manhart J, Scheibenbogen-Fuchsbrunner A, Chen HY, Hickel R. A 2-year clinical study of composite and ceramic inlays. Clin Oral Investig 2000;4:192–198.
8. Manhart J, Kunzelmann KH, Chen HY, Hickel R. Mechanical properties of new composite restorative materials. J Biomed Mater Res 2000;53:353–361.
9. Manhart J, Chen HY, Neuerer P, Scheibenbogen-Fuchsbrunner A, Hickel R. Three-year clinical evaluation of composite and ceramic inlays. Am J Dent 2001;14:95–99.
10. Manhart J, Chen HY, Hickel R. The suitability of packable resin-based composites for posterior restorations. J Am Dent Assoc 2001;132:639–645.
11. Manhart J, Garcia-Godoy F, Hickel R. Direct posterior restorations: clinical results and new developments. Dent Clin North Am 2002;46:303–339.
12. Manhart J, Chen H, Hamm G, Hickel R. Buonocore Memorial Lecture. Review of the clinical survival of direct and indirect restorations in posterior teeth of the permanent dentition. Oper Dent 2004;29:481–508.

13. Manhart J. Direct composite restorations in posterior region: a case history using a nanohybrid composite. Dent Today 2004;23:66, 66–68, 70.

14. Janda R, Roulet JF, Latta M, Ruttermann S. Water sorption and solubility of contemporary resin-based filling materials. J Biomed Mater Res B Appl Biomater 2007; 82:545–551.

15. Kournetas N, Chakmakchi M, Kakaboura A, Rahiotis C, Geis-Gerstorfer J. Marginal and internal adaptation of Class II ormocer and hybrid resin composite restorations before and after load cycling. Clin Oral Investig 2004;8:123–129.

16. Ernst CP, Brandenbusch M, Meyer G, Canbek K, Gottschalk F, Willershausen B. Two-year clinical performance of a nanofiller vs a fine-particle hybrid resin composite. Clin Oral Investig 2006;10:119–125.

17. Jung M, Wehlen O, Klimek J. Finishing and polishing of indirect composite and ceramic inlays in-vivo: occlusal surfaces. Oper Dent 2004;29:131–141.

18. Buonocore MG. Principles of adhesive retention and adhesive restorative materials. J Am Dent Assoc 1963;67:382–391.

19. Buonocore MG, Matsui A, Gwinnett AJ. Penetration of resin dental materials into enamel surfaces with reference to bonding. Arch Oral Biol 1968;13:61–70.

20. Tay FR, Pashley DH. Dental adhesives of the future. J Adhes Dent 2002;4:91–103.

21. Van Meerbeek B, Vanherle G, Lambrechts P, Braem M. Dentin- and enamel-bonding agents. Curr Opin Dent 1992;2:117–127.

22. Van Meerbeek B, Lambrechts P, Inokoshi S, Braem M, Vanherle G. Factors affecting adhesion to mineralized tissues. Oper Dent 1992;Suppl 5:111–124.

23. Van Meerbeek B, Braem M, Lambrechts P, Vanherle G. [Adhesion of composite to dentin. Mechanical and clinical results]. Ned Tijdschr Tandheelkd 1993;100:489–494.

24. Peumans M, Kanumilli P, De Munck J, Van Landuyt K, Lambrechts P, Van Meerbeek B. Clinical effectiveness of contemporary adhesives: a systematic review of current clinical trials. Dent Mater 2005;21:864–881.

25. Tay FR, Pashley DH. Dentin bonding--is there a future? J Adhes Dent 2004;6:263.

26. Tay FR, Pashley DH, Kapur RR, Carrilho MR, Hur YB, Garrett LV, Tay KC. Bonding BisGMA to dentin--a proof of concept for hydrophobic dentin bonding. J Dent Res 2007;86:1034–1039.

27. Van Meerbeek B, Inokoshi S, Braem M, Lambrechts P, Vanherle G. Morphological aspects of the resin-dentin interdiffusion zone with different dentin adhesive systems. J Dent Res 1992;71:1530–1540.

28. Abdalla AI, Davidson CL. Marginal integrity after fatigue loading of ceramic inlay restorations luted with three different cements. Am J Dent 2000;13:77–80.

29. Ausiello P, Rengo S, Davidson CL, Watts DC. Stress distributions in adhesively cemented ceramic and resin-composite Class II inlay restorations: a 3D-FEA study. Dent Mater 2004;20:862–872.

30. Bortolotto T, Onisor I, Krejci I, Ferrari M, Tay FR, Bouillaguet S. Effect of cyclic loading under enzymatic activity on resin-dentin interfaces of two self-etching adhesives. Dent Mater 2008;24:178–184.

31. Frankenberger R, Sindel J, Kramer N, Petschelt A. Dentin bond strength and marginal adaptation: direct composite resins vs ceramic inlays. Oper Dent 1999;24:147–155.

32. Frankenberger R, Perdigao J, Rosa BT, Lopes M. "No-bottle" vs "multi-bottle" dentin adhesives--a microtensile bond strength and morphological study. Dent Mater 2001;17:373–380.

33. Frankenberger R, Pashley DH, Reich SM, Lohbauer U, Petschelt A, Tay FR. Characterisation of resin-dentine interfaces by compressive cyclic loading. Biomaterials 2005;26:2043–2052.

34. Peumans M, Hikita K, De Munck J, Van Landuyt K, Poitevin A, Lambrechts P, Van Meerbeek B. Bond durability of composite luting agents to ceramic when exposed to long-term thermocycling. Oper Dent 2007;32:372–379.

35. Frankenberger R, Kramer N, Lohbauer U, Nikolaenko SA, Reich SM. Marginal integrity: is the clinical performance of bonded restorations predictable in vitro? J Adhes Dent 2007;9 Suppl 1:107–116.

36. Frankenberger R, Lohbauer U, Taschner M, Petschelt A, Nikolaenko SA. Adhesive luting revisited: influence of adhesive, temporary cement, cavity cleaning, and curing mode on internal dentin bond strength. J Adhes Dent 2007;9 Suppl 2:269–273.

37. Kramer N, Ebert J, Petschelt A, Frankenberger R. Ceramic inlays bonded with two adhesives after 4 years. Dent Mater 2006;22:13–21.

38. Kramer N, Lohbauer U, Frankenberger R. Restorative materials in the primary dentition of poli-caries patients. Eur Arch Paediatr Dent 2007;8:29–35.

39. Kramer N, Frankenberger R. Compomers in restorative therapy of children: a literature review. Int J Paediatr Dent 2007;17:2–9.

40. Kreulen CM, van Amerongen WE, Akerboom HB, Borgmeijer PJ. Two-year results with box-only resin composite restorations. ASDC J Dent Child 1995;62:395–400.

41. Buonocore MG. A simple method of increasing the adhesion of acrylic filling materials to enamel surfaces. J Dent Res 1955;34:849–853.

42. De Munck J, Van Meerbeek B, Satoshi I, Vargas M, Yoshida Y, Armstrong S, Lambrechts P, Vanherle G. Microtensile bond strengths of one- and two-step self-etch adhesives to bur-cut enamel and dentin. Am J Dent 2003;16:414–420.

43. De Munck J, Braem M, Wevers M, Yoshida Y, Inoue S, Suzuki K, Lambrechts P, Van Meerbeek B. Micro-rotary fatigue of tooth-biomaterial interfaces. Biomaterials 2005;26:1145–1153.

44. De Munck J, Van Landuyt K, Peumans M, Poitevin A, Lambrechts P, Braem M, Van Meerbeek B. A critical review of the durability of adhesion to tooth tissue: methods and results. J Dent Res 2005;84:118–132.

45. Ernst CP, Canbek K, Aksogan K, Willershausen B. Two-year clinical performance of a packable posterior composite with and without a flowable composite liner. Clin Oral Investig 2003;7:129–134.

46. Frankenberger R, Kramer N, Petschelt A. Long-term effect of dentin primers on enamel bond strength and marginal adaptation. Oper Dent 2000;25:11–19.

47. Frankenberger R, Petschelt A, Kramer N. Leucite-reinforced glass ceramic inlays and onlays after six years: clinical behavior. Oper Dent 2000;25:459–465.

48. Frankenberger R, Tay FR. Self-etch vs etch-and-rinse adhesives: effect of thermo-mechanical fatigue loading on marginal quality of bonded resin composite restorations. Dent Mater 2005;21:397–412.

49. Aksornmuang J, Nakajima M, Foxton RM, Tagami J. Regional bond strengths of a dual-cure resin core material to translucent quartz fiber post. Am J Dent 2006;19:51–55.

50. Armstrong SR, Vargas MA, Fang Q, Laffoon JE. Microtensile bond strength of a total-etch 3-step, total-etch 2-step, self-etch 2-step, and a self-etch 1-step dentin bonding system through 15-month water storage. J Adhes Dent 2003;5:47–56.

51. Bottino MA, Baldissara P, Valandro LF, Galhano GA, Scotti R. Effects of mechanical cycling on the bonding of zirconia and fiber posts to human root dentin. J Adhes Dent 2007;9:327–331.

52. Breschi L, Mazzoni A, Pashley DH, Pasquantonio G, Ruggeri A, Suppa P, Mazzotti G, Di Lenarda R, Tay FR. Electric-current-assisted application of self-etch adhesives to dentin. J Dent Res 2006;85:1092–1096.

53. Frankenberger R, Kramer N, Petschelt A. Fatigue behaviour of different dentin adhesives. Clin Oral Investig 1999;3:11–17.

54. Frankenberger R, Kramer N, Petschelt A. Technique sensitivity of dentin bonding: effect of application mistakes on bond strength and marginal adaptation. Oper Dent 2000;25:324–330.

55. Frankenberger R, Kern M. Dentin adhesives create a positive bond to dental hard tissue. Int J Comput Dent 2003;6:187–192.

56. Frankenberger R, Strobel WO, Lohbauer U, Kramer N, Petschelt A. The effect of six years of water storage on resin composite bonding to human dentin. J Biomed Mater Res B Appl Biomater 2004;69:25–32.

57. Frankenberger R, Garcia-Godoy F, Lohbauer U, Petschelt A, Kramer N. Evaluation of resin composite materials. Part I: in vitro investigations. Am J Dent 2005;18:23–27.

58. Goracci C, Tavares AU, Fabianelli A, Monticelli F, Raffaelli O, Cardoso PEC, Tay FR, Ferrari M. The adhesion between fiber posts and root canal walls: comparison between microtensile and push-out bond strength measurements. Eur J Oral Sci 2004;112:353–361.

59. Lambrechts P, Van Meerbeek B, Perdigao J, Gladys S, Braem M, Vanherle G. Restorative therapy for erosive lesions. Eur J Oral Sci 1996;104:229–240.

60. Lopes GC, Baratieri LN, Monteiro S Jr, Vieira LC. Effect of posterior resin composite placement technique on the resin-dentin interface formed in vivo. Quintessence Int 2004;35:156–161.

61. Lutz F, Krejci I, Imfeld T, Elzer A. [The hydrodynamic behavior of dentinal tubule fluid under occlusal loading]. Schweiz Monatsschr Zahnmed 1991;101:24–30.

62. Manhart J, Schmidt M, Chen HY, Kunzelmann KH, Hickel R. Marginal quality of tooth-colored restorations in class II cavities after artificial aging. Oper Dent 2001;26:357–366.

63. Monticelli F, Osorio R, Tay FR, Sadek FT, Ferrari M, Toledano M. Resistance to thermo-mechanical stress of different coupling agents used as intermediate layer in resin-fiber post bonds. Am J Dent 2007;20:416–420.

64. Naumann M, Preuss A, Frankenberger R. Reinforcement effect of adhesively luted fiber reinforced composite versus titanium posts. Dent Mater 2007;23:138–144.

65. Nikolaenko SA, Lohbauer U, Roggendorf M, Petschelt A, Dasch W, Frankenberger R. Influence of c-factor and layering technique on microtensile bond strength to dentin. Dent Mater 2004;20:579–585.

66. Tay FR, Gwinnett AJ, Pang KM, Wei SH. Variability in microleakage observed in a total-etch wet-bonding technique under different handling conditions. J Dent Res 1995;74:1168–1178.

67. Tay FR, Gwinnett AJ, Wei SH. Ultrastructure of the resin-dentin interface following reversible and irreversible rewetting. Am J Dent 1997;10:77–82.

68. Tay FR, Pashley DH. Have dentin adhesives become too hydrophilic? J Can Dent Assoc 2003;69:726–731.

69. Tay FR, Pashley DH. Water treeing--a potential mechanism for degradation of dentin adhesives. Am J Dent 2003;16:6–12.

70. Tay FR, Frankenberger R, Krejci I, Bouillaguet S, Pashley DH, Carvalho RM, Lai CN. Single-bottle adhesives behave as permeable membranes after polymerization. I. In vivo evidence. J Dent 2004;32:611–621.

71. Van Meerbeek B, Peumans M, Verschueren M, Gladys S, Braem M, Lambrechts P, Vanherle G. Clinical status of ten dentin adhesive systems. J Dent Res 1994;73:1690–1702.

72. Van Meerbeek B, Perdigao J, Lambrechts P, Vanherle G. The clinical performance of adhesives. J Dent 1998;26:1–20.

73. Van Meerbeek B, Van Landuyt K, De Munck J, Hashimoto M, Peumans M, Lambrechts P, Yoshida Y, Inoue S, Suzuki K. Technique-sensitivity of contemporary adhesives. Dent Mater J 2005;24:1–13.

74. Buonocore MG, Quigley M. Bonding of synthetic resin material to human dentin: preliminary histological study of the bond area. J Am Dent Assoc 1958;57:807–811.

75. Dietschi D, Olsburgh S, Krejci I, Davidson C. In vitro evaluation of marginal and internal adaptation after occlusal stressing of indirect class II composite restorations with different resinous bases. Eur J Oral Sci 2003;111:73–80.

76. Frankenberger R, Kramer N, Pelka M, Petschelt A. Internal adaptation and overhang formation of direct Class II resin composite restorations. Clin Oral Investig 1999;3:208–215.

77. Frankenberger R, Strobel WO, Kramer N, Lohbauer U, Winterscheidt J, Winterscheidt B, Petschelt A. Evaluation of the fatigue behavior of the resin-dentin bond with the use of different methods. J Biomed Mater Res B Appl Biomater 2003;67:712–721.

78. Van Meerbeek B, Vargas M, Inoue S, Yoshida Y, Perdigao J, Lambrechts P, Vanherle G. Microscopy investigations. Techniques, results, limitations. Am J Dent 2000;13:3D–18D.

79. Van Meerbeek B, De Munck J, Yoshida Y, Inoue S, Vargas M, Vijay P, Van Landuyt K, Lambrechts P, Vanherle G. Buonocore memorial lecture. Adhesion to enamel and dentin: current status and future challenges. Oper Dent 2003;28:215–235.

80. Nakabayashi N, Kojima K, Masuhara E. The promotion of adhesion by the infiltration of monomers into tooth substrates. J Biomed Mater Res 1982;16:265–273.

81. Nakabayashi N, Watanabe A. [SEM and TEM observation of dentin surface treated for adhesion]. Tokyo Ika Shika Daigaku Iyo Kizai Kenkyusho Hokoku 1983;17:45–55.

82. Van Meerbeek B, Yoshida Y, Snauwaert J, Hellemans L, Lambrechts P, Vanherle G, Wakasa K, Pashley DH. Hybridization effectiveness of a two-step versus a three-step smear layer removing adhesive system examined correlatively by TEM and AFM. J Adhes Dent 1999;1:7–23.

83. Van Meerbeek B, De Munck J, Mattar D, Van Landuyt K, Lambrechts P. Microtensile bond strengths of an etch&rinse and self-etch adhesive to enamel and dentin as a function of surface treatment. Oper Dent 2003;28:647–660.

84. Kanca J III. Resin bonding to wet substrate. 1. Bonding to dentin. Quintessence Int 1992;23:39–41.

85. Perdigao J, Frankenberger R. Effect of solvent and rewetting time on dentin adhesion. Quintessence Int 2001;32:385–390.

86. Tay FR, Pashley DH. Resin bonding to cervical sclerotic dentin: a review. J Dent 2004;32:173–196.

87. Tyas MJ. Clinical evaluation of a polyacid-modified resin composite (compomer). Oper Dent 1998;23:77–80.

88. Tyas MJ. Three-year clinical evaluation of a polyacid-modified resin composite (Dyract). Oper Dent 2000;25:152–154.

89. Ferrari M, Tay FR. Technique sensitivity in bonding to vital, acid-etched dentin. Oper Dent 2003;28:3–8.

90. Frankenberger R, Lopes M, Perdigao J, Ambrose WW, Rosa BT. The use of flowable composites as filled adhesives. Dent Mater 2002;18:227–238.

91. Hahn P, Schaller HG, Mullner U, Hellwig E. Marginal leakage in class II-restorations after use of ceramic-inserts luted with different materials. J Oral Rehabil 1998;25:567–574.

92. Manhart J, Chen HY, Mehl A, Weber K, Hickel R. Marginal quality and microleakage of adhesive class V restorations. J Dent 2001;29:123–130.

93. Wilkie R, Lidums A, Smales R. Class II glass ionomer cermet tunnel, resin sandwich and amalgam restorations over 2 years. Am J Dent 1993;6:181–184.

94. Wilson MA, Cowan AJ, Randall RC, Crisp RJ, Wilson NH. A practice-based, randomized, controlled clinical trial of a new resin composite restorative: one-year results. Oper Dent 2002;27:423–429.

95. Wilson NH, Wilson MA. The outcome of a clinical trial of a dentin bonding system. Justice or injustice? Am J Dent 1995;8:99–102.

96. Wilson NH. Conference report. Direct adhesive materials: current perceptions and evidence--future solutions. J Dent 2001;29:307–316.

97. Opdam NJ, Bronkhorst EM, Roeters JM, Loomans BA. Longevity and reasons for failure of sandwich and total-etch posterior composite resin restorations. J Adhes Dent 2007;9:469–475.

98. Mjör IA, Um CM. Survey of amalgam and composite restorations in Korea. Int Dent J 1993;43:311–316.

99. Mjör IA, Jokstad A. Five-year study of Class II restorations in permanent teeth using amalgam, glass polyalkenoate (ionomer) cerment and resin-based composite materials. J Dent 1993;21:338–343.

100. Van Landuyt KL, Snauwaert J, De Munck J, Peumans M, Yoshida Y, Poitevin A, Coutinho E, Suzuki K, Lambrechts P, Van Meerbeek B. Systematic review of the chemi-

cal composition of contemporary dental adhesives. Biomaterials 2007;28:3757–3785.

101. Van Meerbeek B, Peumans M, Gladys S, Braem M, Lambrechts P, Vanherle G. Three-year clinical effectiveness of four total-etch dentinal adhesive systems in cervical lesions. Quintessence Int 1996;27:775–784.

102. Van Meerbeek B, Kanumilli PV, De Munck J, Van Landuyt K, Lambrechts P, Peumans M. A randomized, controlled trial evaluating the three-year clinical effectiveness of two etch & rinse adhesives in cervical lesions. Oper Dent 2004;29:376–385.

103. Van Meerbeek B, Kanumilli P, De Munck J, Van Landuyt K, Lambrechts P, Peumans M. A randomized controlled study evaluating the effectiveness of a two-step self-etch adhesive with and without selective phosphoric-acid etching of enamel. Dent Mater 2005;21:375–383.

104. Hagger O. New catalyst for polymerization of ethylene at room temperature. Helv Chim Acta 1948;31:1624–1630.

105. Buonocore MG. Retrospections on bonding. Dent Clin North Am 1981;25:241–255.

106. Ferrari M, Dagostin A, Fabianelli A. Marginal integrity of ceramic inlays luted with a self-curing resin system. Dent Mater 2003;19:270–276.

107. Kramer N, Frankenberger R. Clinical performance of bonded leucite-reinforced glass ceramic inlays and onlays after eight years. Dent Mater 2005;21:262–271.

108. Opdam NJ, Roeters JJ, Kuijs R, Burgersdijk RC. Necessity of bevels for box only Class II composite restorations. J Prosthet Dent 1998;80:274–279.

109. Wilson NH, Wilson MA, Offtell DG, Smith GA. Performance of occlusin in butt-joint and bevel-edged preparations: five-year results. 4. Dent Mater 1991;7:92–98.

110. Gwinnett AJ. Histology of normal enamel. IV. Microradiographic study. J Dent Res 1966;45:870–873.

111. Gwinnett AJ, Matsui A. A study of enamel adhesives. The physical relationship between enamel and adhesive. Arch Oral Biol 1967;12:1615–1620.

112. Pashley DH, Tay FR. Aggressiveness of contemporary self-etching adhesives. Part II: etching effects on unground enamel. Dent Mater 2001;17:430–444.

113. Tay FR, Pashley DH. Aggressiveness of contemporary self-etching systems. I: Depth of penetration beyond dentin smear layers. Dent Mater 2001;17:296–308.

114. Buonocore MG. Restorations with adhesives. Annu Meet Am Inst Oral Biol 1975;30–33.

115. Tay FR, Carvalho R, Sano H, Pashley DH. Effect of smear layers on the bonding of a self-etching primer to dentin. J Adhes Dent 2000;2:99–116.

116. Krejci I, Krejci D, Lutz F. Clinical evaluation of a new pressed glass ceramic inlay material over 1.5 years. Quintessence Int 1992;23:181–186.

117. Pashley DH, Carvalho RM, Tay FR, Agee KA, Lee KW. Solvation of dried dentin matrix by water and other polar solvents. Am J Dent 2002;15:97–102.

118. Pashley DH, Tay FR, Carvalho RM, Rueggeberg FA, Agee KA, Carrilho M, Donnelly A, Garcia-Godoy F. From dry bonding to water-wet bonding to ethanol-wet bonding. A review of the interactions between dentin matrix and solvated resins using a macromodel of the hybrid layer. Am J Dent 2007;20:7–20.

119. Perdigao J, Lambrechts P, Van Meerbeek B, Vanherle G, Lopes AL. Field emission SEM comparison of four postfixation drying techniques for human dentin. J Biomed Mater Res 1995;29:1111–1120.

120. Perdigao J, Lambrechts P, Van Meerbeek B, Braem M, Yildiz E, Yucel T, Vanherle G. The interaction of adhesive systems with human dentin. Am J Dent 1996;9:167–173.

121. Perdigao J, Lopes L, Lambrechts P, Leitao J, Van Meerbeek B, Vanherle G. Effects of a self-etching primer on enamel shear bond strengths and SEM morphology. Am J Dent 1997;10:141–146.

122. Kanca J III. The all-etch bonding technique/wetbonding. Dent Today 1991;10:58, 60–58, 61.

123. Kanca J III. Wet bonding: effect of drying time and distance. Am J Dent 1996;9:273–276.

124. Perdigao J, Van Meerbeek B, Lopes MM, Ambrose WW. The effect of a re-wetting agent on dentin bonding. Dent Mater 1999;15:282–295.

125. Perdigao J, Frankenberger R, Rosa BT, Breschi L. New trends in dentin/enamel adhesion. Am J Dent 2000;13:25D–30D.

126. Frankenberger R, Lohbauer U, Schaible RB, Nikolaenko SA, Naumann M. Luting of ceramic inlays in vitro: marginal quality of self-etch and etch-and-rinse adhesives versus self-etch cements. Dent Mater 2008;24:185–191.

127. Frankenberger R, Lohbauer U, Tay FR, Taschner M, Nikolaenko SA. The effect of different air-polishing powders on dentin bonding. J Adhes Dent 2007;9:381–389.

128. Tay FR, Pashley DH, Garcia-Godoy F, Yiu CK. Single-step, self-etch adhesives behave as permeable membranes after polymerization. Part II. Silver tracer penetration evidence. Am J Dent 2004;17:315–322.

129. Garcia-Godoy F, Tay FR, Pashley DH, Feilzer A, Tjaderhane L, Pashley EL. Degradation of resin-bonded human dentin after 3 years of storage. Am J Dent 2007;20:109–113.

130. Perdigao J, Lambrechts P, Van Meerbeek B, Tome AR, Vanherle G, Lopes AB. Morphological field emission-SEM study of the effect of six phosphoric acid etching agents on human dentin. Dent Mater 1996;12:262–271.

131. Itthagarun A, Tay FR, Pashley DH, Wefel JS, Garcia-Godoy F, Wei SH. Single-step, self-etch adhesives behave as permeable membranes after polymerization. Part III. Evidence from fluid conductance and artificial caries inhibition. Am J Dent 2004;17:394–400.

132. Tay FR, Pashley DH, Yoshiyama M. Two modes of nanoleakage expression in single-step adhesives. J Dent Res 2002;81:472–476.

133. Tay FR, Pashley DH, Suh BI, Carvalho RM, Itthagarun A. Single-step adhesives are permeable membranes. J Dent 2002;30:371–382.

134. Tay FR, King NM, Chan KM, Pashley DH. How can nanoleakage occur in self-etching adhesive systems that demineralize and infiltrate simultaneously? J Adhes Dent 2002;4:255–269.

135. Tay FR, Lai CN, Chersoni S, Pashley DH, Mak YF, Suppa P, Prati C, King NM. Osmotic blistering in enamel bonded with one-step self-etch adhesives. J Dent Res 2004;83:290–295.

136. Frankenberger R, Lohbauer U, Roggendorf MJ, Naumann M, Taschner M. Selective enamel etching reconsidered: Better than etch-and-rinse and self etch? J Adhes Dent 2008 [in press].

137. Van Landuyt KL, De Munck J, Peumans M, Lambrechts P, Van Meerbeek B. Bond strength of a mild self-etch adhesive with and without prior acid-etching. J Dent 2006;34:77–85.

138. Armstrong SR, Keller JC, Boyer DB. The influence of water storage and C-factor on the dentin-resin composite microtensile bond strength and debond pathway utilizing a filled and unfilled adhesive resin. Dent Mater 2001;17:268–276.

139. Peschke A, Blunck U, Roulet JF. Influence of incorrect application of a water-based adhesive system on the marginal adaptation of Class V restorations. Am J Dent 2000;13:239–244.

140. Bouillaguet S, Degrange M, Cattani M, Godin C, Meyer JM. Bonding to dentin achieved by general practitioners. Schweiz Monatsschr Zahnmed 2002;112:1006–1011.

141. Barkmeier WW, Erickson RL. Shear bond strength of composite to enamel and dentin using Scotchbond Multi-Purpose. Am J Dent 1994;7:175–179.

142. Schmalz G, Hiller KA, Nunez LJ, Stoll J, Weis K. Permeability characteristics of bovine and human dentin under different pretreatment conditions. J Endod 2001;27:23–30.

143. Bergenholtz G, Cox CF, Loesche WJ, Syed SA. Bacterial leakage around dental restorations: its effect on the dental pulp. J Oral Pathol 1982;11:439–450.

144. Schmalz G. Materials science: biological aspects. J Dent Res 2002;81:660–663.

145. Schweikl H, Hiller KA, Bolay C, Kreissl M, Kreismann W, Nusser A, Steinhauser S, Wieczorek J, Vasold R, Schmalz G. Cytotoxic and mutagenic effects of dental composite materials. Biomaterials 2005;26:1713–1719.

146. Hugo B. [Oscillating procedures in the preparation technic (I)]. Schweiz Monatsschr Zahnmed 1999;109:140–160.

147. Hugo B. [Oscillating procedures in the preparation technic (II). Their development and application possibilities]. Schweiz Monatsschr Zahnmed 1999;109:269–285.

148. Hugo B, Stassinakis A, Hofmann N, Hausmann P, Klaiber B. [In vivo study of small class II composite fillings]. Schweiz Monatsschr Zahnmed 2001;111:11–18.

149. Krejci I, Dietschi D, Lutz FU. Principles of proximal cavity preparation and finishing with ultrasonic diamond tips. Pract Periodontics Aesthet Dent 1998;10:295–298.

150. Schoch M, Kramer N, Frankenberger R, Petschelt A. Direct posterior composite restorations with a new adhesive system: one-year results. J Adhes Dent 1999;1:167–173.

151. Manhart J. Aesthetic ceramic posterior inlays from start to finish. Dent Today 2003;22:66–70.

152. Peumans M, Van Meerbeek B, Asscherickx K, Simon S, Abe Y, Lambrechts P, Vanherle G. Do condensable composites help to achieve better proximal contacts? Dent Mater 2001;17:533–541.

153. Feilzer AJ, De Gee AJ, Davidson CL. Setting stress in composite resin in relation to configuration of the restoration. J Dent Res 1987;66:1636–1639.

154. Kramer N, Garcia-Godoy F, Frankenberger R. Evaluation of resin composite materials. Part II: in vivo investigations. Am J Dent 2005;18:75–81.

155. Frankenberger R, Kramer N, Ebert J, Lohbauer U, Kappel S, ten Weges S, Petschelt A. Fatigue behavior of the resin-resin bond of partially replaced resin-based composite restorations. Am J Dent 2003;16:17–22.

156. Frankenberger R, Roth S, Kramer N, Pelka M, Petschelt A. Effect of preparation mode on Class II resin composite repair. J Oral Rehabil 2003;30:559–564.

157. Hayashi M, Tsuchitani Y, Miura M, Takeshige F, Ebisu S. 6-year clinical evaluation of fired ceramic inlays. Oper Dent 1998;23:318–326.

158. Hayashi M, Tsuchitani Y, Kawamura Y, Miura M, Takeshige F, Ebisu S. Eight-year clinical evaluation of fired ceramic inlays. Oper Dent 2000;25:473–481.

159. Kramer N, Lohbauer U, Frankenberger R. Adhesive luting of indirect restorations. Am J Dent 2000;13:60D–76D.

160. Reiss B. Clinical results of Cerec inlays in a dental practice over a period of 18 years. Int J Comput Dent 2006;9:11–22.

161. Bergman MA. The clinical performance of ceramic inlays: a review. Aust Dent J 1999;44:157–168.

162. Kramer N, Frankenberger R, Pelka M, Petschelt A. IPS Empress inlays and onlays after four years--a clinical study. J Dent 1999;27:325–331.

163. Lohbauer U, Kramer N, Petschelt A, Frankenberger R. Correlation of in vitro fatigue data and in vivo clinical performance of a glassceramic material. Dent Mater 2008;24:39–44.

164. Reeh ES, Douglas WH, Messer HH. Stiffness of endodontically-treated teeth related to restoration technique. J Dent Res 1989;68:1540–1544.

165. Reeh ES, Messer HH, Douglas WH. Reduction in tooth stiffness as a result of endodontic and restorative procedures. J Endod 1989;15:512–516.

166. Gutmann JL. The dentin-root complex: anatomic and biologic considerations in restoring endodontically treated teeth. J Prosthet Dent 1992;67:458–467.

167. Leary JM, Aquilino SA, Svare CW. An evaluation of post length within the elastic limits of dentin. J Prosthet Dent 1987;57:277–281.

168. Sorensen JA. Current perspectives in the restoration of endodontically treated teeth. Alpha Omegan 1988;81:65–72.

169. Sorensen JA, Engelman MJ. Effect of post adaptation on fracture resistance of endodontically treated teeth. J Prosthet Dent 1990;64:419–424.

170. Trope M. Endodontic posts. J Esthet Restor Dent 2004;16:6.

171. Standlee JP, Caputo AA. The retentive and stress distributing properties of split threaded endodontic dowels. J Prosthet Dent 1992;68:436–442.

172. Magura ME, Kafrawy AH, Brown CE Jr, Newton CW. Human saliva coronal microleakage in obturated root canals: an in vitro study. J Endod 1991;17:324–331.

173. Zmener O, Gimenes FJ. Thermomechanical compaction of gutta-percha: a scanning electron microscope study. Endod Dent Traumatol 1991;7:153–157.

174. Magne P, Douglas WH. Cumulative effects of successive restorative procedures on anterior crown flexure: intact versus veneered incisors. Quintessence Int 2000;31:5–18.

175. Howe CA, McKendry DJ. Effect of endodontic access preparation on resistance to crown-root fracture. J Am Dent Assoc 1990;121:712–715.

176. Sorensen JA, Martinoff JT. Clinically significant factors in dowel design. J Prosthet Dent 1984;52:28–35.

177. Sorensen JA, Martinoff JT. Intracoronal reinforcement and coronal coverage: a study of endodontically treated teeth. J Prosthet Dent 1984;51:780–784.

178. Standlee JP, Caputo AA. Effect of surface design on retention of dowels cemented with a resin. J Prosthet Dent 1993;70:403–405.

179. Sorensen JA, Engelman MJ. Ferrule design and fracture resistance of endodontically treated teeth. J Prosthet Dent 1990;63:529–536.

180. Torbjorner A, Karlsson S, Odman PA. Survival rate and failure characteristics for two post designs. J Prosthet Dent 1995;73:439–444.

181. Sundqvist G, Figdor D, Persson S, Sjogren U. Microbiologic analysis of teeth with failed endodontic treatment and the outcome of conservative re-treatment. Oral Surg Oral Med Oral Pathol Oral Radiol Endod 1998;85:86–93.

182. Saunders WP, Saunders EM. Coronal leakage as a cause of failure in root-canal therapy: a review. Endod Dent Traumatol 1994;10:105–108.

183. Carossa S, Lombardo S, Pera P, Corsalini M, Rastello ML, Preti PG. Influence of posts and cores on light transmission through different all-ceramic crowns: spectrophotometric and clinical evaluation. Int J Prosthodont 2001;14:9–14.

184. Mannocci F, Innocenti M, Ferrari M, Watson TF. Confocal and scanning electron microscopic study of teeth restored with fiber posts, metal posts, and composite resins. J Endod 1999;25:789–794.

185. Mannocci F, Ferrari M, Watson TF. Intermittent loading of teeth restored using quartz fiber, carbon-quartz fiber, and zirconium dioxide ceramic root canal posts. J Adhes Dent 1999;1:153–158.

186. Mannocci F, Ferrari M, Watson TF. Microleakage of endodontically treated teeth restored with fiber posts and composite cores after cyclic loading: a confocal microscopic study. J Prosthet Dent 2001;85:284–291.

187. Mannocci F, Qualtrough AJ, Worthington HV, Watson TF, Pitt Ford TR. Randomized clinical comparison of endodontically treated teeth restored with amalgam or with fiber posts and resin composite: five-year results. Oper Dent 2005;30:9–15.

188. Naumann M, Blankenstein F, Kiessling S, Dietrich T. Risk factors for failure of glass fiber-reinforced composite post restorations: a prospective observational clinical study. Eur J Oral Sci 2005;113:519–524.

189. Naumann M, Blankenstein F, Dietrich T. Survival of glass fibre reinforced composite post restorations after 2 years-an observational clinical study. J Dent 2005;33:305–312.

190. Naumann M, Kiessling S, Seemann R. Treatment concepts for restoration of endodontically treated teeth: A nationwide survey of dentists in Germany. J Prosthet Dent 2006;96:332–338.

191. Naumann M, Sterzenbac G, Alexandra F, Dietrich T. Randomized controlled clinical pilot trial of titanium vs. glass fiber prefabricated posts: preliminary results after up to 3 years. Int J Prosthodont 2007;20:499–503.

192. Ferrari M, Cagidiaco MC, Goracci C, Vichi A, Mason PN, Radovic I, Tay F. Long-term retrospective study of the clinical performance of fiber posts. Am J Dent 2007;20:287–291.

193. Naumann M, Preuss A, Rosentritt M. Effect of incomplete crown ferrules on load capacity of endodontically treated maxillary incisors restored with fiber posts, composite build-ups, and all-ceramic crowns: an in vitro evaluation after chewing simulation. Acta Odontol Scand 2006;64:31–36.

194. Naumann M, Blankenstein F, Barthel CR. A new approach to define defect extensions of endodontically treated teeth: inter- and intra-examiner reliability. J Oral Rehabil 2006;33:52–58.

195. Watzke R, Blunck U, Frankenberger R, Naumann M. Interface homogeneity of adhesively luted glass fiber posts. Dent Mater 2008.

196. Naumann M, Sterzenbach G, Rosentritt M, Beuer F, Frankenberger R. Is adhesive cementation of endodontic posts necessary? J Endod 2008;34:1006–1010.

197. Schwartz RS. Adhesive dentistry and endodontics. Part 2: bonding in the root canal system-the promise and the problems: a review. J Endod 2006;32:1125–1134.

198. Bitter K, Kielbassa AM. Post-endodontic restorations with adhesively luted fiber-reinforced composite post systems: a review. Am J Dent 2007;20:353–360.

199. Bitter K, Noetzel J, Neumann K, Kielbassa AM. Effect of silanization on bond strengths of fiber posts to various resin cements. Quintessence Int 2007;38:121–128.

200. Creugers NH, Mentink AG, Kayser AF. An analysis of durability data on post and core restorations. J Dent 1993;21:281–284.

201. Ferrari M, Vichi A, Colt SG, Mason PN. The resin-bonded cast post core: technical preparation and cementation protocols. Pract Periodontics Aesthet Dent 1997;9:233–241.

202. Naumann M, Preuss A, Frankenberger R. Load capability of excessively flared teeth restored with fiber-reinforced composite posts and all-ceramic crowns. Oper Dent 2006;31:699–704.

203. Naumann M, Rosentritt M, Preuss A, Dietrich T. The effect of alveolar bone loss on the load capability of restored endodontically treated teeth: a comparative in vitro study. J Dent 2006;34:790–795.

Danksagung

Ich danke zuallererst meiner geliebten Frau Niki, mit der ich nun schon seit einem Achtel Jahrhundert glücklich verheiratet bin. Sie wusste zwar von Anfang an, wie stark mich meine Arbeit zeitlich binden würde, aber dass es so viel werden würde, konnte auch sie nicht ahnen. Trotzdem hat sie mich immer bedingungslos unterstützt und war mein großer Rückhalt. Mit ihr zu lachen macht mein Leben schön. Sie ist einfach wunderbar.

Meine lieben Eltern haben es mir ermöglicht, Zahnmedizin zu studieren, haben mich stets beispielhaft unterstützt und auch in schwierigen Berufungsverfahrenszeiten an mich geglaubt.

Ich bedanke mich herzlich bei meinem Kollegen und Freund Prof. Dr. Norbert Krämer. Aus unserer wissenschaftlichen Teamtätigkeit hat sich über die nunmehr 18 Jahre eine tiefe Freundschaft entwickelt. Dafür bin ich sehr dankbar. Er ist mein bester Ratgeber. Ich freue mich, dass er es geschafft hat, als Abteilungsleiter für Kinderzahnheilkunde in Dresden heute täglich zeigen zu können, was er draufhat.

Ich danke meiner geschätzten zahnmedizinischen Assistentin, Susi Böhm. Die nunmehr 14 Jahre mit ihr zusammen am Behandlungsstuhl möchte ich nicht missen, denn eine fittere und menschlich integerere Mitarbeiterin kann ich mir nicht vorstellen. Sie ist die perfekte Helferin.

Ich danke meiner Sekretärin Petra Paulus für die tatkräftige Unterstützung, die sich konstant durch kleine Aufmerksamkeiten (Blümchen auf dem Schreibtisch, Post-its gegen das Vergessen und eine wie von Geisterhand immer einsatzbereite Kaffeemaschine) auszeichnet.

Ich danke meinem verehrten Lehrer und Chef, Prof. Dr. Anselm Petschelt. Er gesteht mir manchmal mehr Freiheiten zu, als dies jeder andere Chef tun würde. Die Tür zu seinem Büro steht für mich immer offen, das ist im Alltag sehr angenehm, wenn man nicht laufend im Vorzimmer abprallt. Obwohl ein paar wenige Nuancen dieses Buches nicht seiner Erlanger Lehrmeinung entsprechen, wird er mir trotzdem nicht den Kopf abreißen.

Ich danke den Mitstreitern meiner Arbeitsgruppe „Adhesive Dentistry“ für ihre ausdauernde Kooperation, allen voran Priv.-Doz. Dr.-Ing. Uli Lohbauer, dem „werkstoffkundlichen Herz“ unserer Klinik. Ich danke Dr. Michael Taschner sowie dem leider zur Kfo konvertierten Dr. Wolfgang Strobel und meinen 65 Doktoranden.

Ich danke meiner Kollegin Dr. Hanne Oberschachtsiek für die 20 angenehmen Semester im Phantomkurs der Zahnerhaltung, im Rahmen derer wir tatsächlich über ein Jahrzehnt erfolgreich gemeinsam zahnerhalterische Grundausbildung gelehrt haben.

Ich bedanke mich bei meinen Kooperationspartnern aus der Industrie für die angenehme Zusammenarbeit, besonders zu nennen sind hier Dr. Martin Danebrock, Dr. Frank Pfefferkorn, Martina Wieland, Dr. Thorsten Bechert und Patrick Öhri. Herrn Dr. Gerhard Kultermann danke ich für die Idee des Dental Talent Award. Ohne diese Idee hätte ich wohl nie die Möglichkeit bekommen, in den USA zu forschen.

Meinen Biologielehrern Patzelt und Forster bin ich dankbar, dass sie früh wissenschaftliches Interesse in mir geweckt haben.

Zuletzt danke ich Herrn Dr.-Ing. Jürgen Sindel († 1998). Ohne die enge Zusammenarbeit mit ihm am Anfang meiner Tätigkeit wäre ich nie so weit gekommen. Es vergehen wenige Tage, an denen ich nicht an ihn denke, obwohl er schon seit 10 Jahren nicht mehr unter uns ist.

Sachverzeichnis

Ihre individuelle Bibliothek der praktischen Zahnheilkunde!

Die kompakten Spitta-Fachbücher greifen aktuelle Themen der Zahnmedizin praxisnah auf und bringen sie zielgerichtet auf den Punkt. Lösungsorientiert unterstützen sie den Zahnarzt in seinem beruflichen Alltag – durch praxisorientiertes und praxiswirksames Expertenwissen.

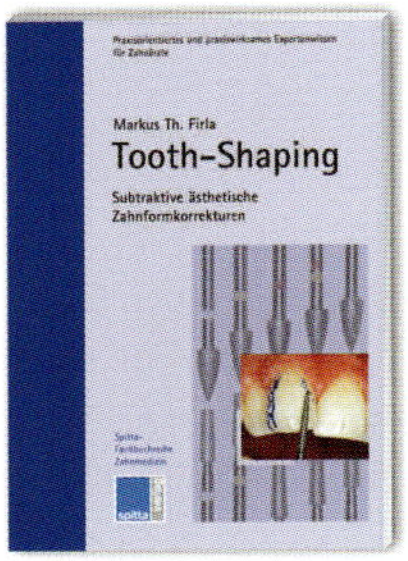

Markus Th. Firla

Tooth-Shaping

Subtraktive ästhetische Zahnformkorrekturen

Broschur, 126 Seiten, 117 Farbabbildungen, Fallbeispiele

ISBN 978-3-938509-02-9, € 34,80

Die erste deutschsprachige Darstellung von Theorie und Praxis der schonenden und ästhetischen Zahnhartsubstanz-Abtragung. Das richtige Vorgehen wird Schritt für Schritt anhand zahlreicher klinischer Bilder erläutert. Dabei wird der Instrumenteneinsatz ebenso berücksichtigt wie die anschließende Rechnungslegung.

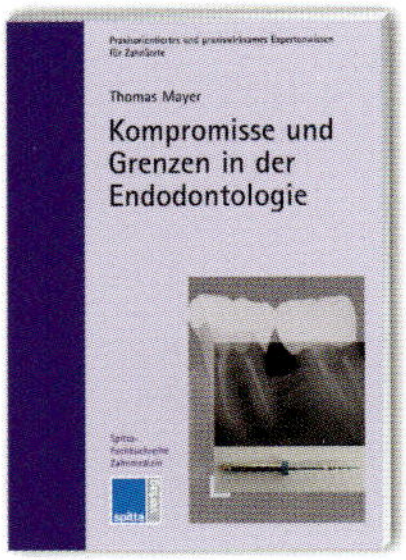

Thomas Mayer

Kompromisse und Grenzen in der Endodontologie

Broschur, 206 Seiten, 158 Abbildungen

langjährig dokumentierte Fallbeispiele

ISBN 978-3-934211-84-1, € 34,80

Eine intensive Auseinandersetzung mit den Schwierigkeiten der endodontischen Behandlung – unter dem Blickwinkel des medizinisch Möglichen und den Bedingungen unseres Gesundheitssystems.

Der Leitfaden unterstützt den Zahnarzt, besondere Fälle der endodontischen Behandlung noch besser abzuwägen, vorzubereiten und durchzuführen.

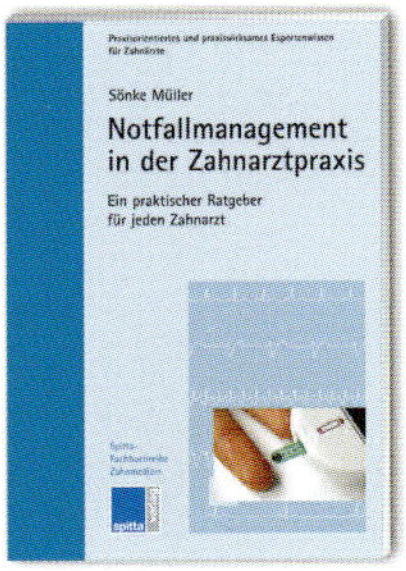

Sönke Müller

Notfallmanagement in der Zahnarztpraxis

Ein praktischer Ratgeber für jeden Zahnarzt

Broschur, 194 Seiten, zahlreiche Merkkästen und Grafiken, Übersichten zur Medikation des Notfalls

ISBN 978-3-938509-07-4, € 34,80

Ein kompakter Leitfaden für den Notfall – speziell auf die Situation des Zahnmediziners zugeschnitten, damit er auch in Ausnahmesituationen souverän und effektiv handeln kann. Mit praktikablen Ratschlägen zur sicheren Beherrschung des Notfalls.

spitta

Spitta Verlag GmbH & Co. KG
Ammonitenstraße 1
72336 Balingen
Telefon: 07433 952 - 0
Fax: 07433 952 - 111

Mehr Informationen und Leseproben finden Sie im Internet unter
www.spitta.de/fachbuecher

Sammeln Sie Zertifizierungspunkte im Internet!

Unter **http://zahnmedizin.spitta.de/fortbildung** finden Sie für alle Neuerscheinungen einen entsprechenden Fragebogen. Für die richtigen Antworten erhalten Sie eine Urkunde im PDF-Format und 3 **Fortbildungspunkte gemäß den Richtlinien der BZÄK und der DGZMK**.

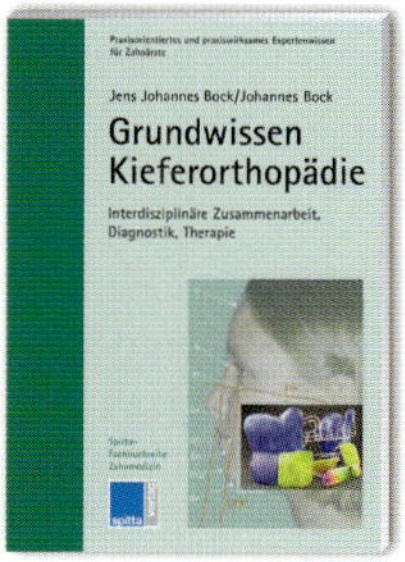

Jens Johannes Bock, Johannes Bock

Grundwissen Kieferorthopädie

Interdisziplinäre Zusammenarbeit, Diagnostik, Therapie

Broschur, 222 Seiten, ausführliche bildliche Dokumentation
ISBN 978-3-938509-08-1, € 34,80

Ein Vademekum für die optimale Zusammenarbeit von Zahnarzt und Kieferorthopäden, das die Grundlagen der Kfo erläutert, diagnostische und therapeutische Möglichkeiten aufzeigt und die rechtliche Situation praxisnah darstellt: für die bestmögliche Betreuung Ihrer kieferorthopädisch behandelten Patienten.

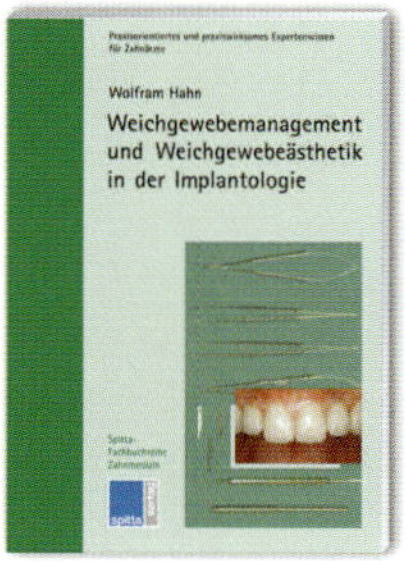

Wolfram Hahn

Weichgewebemanagement und Weichgewebeästhetik in der Implantologie

Broschur, 210 Seiten, ausführliche Darstellung der Verfahren mit Grafiken zur Schnittführung
ISBN 978-3-938509-29-6, € 34,80

Die Möglichkeiten des Weichgewebemanagements in der Implantologie praxisnah aufgezeigt: umfassende Erläuterung der Verfahren und kritisches Ausloten ihrer Grenzen. Die Darstellung langfristigen Weichgewebeverhaltens unterstützt Ihre Therapieentscheidung.

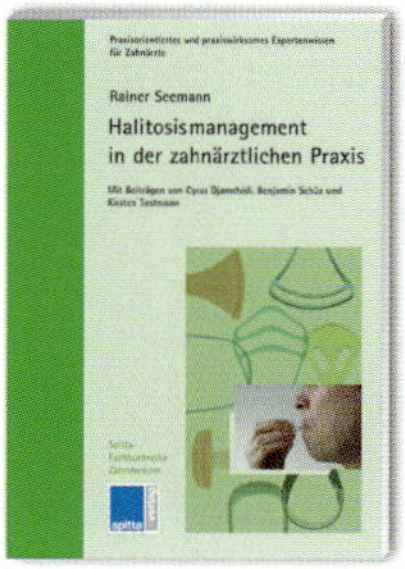

Rainer Seemann

Halitosismanagement in der zahnärztlichen Praxis

Mit Beiträgen von Cyrus Djamchidi, Benjamin Schüz und Kirsten Tostmann
Broschur, 176 Seiten, 62 Abbildungen
ISBN 978-3-938509-30-2, € 34,80

Eine praxisnahe Anleitung, Patienten mit Mundgeruch zahnmedizinisch zu helfen. Mit einer ausführlichen Darstellung der diagnostischen und therapeutischen Möglichkeiten. Neben der Vermittlung grundlegenden Wissens setzt sich der Praxisleitfaden vor allem mit Diagnostik und Therapie auseinander.

spitta

Spitta Verlag GmbH & Co. KG
Ammonitenstraße 1
72336 Balingen
Telefon: 07433 952 - 0
Fax: 07433 952 - 111

Mehr Informationen und Leseproben finden Sie im Internet unter
www.spitta.de/fachbuecher

Sammeln Sie Zertifizierungspunkte im Internet!

Unter **http://zahnmedizin.spitta.de/fortbildung** finden Sie für alle Neuerscheinungen einen entsprechenden Fragebogen. Für die richtigen Antworten erhalten Sie eine Urkunde im PDF-Format und 3 **Fortbildungspunkte gemäß den Richtlinien der BZÄK und der DGZMK**.

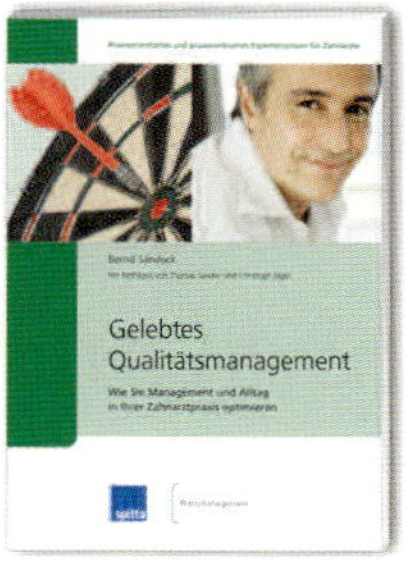

Bernd Sandock u.a.

Gelebtes Qualitätsmanagement

April 2007
Broschur, 240 Seiten, 25 Abbildungen und Tabellen
ISBN 978-3-938509-31-9, € 39,80

Für ein effektives und patientenorientiertes Terminmanagement ist ein funktionierendes Zusammenwirken von Behandler, Behandlungsassistenz und Rezeption unabdingbar. Unter dieser Prämisse erläutert der Autor prägnant die Voraussetzungen für eine reibungslose Organisation in der zahnärztlichen Praxis.

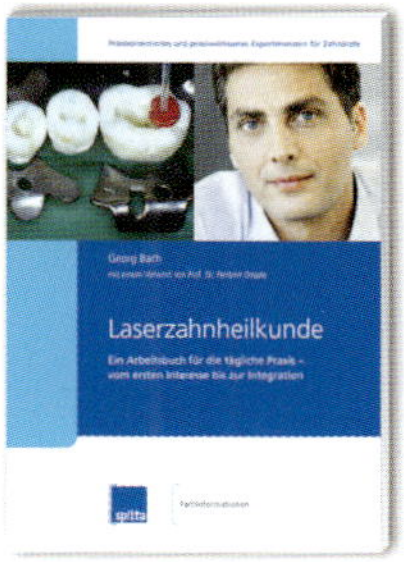

Georg Bach

Laserzahnheilkunde

Mai 2007
Broschur, 282 Seiten, über 70 Abbildungen
ISBN 978-3-938509-46-3, € 42,80

Ein praxisnahes Arbeitsbuch, das sowohl die für die Zahnmedizin relevanten Lasersysteme und Wellenlängen vorstellt, als auch die konkrete Integration monochromatischen Lichtes in die tägliche Praxisarbeit berücksichtigt. Anschauliche Tipps und wichtige Aspekte zur Patientengewinnung für die neue Technik runden das Werk ab.

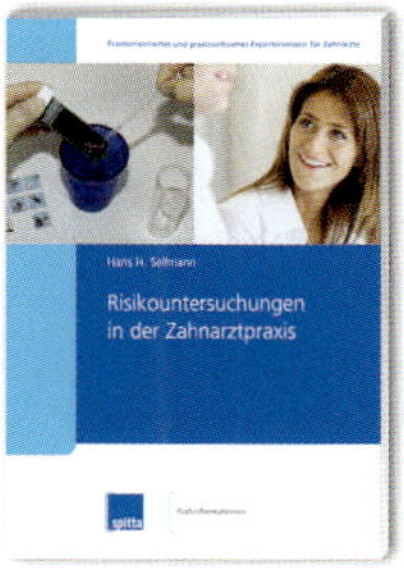

Hans H. Sellmann

Risikountersuchungen in der Zahnarztpraxis

September 2007
Broschur, 250 Seiten, 150 Abbildungen
ISBN 978-3-938509-50-0, € 42,80

Eine Aussage über das individuelle Risiko des Patienten wird durch mikrobiologische und molekulare Methoden möglich. Behandelt werden Kariologie, Parodontologie, Verfahren für die Tumordiagnostik, Nachweistests auf Pilze (Candida), Helicobacter-pylori sowie Laktoseintoleranz – inkl. CD-ROM mit editierbaren Patienteninformationsblättern und Vergütungsvereinbarungen.

spitta

Spitta Verlag GmbH & Co. KG
Ammonitenstraße 1
72336 Balingen
Telefon: 07433 952 - 0
Fax: 07433 952 - 111

Mehr Informationen und Leseproben finden Sie im Internet unter
www.spitta.de/fachbuecher